サプリメント まるわかり 大事典

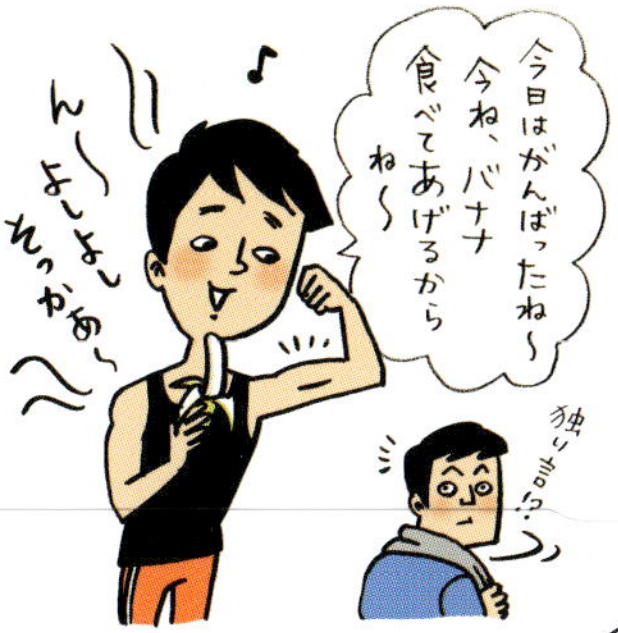

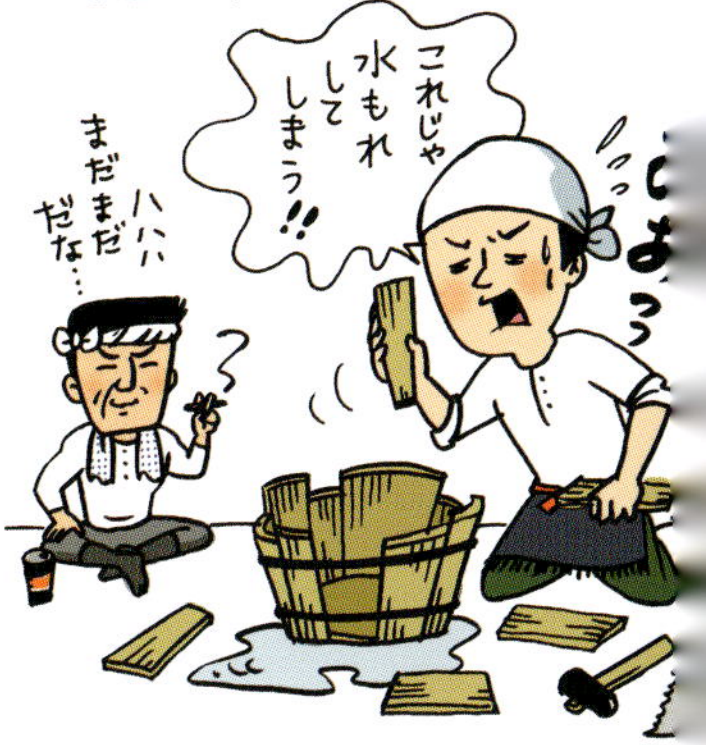

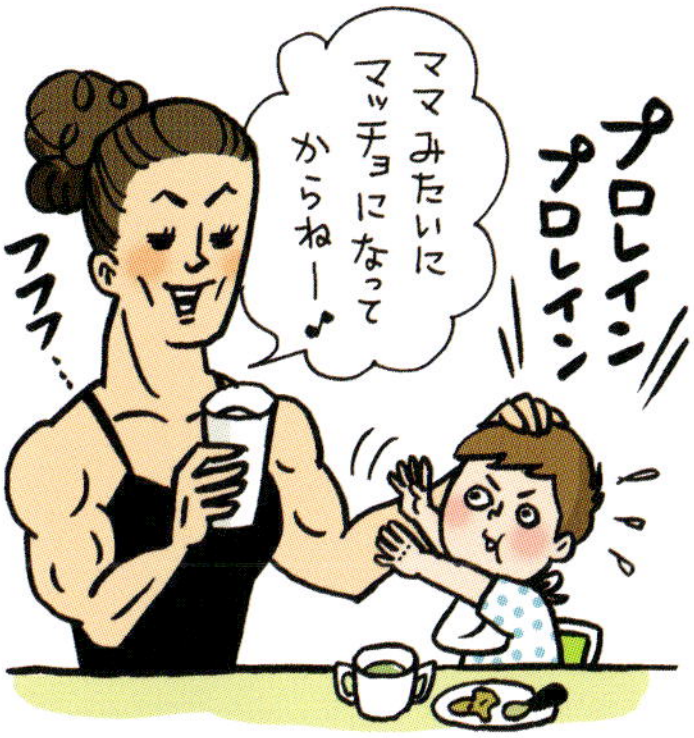

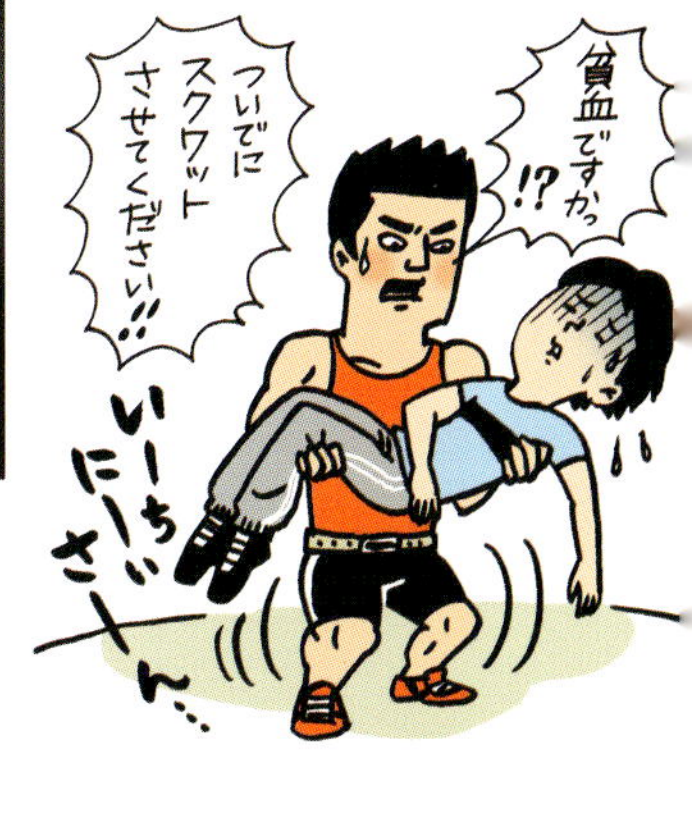

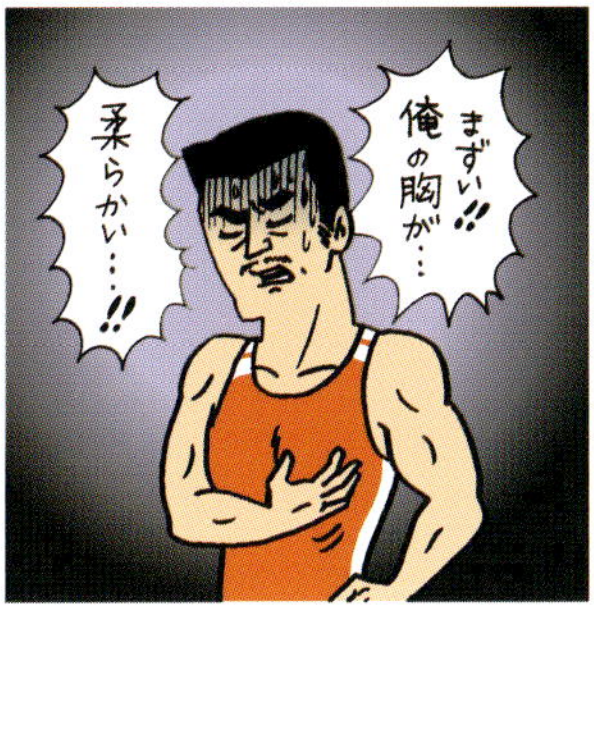

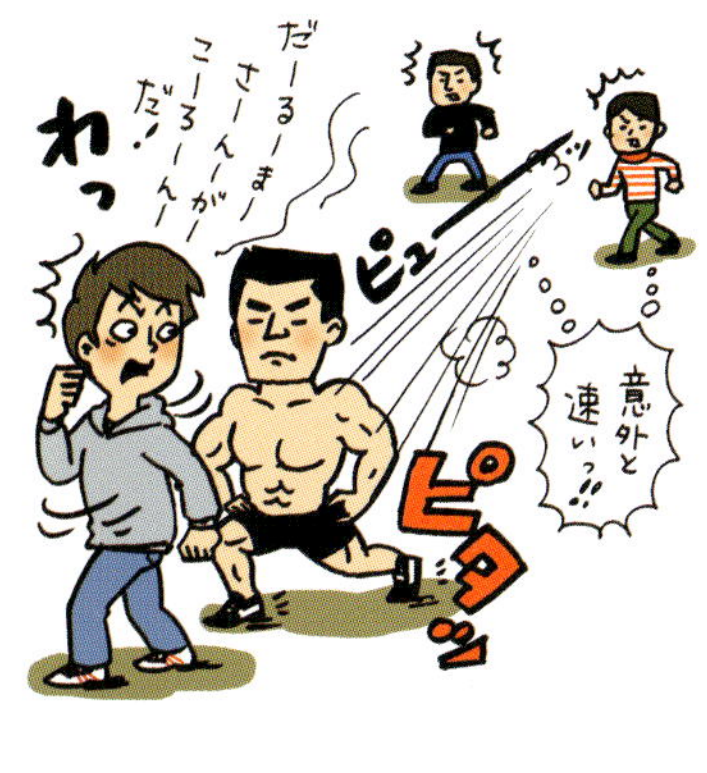

サプリメント まるわかり大事典

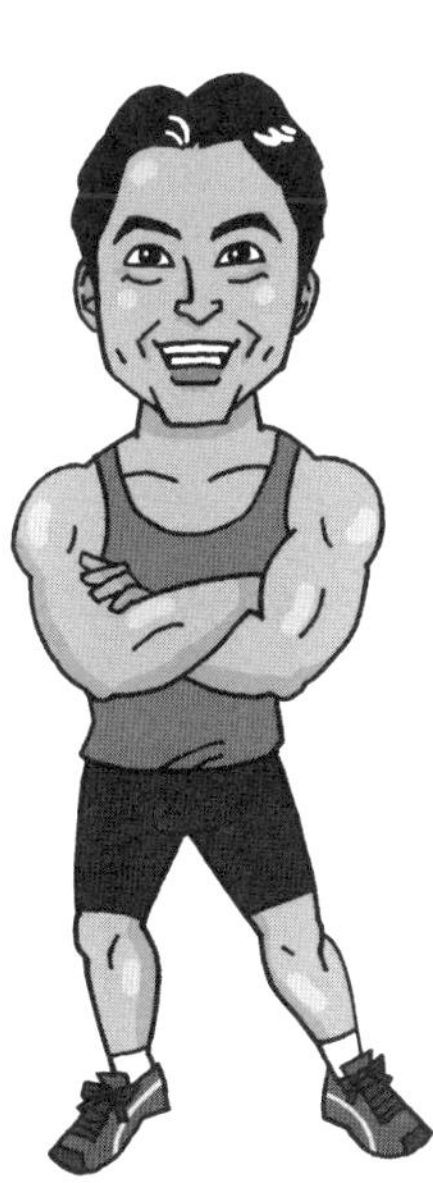

はじめに

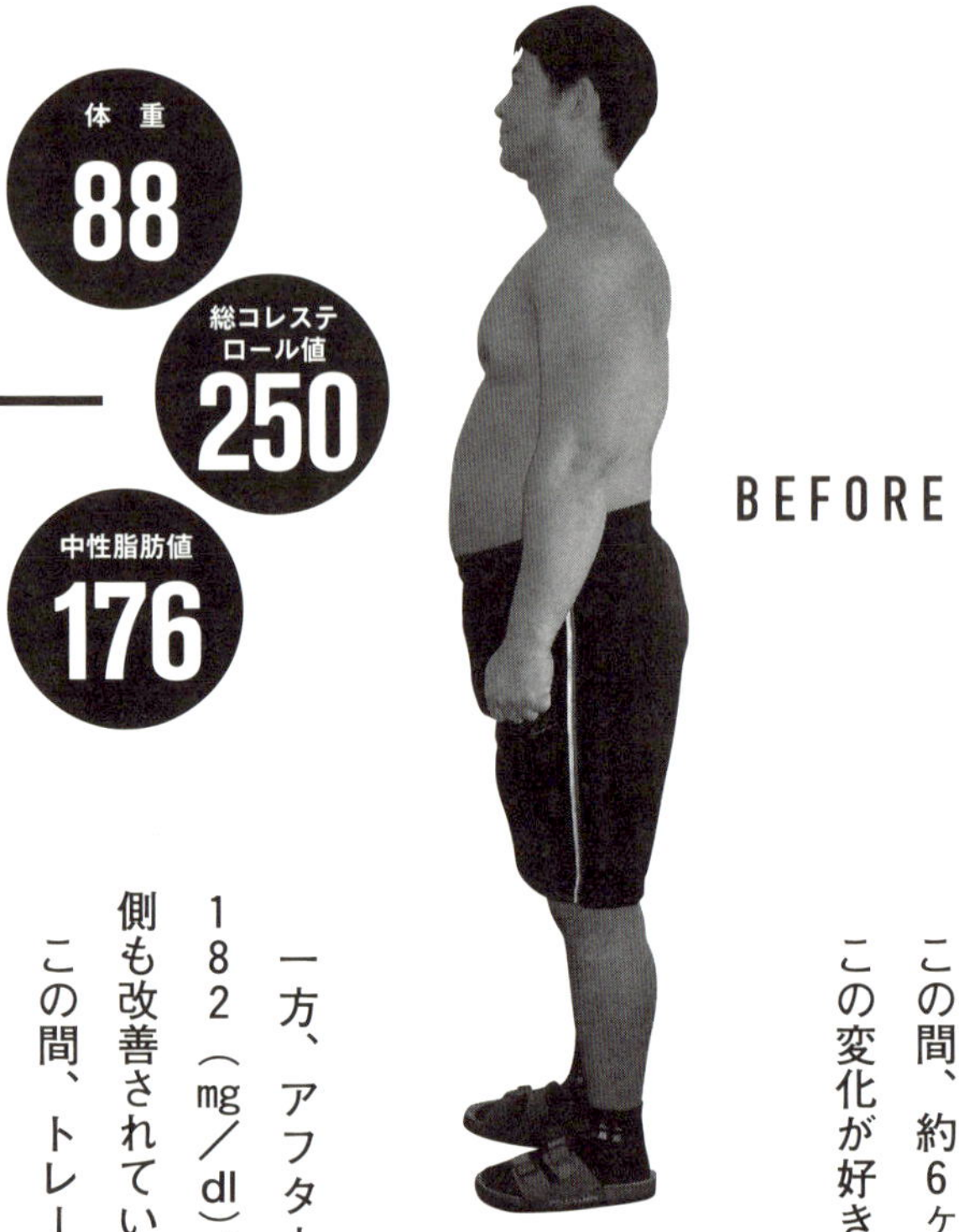
体重
88
総コレステロール値
250
中性脂肪値
176
BEFORE

この写真は、筆者である私自身の肉体改造のビフォー→アフターです。

この間、約6ヶ月。

この変化が好きか嫌いかは別として、当時の年齢は47歳。40代後半になっても、これだけの肉体の変化は可能であるという証だと思っています。

見た目もさることながら、ビフォーのときは体重が88kg、総コレステロール値が250（mg／dl）、中性脂肪値が176（mg／dl）と完全に〝メタボ〟状態です。

一方、アフターのときは体重が63kg、総コレステロール値が182（mg／dl）、中性脂肪値が108（mg／dl）と、カラダの内側も改善されていました。

この間、トレーニングの要素はほぼ同じ状態。食事とサプリメントの活用が大きく変化をつくり出しているといえます。

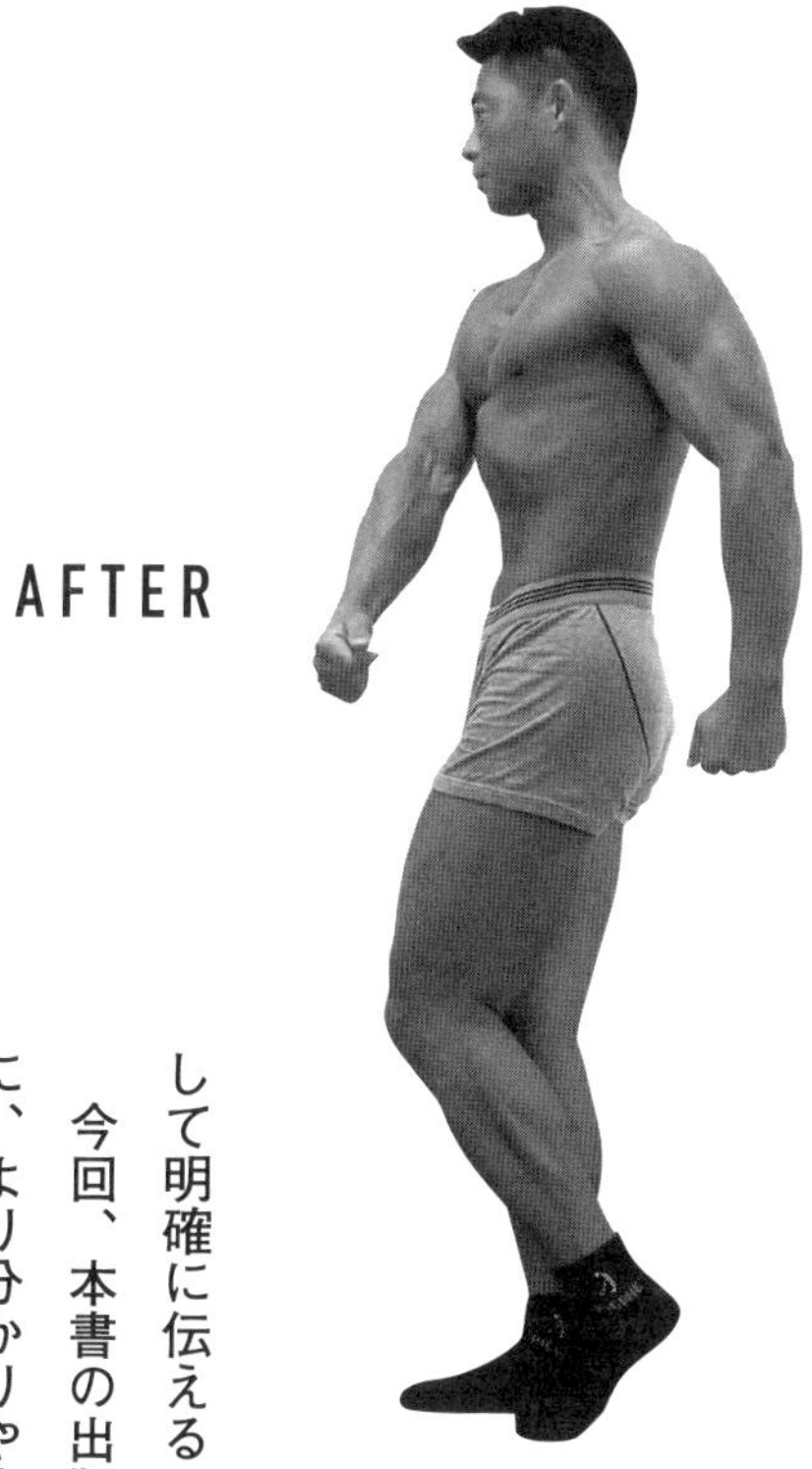

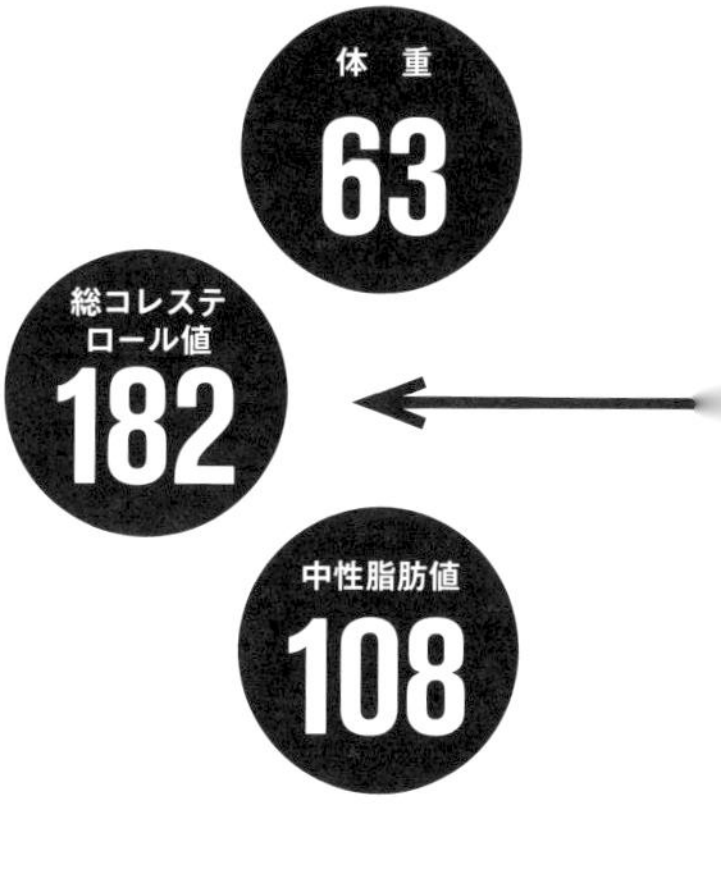

また、私はこれまで30品を超すスポーツサプリメントを開発し、100名を超すさまざまなジャンルのアスリートの方たちにその使い方を指導・伝授してきました。

中には現役の大リーガーもいますし、オリンピックのメダリストや、プロレスラーもいます。日々、進化し続ける彼らの肉体とそのパフォーマンスは、まさにサプリメントの効果を見せてくれていると感謝しています。

サプリメントは食品なので、副作用の心配がなく安全であるといったメリットがある反面、いくつかの法的な規則があり、効果、効能や詳しい飲み方、使い方を、パッケージの説明文として明確に伝えることができません。

今回、本書の出版にあたり、これまでの私のさまざまな経験を元に、より分かりやすいサプリメントの使い方、食事の摂り方、肉体改造の方法をお伝えできたらと思います。

桑原弘樹

サプリメントまるわかり大事典　もくじ

中級編
より大きな効果をもたらす サプリメント徹底活用術

上級編

レベルアップのヒントが満載！
もっと知りたい、カラダづくり

サプリメント　シーン別活用術

＋α編

いいカラダは一日にして成らず
トレーニングの極意

装丁・本文デザイン／黄川田洋志・坪井麻絵〈ライトハウス〉、石塚昌伸
イラスト／ニューロック木綿子
編集協力／本島燈家・早川亜耶子〈ライトハウス〉

本書は『B.B.MOOK サプリメントまるわかり大事典』ならびに『トレーニングマガジン』2009年1～6月号および9月号（いずれも小社刊）の内容を加筆・再構成したものです。

まず、これだけは知っておこう！ サプリメントと栄養の基本の「き」

サプリメントやカラダづくりの詳しい話に入る前に、栄養についての基本をおさえておきましょう。

サプリメントとは

サプリメントは日本語では「栄養補助食品」と訳されることが多く、まさに「栄養」を「補助」する「食品」ということになります。栄養とは食事を指しますので、食事では足りない栄養素を補う食品という意味です。

一部、トップアスリートたちは「エルゴジェニックエイド」と呼ばれる、より高いパフォーマンスをあげるためのサプリメントの使い方をしますが、一般的に使われるサプリメントのほとんどは、栄養補助食品という位置づけになります。

したがって、やはりサプリメントの効果を発揮するためには、その補助される側、つまり食事の要素の最低限の充実がどうしても必要となるのです。ここは大前提として、ぜひおさえておく必要があります。

また、ドーピングや副作用も話題になることがありますが、国内で生産、販売されているサプリメントの場合は、まずこの心配はありません。私のようなサプリメントをつくる立場の人間からすると、逆にドーピングに引っかかるような製品を開発するほうが難しいともいえます。副作用についても、食品という枠の中で極端な使い方をしない限りは、まず心配ないといえるでしょう。

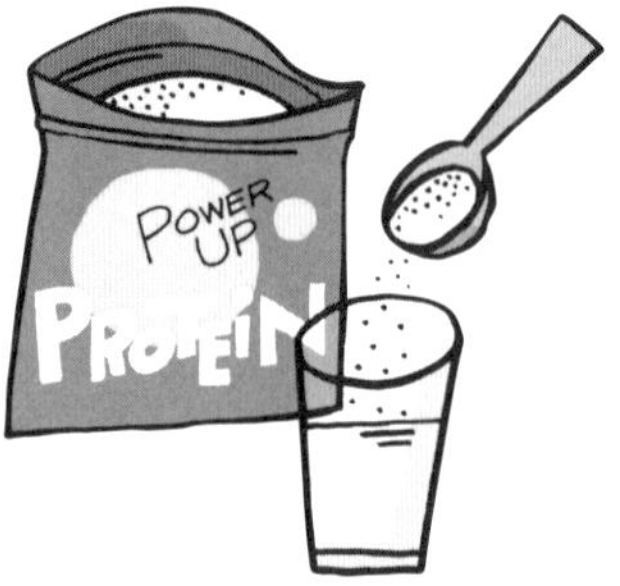

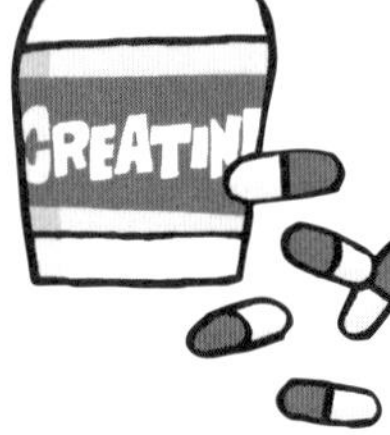

糖質（炭水化物）

一般的に糖質、タンパク質、脂質を3大栄養素と呼び、それにビタミンとミネラルを加えて5大栄養素と呼んでいます。中でも糖質はエネルギーの中心といえる重要なものです。

主食である米、小麦などの穀類、芋類やトウモロコシなどにも多く含まれます。また、果物や砂糖に含まれる糖質もエネルギーになります。

糖質の主な機能は、筋にエネルギーを送ること、脳の唯一のエネルギー源であるブドウ糖を供給することです。糖質はグリコーゲンに変化し、筋や肝臓に蓄えられています。

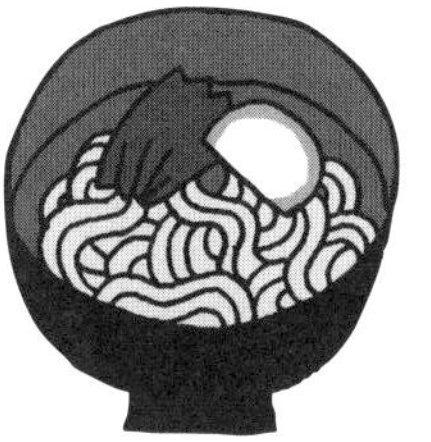

タンパク質

タンパク質も5大栄養素の一つです。ひと言で表現するならば、「カラダの材料」ということになります。すなわち、髪の毛も皮膚も筋肉もすべてタンパク質ということです。

またタンパク質を構成している最小単位のものをアミノ酸といい、約20種類のアミノ酸でタンパク質はつくられています。そのうち、9種類のアミノ酸は体内でつくることができないので、必須アミノ酸と呼ばれています。

体内に取り入れられたタンパク質はアミノ酸に分解され、筋肉や臓器、皮膚、毛髪、神経などの細胞組織の成分を構成したり、酵素、ホルモン、免疫物質、筋収縮や輸送に関与する物質など、カラダのさまざまな代謝反応の媒体として働いたりします。

ごくまれにですが、糖質の摂取量が足りないときなどは、アミノ酸がエネルギーとして消費されることもあります。

牛乳、卵、肉、魚、大豆などに多く含まれています。

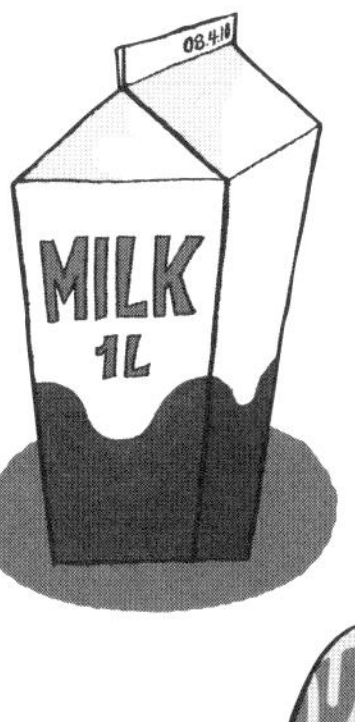

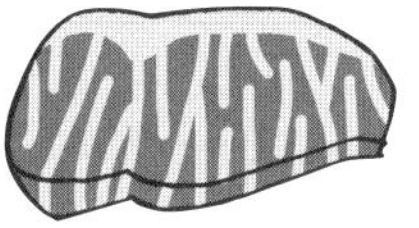

脂質

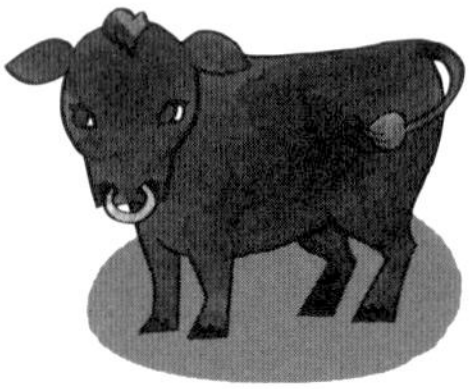

一般的に毛嫌いされがちな脂質ですが、これも5大栄養素の一つでとても大切な栄養素です。

主にエネルギー源となりますが、細胞膜を構成したり、体内機能や生理作用を維持したり、食品の脂質部分に含まれる脂溶性ビタミン（A、D、E、K）の吸収を助ける働きもしています。

人間のカラダは、余ってしまった栄養素を最終的には脂肪という形で蓄えるようにできているため、同じエネルギー源であっても糖質（炭水化物）のようにすぐにエネルギーとして使われることはありません。人類の歴史の中で飽食の時代はほんのごくわずかであり（今でも国、地域によっては飢餓に苦しんでいます）、そのほとんどが飢えとの戦いでした。

したがって、エネルギーもすぐに使われるエネルギーと、蓄えておいて「いざ！」というときに使うエネルギーが必要だったのです。マラソンのように長時間の競技になると、この脂肪がエネルギーとして使われています。

ビタミン

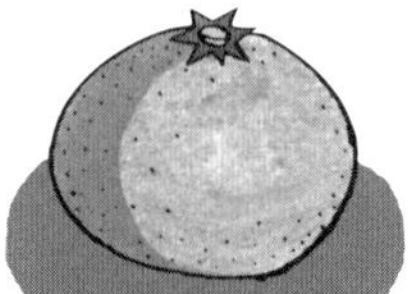

ビタミンは補酵素といわれ、糖質、タンパク質、脂質の代謝を助けています。

ビタミンの種類によってその役割もさまざまですが、必要な量はわずかであるものの、足りなくなると明らかに何かしらの弊害が起こってくる栄養素です。一部のビタミンを除いては体内で合成できないので、基本は野菜などの食材やサプリメントから摂取をしなくてはなりません。

ビタミンには「脂溶性」と「水溶性」の2種類があり、脂溶性ビタミンは脂質と一緒に体内に貯蔵されますが、水溶性ビタミン（BやCなど）は体内に貯蔵できる日数が少ないので、こまめに摂取しないと不足しがちになります。

ミネラル

水素、炭素、窒素、酸素、リン、硫黄という主要元素が、人間のカラダの96％余りを占めています。

一方、イオン化傾向の大きい元素群（ナトリウム、カリウム、マグネシウム、カルシウム等）をミネラル（無機質）といい、カラダの潤滑油の役割をしています。その中でも特に栄養素として不可欠な16種類を必須ミネラルといい、骨、歯、筋肉、血液などの成分となるほか、さまざまな生理作用にかかわっています。

ミネラルもビタミン同様、体内で合成されないので、食事やサプリメントから摂らなくてはなりません。

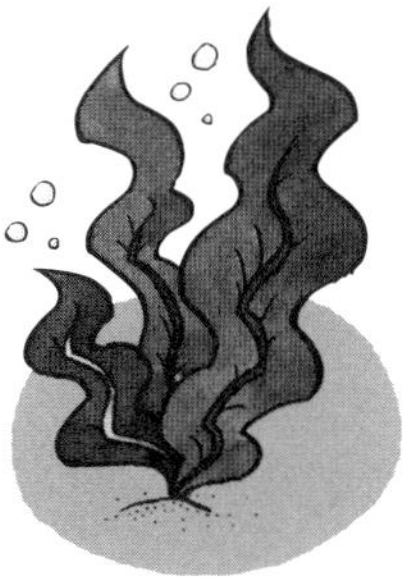

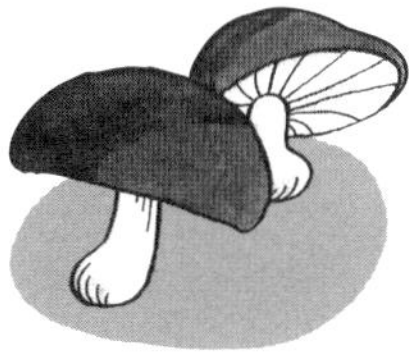

水

これまでに紹介した栄養素に加えて、水を栄養素と呼べるのかどうかは微妙ではありますが、私たちの肉体にとって水が必要不可欠であることは間違いありません。そもそも私たちのカラダは約60％が水分です。つまり水のタンクを背負っているようなものなのです。

ところがこのタンクには無数の穴が空いており、運動をしていないときでもどんどん水分が流出しているのです。そして、そのうちの約3％程度がなくなると、明らかにパフォーマンスが落ちてしまうことが証明されています。3％といえば、体重70kgの人で約2kgになります。

トレーニングでも試合でも、始める前と後で2kg体重が減っていたら、すなわち「パフォーマンスが落ちている」という証でもあるのです。

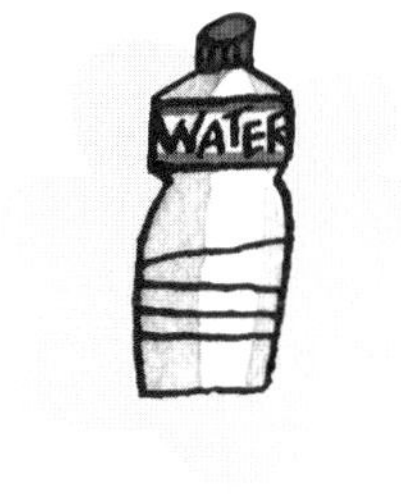

初級編

カラダづくりとサプリメント

基本から素朴なギモンまで

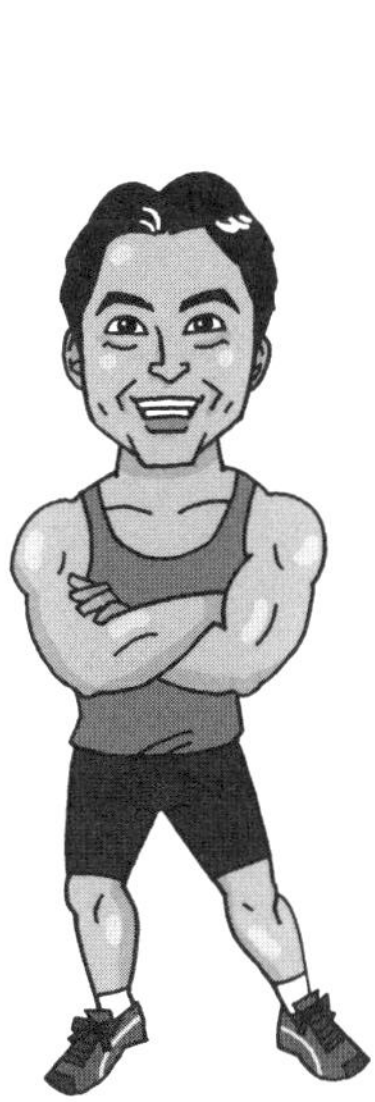

Question 1

ダイエットに効果のあるサプリメントってあるの？

まず、ダイエットとは単に体重を減らすことではなく、不要な脂肪をそぎ落とし、見た目にも美しくなる作業だと思います。体重の増減の理屈は簡単で、摂ったカロリーから使ったカロリーをひいた差がプラスなら体重は増えますし、マイナスなら体重は減ります。問題は、脂肪がどうやって減るのかということです。

脂肪は一気になくなるのではなく、主に「分解」→「運搬」→「燃焼」という三つのプロセスを経てエネルギーに変わっていきます。この場合、自分がどのプロセスが弱いのかを確認するところからスタートします。

ちなみに「分解」は、日常の中での運動習慣の有無で差が出ます。運動習慣、すなわちカラダを動かす習慣のない人は、いきなり最初のハードルでつまずいている可能性があります。次に「運搬」ですが、この要素は加齢と共に能力が落ちてきます。最初のハードルがクリアできても、ここでつまずくと脂肪はなくなりません。そして最後のハードルとなる「燃焼」能力は、運動の内容によって左右されます。瞬発的なトレーニングは燃焼能力が上がりにくく、逆に有酸素運動などの持久的な運動は燃焼能力の向上に効果的です。それらを踏まえて、サプリメントの活用を考えてみましょう。

まず「分解」に役立つサプリメント（素材）に「コレウス・フォルスコリ」（ハーブ）があります（Q42参照）。この植物に含まれるフォルスコリンという成分が、軽い運動（例：駅まで歩く、買い物など）でも脂肪の分解を促進してくれます。次に加齢と共に落ちてくる「運搬」の機能には「L-カルニチン」（Q11参照）というアミノ酸が役立ちます。このアミノ酸は、体内ではリジンとメチオニンというアミノ酸から合成されますが、カルニチンそのものを摂取してもいいでしょう。最後に「燃焼」には、「HCA」と呼ばれるガルシニアという果物の果皮に含まれる成分がお勧めです（Q41参照）。

自分がどのハードルにつまずいているのかをいま一度見直して、そこに合ったサプリメントの活用をしたり、運動を生活に取り入れたりしてみましょう。

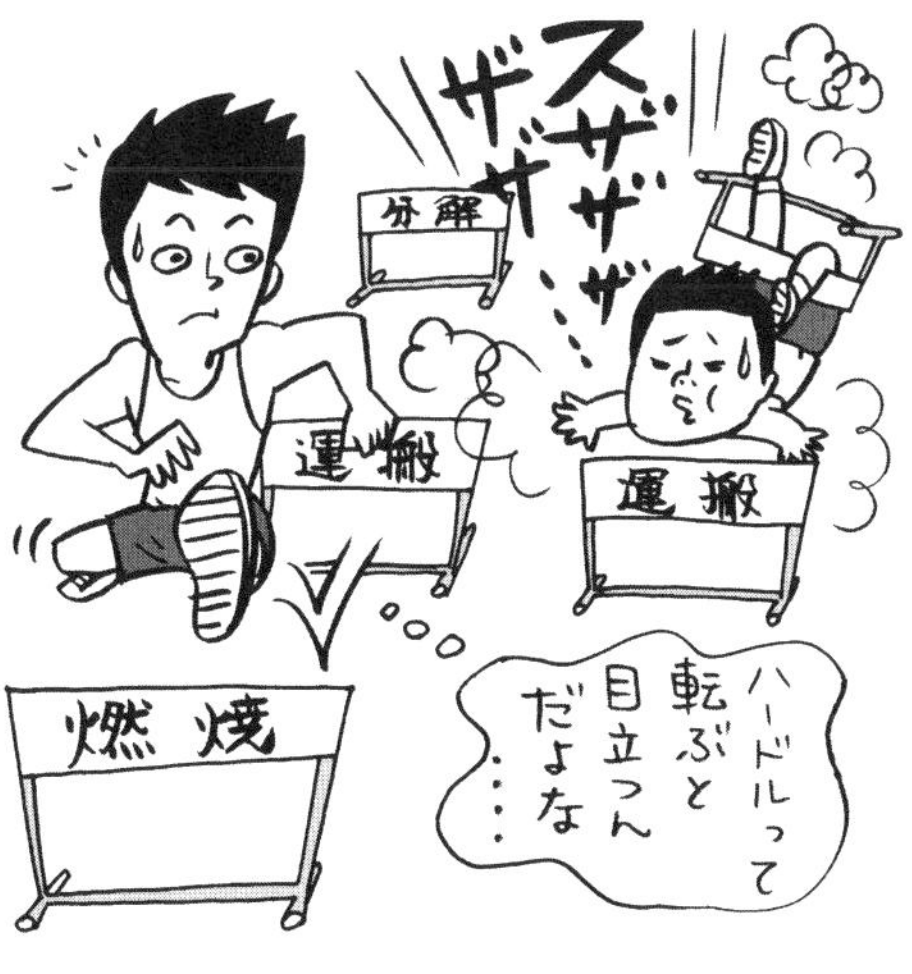
スザザザ
ザザ
分解
運搬
運搬
燃焼
ハードルって転ぶと目立つんだよな・・・・

具体的なダイエットの方法を教えて！

ダイエットには非常にさまざまな方法があります。その中でも、私がアスリートの減量をサポートする際に第一弾として取り組む方法をご紹介します。名付けて、〝逆三角形食事法〟！一日トータルの摂取カロリーは同じでも、食事量のバランスを変えることによって、上手に脂肪が減らせるというやり方です。食事の量は朝＜昼＜夕と増えていくのが通常ですが、これを朝＞昼＞夕と減らしていくのです。

とはいうものの、実際に夕食の量を朝に食べるのはかなりきつく、また夕食を朝食並みに減らすのもかなりストレスがかかるかと思います。そこで実際には逆三角形のイメージを持ちながら、上手にアレンジしていきます。

まず、食欲が湧きにくい朝でも食べやすい食材を探します。プリン、ヨーグルト、無脂肪乳、野菜ジュース、フルーツ、シリアル、菓子パンなど。それを夜のうちに、〝食べる直前の状態〟にまで準備しておきます。例えばイチゴのへたを取って洗っておくとか、シリアルはお皿に入れてラップをしておくとか、細かい話ですがパック牛乳の口を開けておくというような作業も夜のうちにやってしまいます。

ポイントは、ここにプロテインを加えること。プロテインをスポーツ選手の筋肉づくりだけのものにしておくのは、とてももったいない話です。上手に活用することによって、朝食を質・量ともにグレードアップしていきましょう。

ちなみに私が減量するときの朝食は、ベーグル1個、シリアル＋無脂肪乳、イチゴ1パック、バナナ1本、野菜ジュース、無脂肪ヨーグルト、プロテイン30gです。これで女性の夕食並のエネルギーが摂れ、かつかなりの高タンパク・低脂質なのです。

果物が多いように思うかもしれませんが、果物に豊富に含まれる〝果糖〟という糖質は時間をかけてエネルギーに変わるので腹持ちがよく、お昼までに間食をしないで済む、という効果も期待できます。

まずは朝食の充実を目指しましょう。

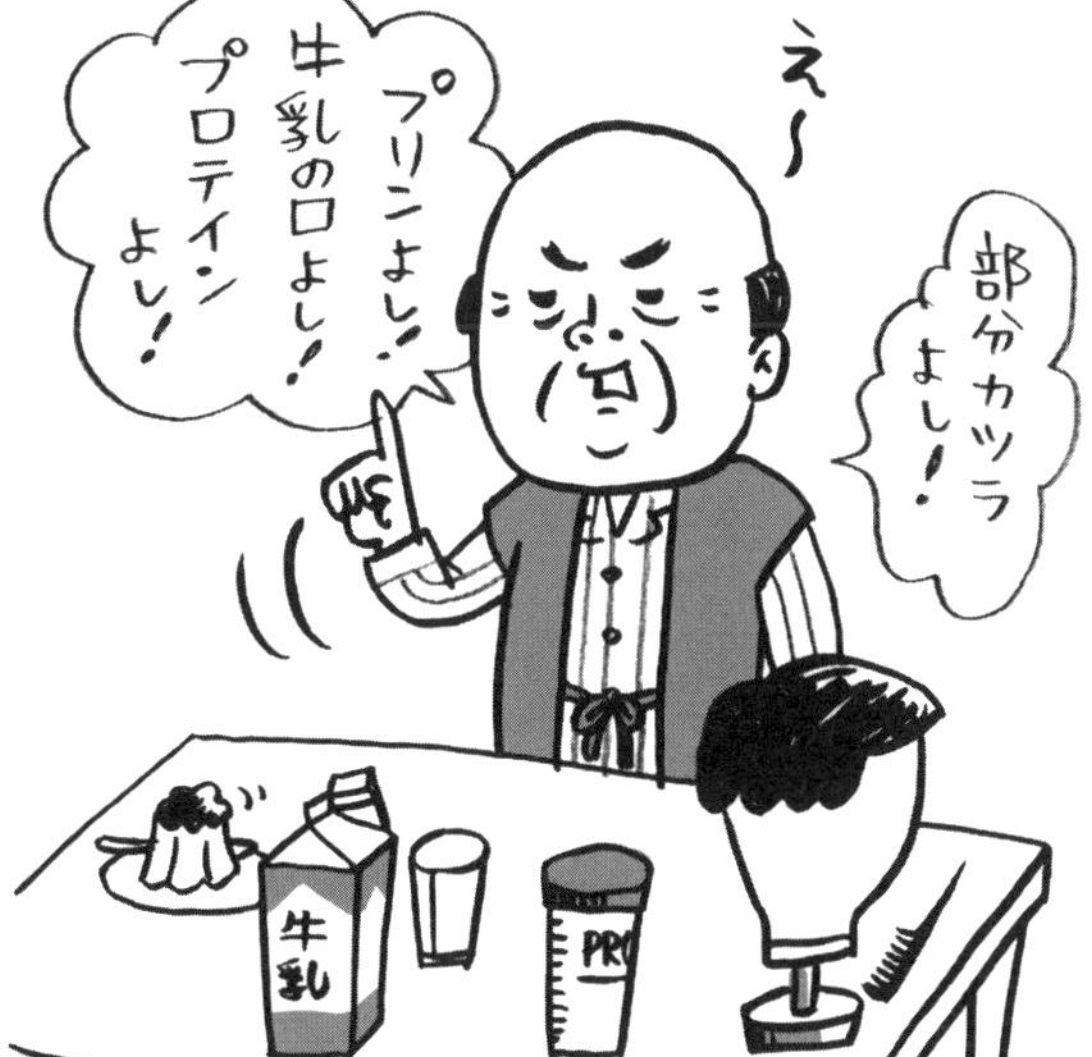
えー
部分カツラよし！
プリンよし！
牛乳の口よし！
プロテインよし！
牛乳

Question
3

ダイエット中の昼食と夕食は、どんな工夫をしたらいいの？

朝食が充実したら、次は昼食・夕食をどのように工夫するかがポイントです。

まず、お昼はあまり極端な食事内容にはしません。ここで無理をするとストレスがかかりやすいからです。お弁当にしても外食にしても、結局は制約が多くなります。そこで基本はフリーとしておきながら、脂質を少し抑えるという意識だけは持つようにします。例えば外食の場合、カツ丼ではなくマグロ丼を選ぶとか、天丼でも衣を少しだけはずすようにするなどの、ちょっとした工夫をしましょう。回転寿司などは低脂質のものが自由に選べるので、外食には便利です。

そして、いよいよ夕食です。ここをどれだけ厳格に行えるかが、ダイエット効果がどれくらい出てくるかのポイントです。しかし実際は、お付き合いもあればオフィシャルな飲み会もあるでしょう。そこで、まずは内容はともかくとして、寝る2時間前からは一切のエネルギーをシャットアウトします。仮に飲み会があれば参加はOKとしますが、自分が何時に寝床につくのかを想定し、そこから逆算して2時間前になったらアルコールもおつまみも一切止めます。お酒はウーロン茶やガス入りウォーター（糖類なし）に換えて、食べものはすべてガマン！　飲んだ後のラーメンやお茶漬けもNGです。

この“寝る前2時間の空腹”は意外に効果が高く、翌日の朝食の充実にもつながっていきます。もしも効果を早く期待したいのでしたら、“寝る前3時間の空腹”に挑戦してみてください。ちなみに、ダイエットコーラやダイエットペプシといったカロリーゼロの飲みものはOKです。脳が甘さに誤魔化され、空腹感が和《やわ》らぎますから、ガマンできなくなったときは利用するといいでしょう。また脂質が限りなくゼロに近い市販の乾燥スープなどもあります。昼食や、空腹時のおやつにお勧めです。

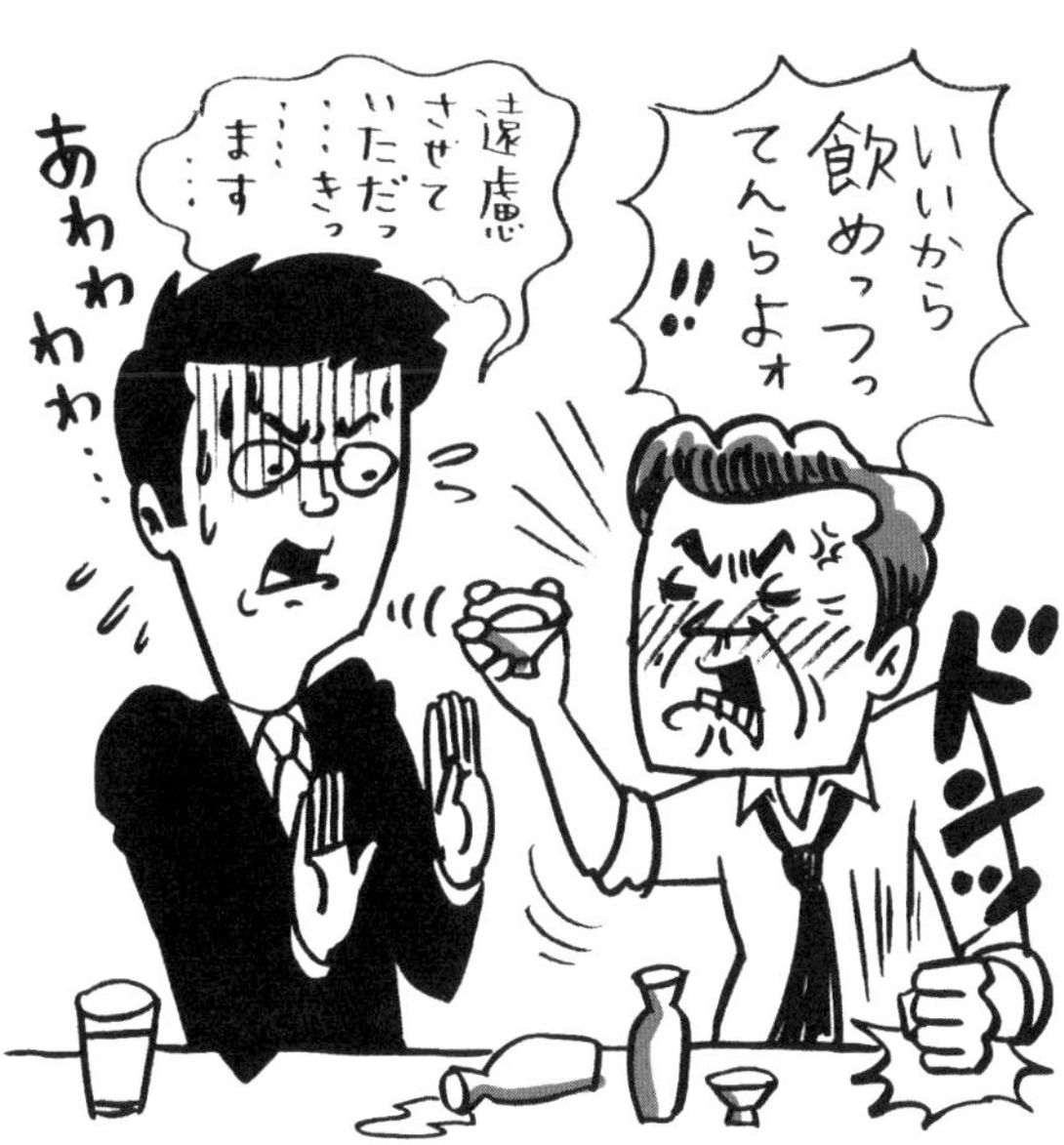
いいから飲めっつってんらよォ!!
遠慮させていただっ……きっ……ます
あわわわわ…
ドンッ!!

Question 4

ダイエットをしても、いつも三日坊主で、失敗…。成功の秘訣は？

脂肪は、合成と分解を繰り返します。合成が勝ってしまうと脂肪は溜まる方向に傾き、逆に分解が勝るとダイエット効果が進みます。

現状維持の人は、この合成と分解の綱引きのバランスが均衡しているということになります。痩せられない人は、このバランスを少しでもいいから分解に傾けることに最大限の力を注いでください。均衡状態からならまだしも、仮に合成に傾いていると、逆方向の分解に傾かせるためにはかなりの努力が必要になります。しかし、ここがダイエットの〝最大のポイント〟なのです。

具体的には、食事・運動・サプリメントの3方向からアプローチをします。

まず食事は朝食を充実させ、昼・夜は絞るスタイルに切り替えます（Q2、3参照）。極力、高タンパク&低脂質を目指してください。

そして運動の要素を取り入れます。有酸素運動が効果的ですが、さらにその効果を上げるために、有酸素運動の前に軽い筋トレを行います。スクワットや腕立て伏せ、腹筋運動など自重を利用したもののみでOK。汗ばむ程度の運動を20分程度頑張ります。その後、早歩きくらいのスピードで30～40分間ノンストップで有酸素運動を行います。

極めつけは、これまた前述（Q1参照）のサプリメントを活用するといいでしょう。筋トレの30分前くらいに摂取してください。週4回（3回と4回の差は大きい）このパターンを行い、残りの3日も通勤や買い物や掃除など、カラダを動かす前にサプリメントを摂取します。

そのときの体重や体脂肪に一喜一憂せず、週単位での傾向をチェックしていきましょう。そして測定するタイミングは極力変えないようにしてください（起床時すぐ、あるいは、就寝直前など）。3ヶ月続けられたら、きっと脂肪は分解に傾いていくでしょう。

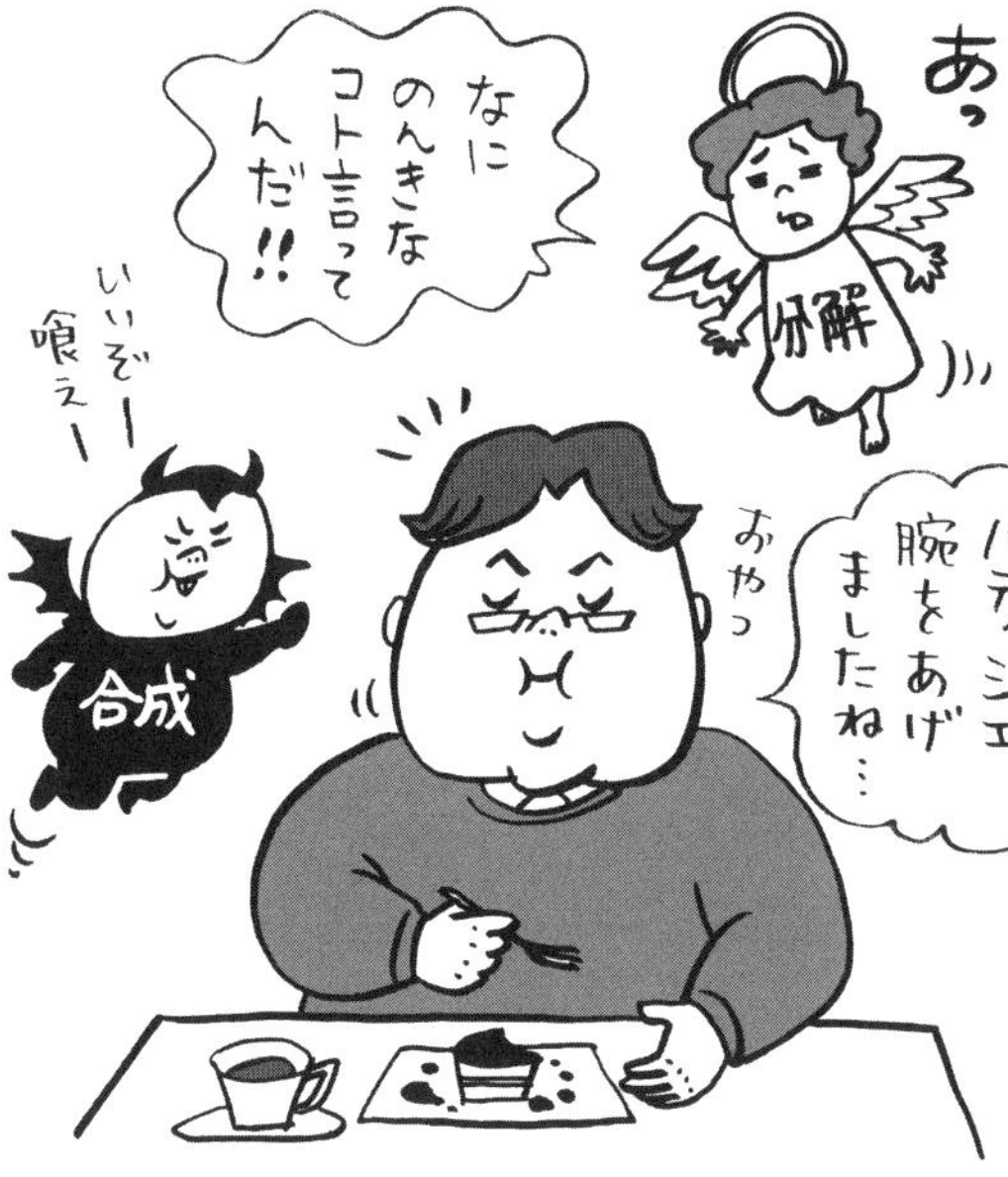
あっ
分解
なにのんきなコト言ってんだ!!
いいぞー喰えー
合成
パティシエ、腕をあげましたね…
おやつ

Question 5

せっかくダイエットをしても、いつも途中でスランプに。どうして体重が落ちなくなるの？

私たち人間は、常に環境に適応しようとしています。ダイエットと称した食事制限は、別の見方をすると一種の飢餓状態を進めていることにもなります。摂取エネルギーの少なさに、カラダは最初は体重を減らすことで適応していきますが、やがて飢餓への対応として摂取エネルギーが少ないことを前提としたカラダへと変わっていきます。具体的には代謝を落として消費エネルギーを減らしていくのです。

これはダイエットをする者にとってはありがたくない状態です。そこで、〝カラダを騙《だま》して〟やるのです。〝騙す（チート）〟というと印象が悪いかもしれませんが、エネルギーや栄養素はたっぷり入ってくるのだよ！　とカラダを安心させてやるのです。週に1回（1食）、好きなものを食べてみてください。焼肉でも串揚げでもアイスクリームでも、何でもOKです。

ただし、トータルでの摂取エネルギーが極端に増えないよう気をつけることと、あまり夜遅い時間帯での食事は避けてください。

翌日は一瞬体重が増えることもありますが、翌々日あたりからは、また面白いように体重が減り始めるはずです。代謝が上がったのです。ボディビルダーや減量を必要とするアスリートも、〝チートデイ〟とか〝ジャンクフードデイ〟と呼んで、この方法をよく用います。

ダイエットに本格的に取り組む者としてはかなり勇気のいる方法かもしれませんが、代謝を上げるという大義名分の下、試す価値はあります。週に1回は好きなものが食べられるので、精神的にも安定します。サラリーマンやOLの場合、オフィシャルな飲み会などは〝チートデイ〟と割り切って思いっきり楽しんでしまうのもいいと思います。

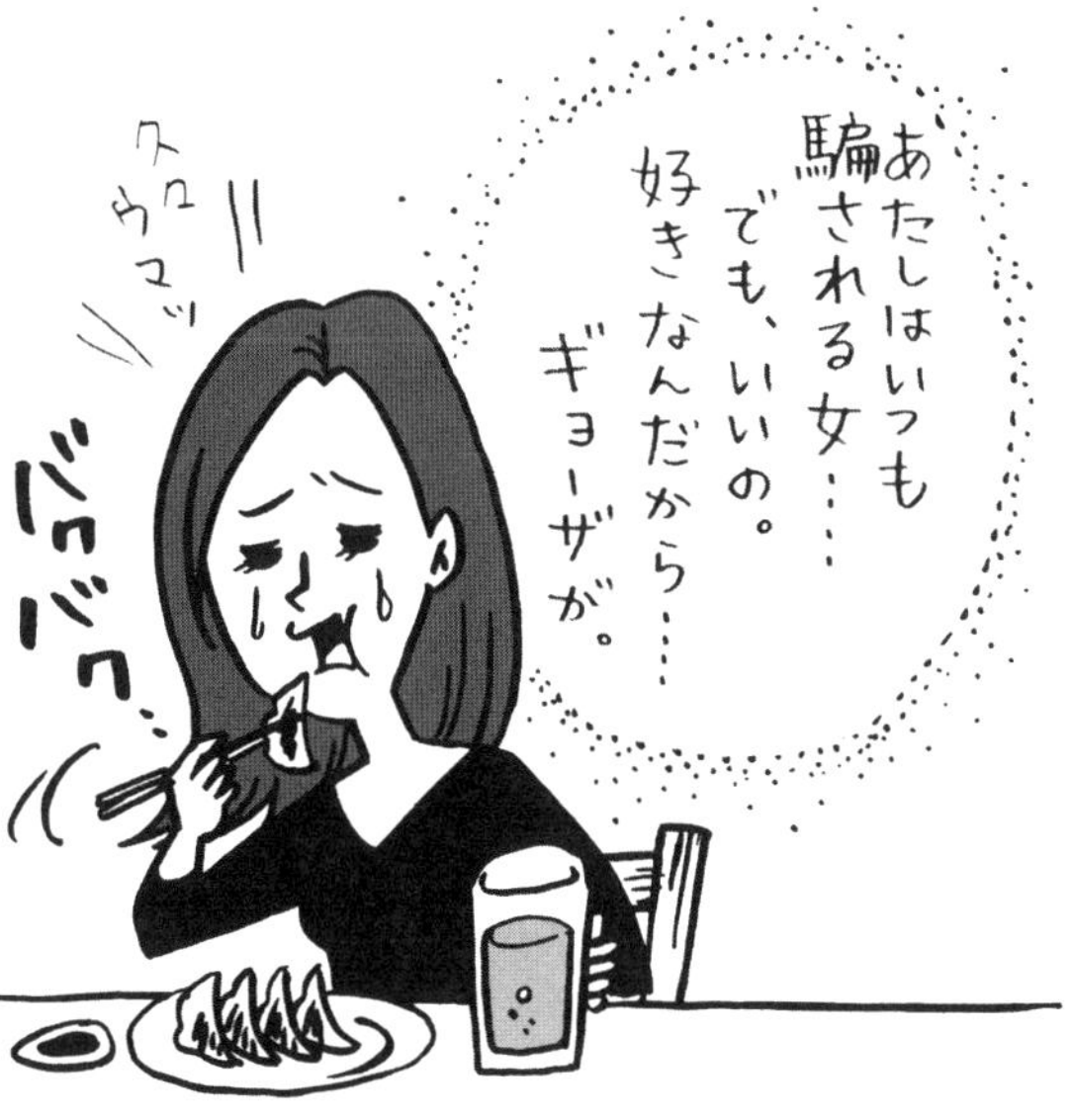
あたしはいつも
騙される女…。
でも、いいの。
好きなんだから…
ギョーザが。
ウマッ
バクバク…

Question 6

ローカーボダイエットで、本当に痩せる？

ローカーボダイエットは少し前にアメリカで流行《はや》って、その後日本でも一時期ブームになりました。ボディビルダーの間でも、それまでNGとされていた「から揚げ」を食べられるようになることから「から揚げダイエット」などと呼んで実践している人も少なくありません。簡単にいえば、ご飯は食べずにおかずのみを食べるという食事内容となります。基本的に考え方は間違っていないと思います。

ダイエットのやり方はいくつもありますが、一つの考え方として、いかに上手に〝PFCバランス〟を崩すかという点があります。〝PFCバランス〟とは、3大栄養素のバランスのことです。本来このバランスをいかに正しい比率に保つかが大切なのですが、ダイエットや減量などでは「いかに上手に崩すか」なのです。ただし、上手に崩す必要があるので、少しコツが必要です。一般的には、P（タンパク質）を高く維持し、C（炭水化物）は適度に保ち、F（脂質）を極力抑えます。

一方、ローカーボダイエットは、PとFを高く維持してCを極力抑えるというダイエット法です。この際に気をつけるべきは、肉食主体の欧米人と農耕民族である日本人とではPFCのバランスも異なるため、私たちがあまり極端にCをカットしてしまうと、脂肪が使われる以上に筋肉が分解されて消耗してしまうというリスクがある点です。

脂質はうま味の元でもあるので、食事などのストレスが少ないのもローカーボダイエットの魅力ではあるのですが、炭水化物の不足が過ぎると頭がボーッとして思考能力が低下したり、ヤル気が起きなくなったりと弊害も大きいのです。一つお勧めなのは、朝、昼は完全なカーボカット（炭水化物抜き）にはしないようにして、夜だけ完全なカーボカットをするという方法です。

ローカーボダイエットにおいても、高タンパクを維持し、微量栄養素をしっかりと補充するという意味でプロテインを活用するといいでしょう。

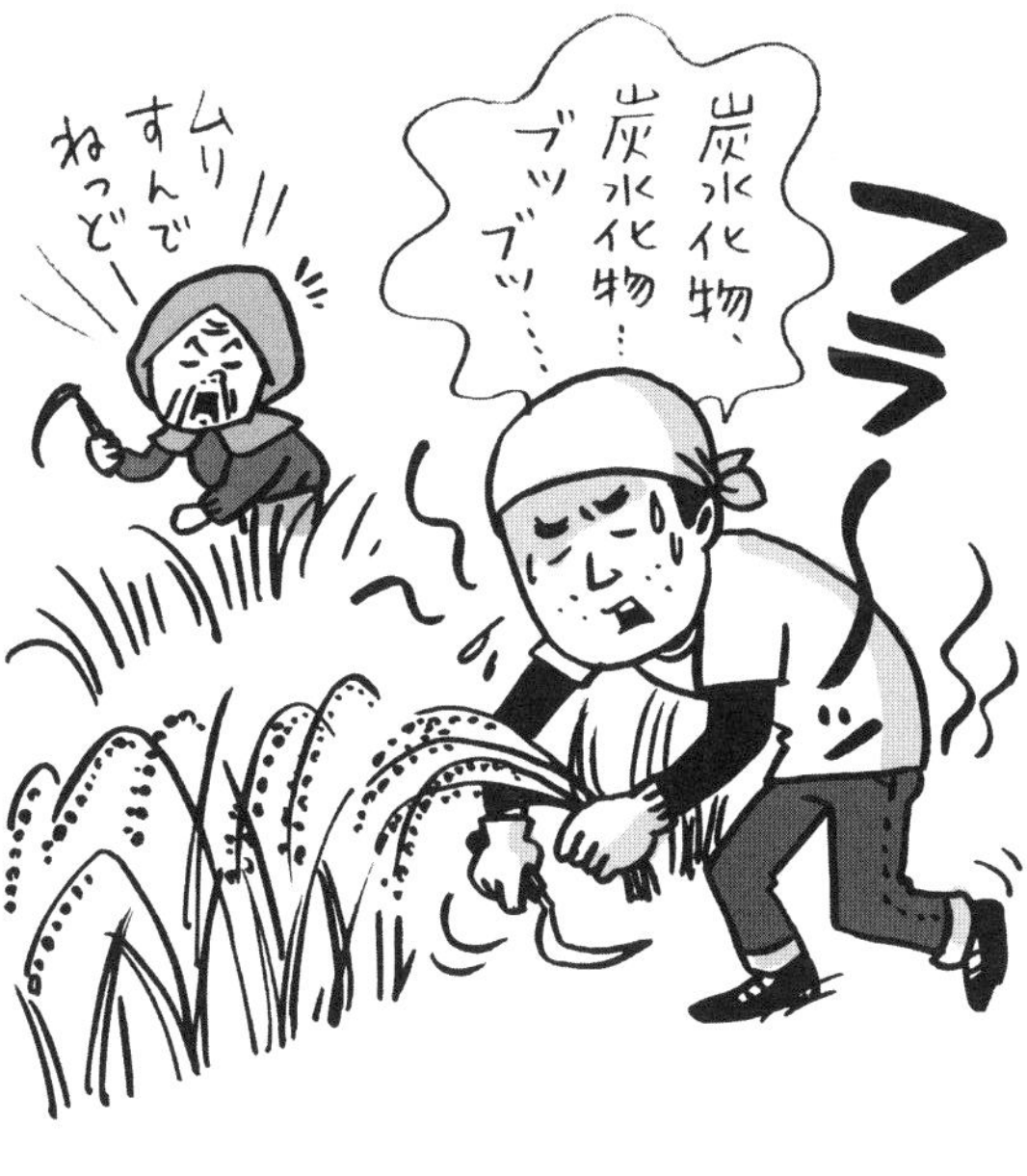
フラ〜
炭水化物、
炭水化物…
ブツブツ…
ムリすんでねっどー

Question 7

筋トレをしているのに、全然大きくなれない…。

筋力トレーニングの内容に仮に問題がないとすれば、「栄養」の要素か「休息」の要素のどちらかが、少し足りないのかもしれません。ここでは「栄養」の要素について考えてみます。

まず、トレーニングに絡めてサプリメントを何も利用していないのであれば、トレーニング後1時間以内にプロテインを飲むことをお勧めします。壊れた筋線維に対して確実に栄養（筋肉の材料）を送り込むためです。もしすでにプロテインを利用していて、かつそれなりにハードなトレーニングをしているのであれば、エネルギーである糖質（主としてデキストリン）入りのプロテインを少し多めに飲むといいかもしれません。この場合、糖質とタンパク質（プロテイン）の比率は4対1が理想的といわれています。普通のプロテインであれば、オレンジジュースやスポーツドリンクで溶かしたり、同時にバナナを食べたりしてもいいでしょう。

ハードにトレーニングをすればするほど、体内のエネルギーは消耗します。エネルギー不足の状態では、優先順位としてエネルギーの補充が必須となるため、プロテインのみを補充しても、筋肉の材料として利用される効率が悪いのです。

さらに完璧な状態を目指すのであれば、トレーニング中は単なる水ではなく、ハイポトニック（体液よりも浸透圧の低い）系のスポーツドリンク（エネルギードリンク）を飲むといいでしょう。そうすることでトレーニングで使われるエネルギーを補充し、その上でトレーニング後にはエネルギーを充満させて、筋肉の材料となるプロテイン（タンパク質）を補充させるという考え方です。

いずれにしてもトレーニングだけでは筋肉は大きくなりません。頑張れば頑張っただけのご褒美《ほうび》を筋肉に与えてあげましょう。

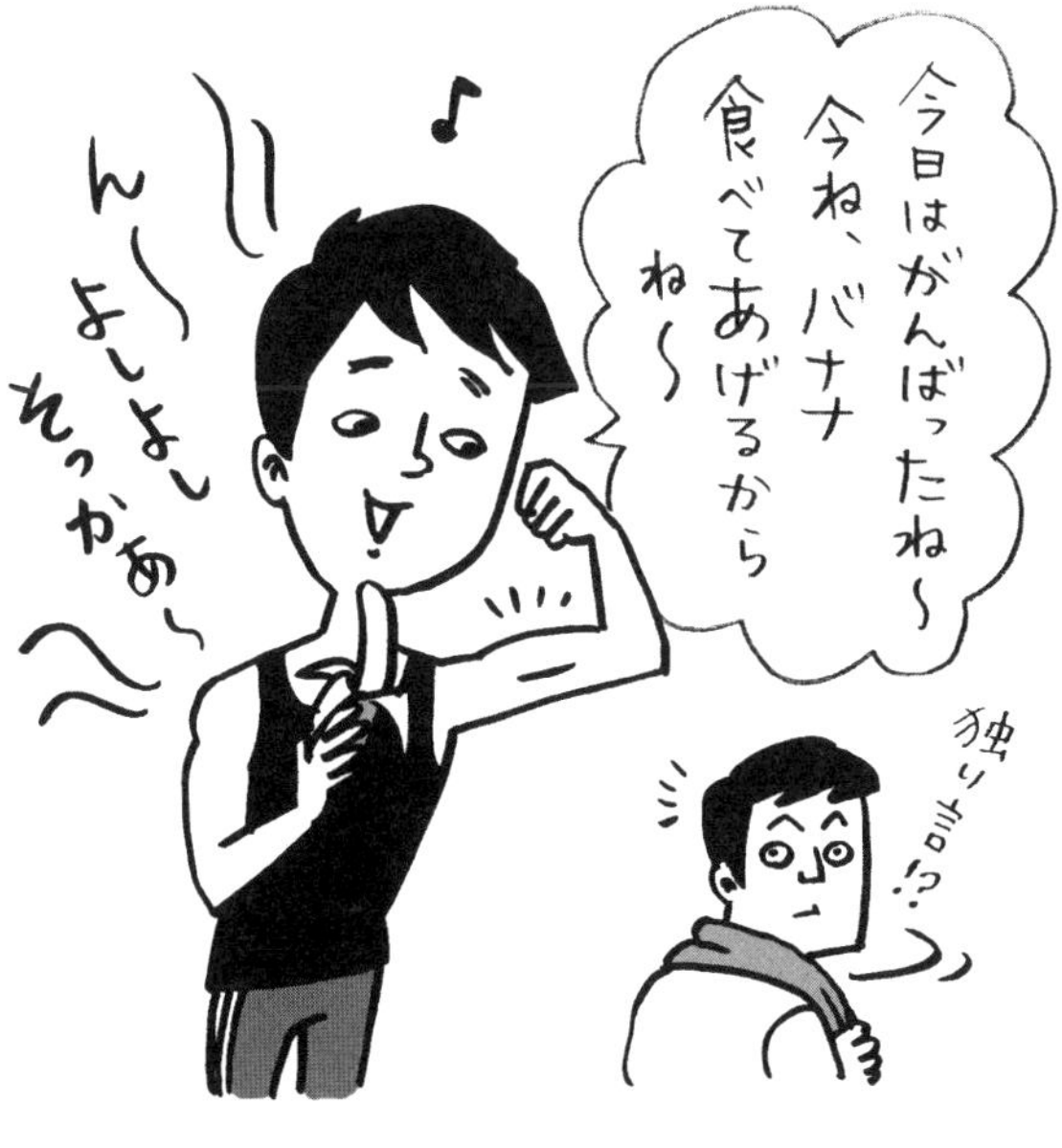
今日はがんばったね～
今ね、バナナ
食べてあげるから
ね～
ん～
よしよし
そっかあ～
独り言!?

Question 8

昔から痩せていて、なかなか太れないのが悩み。

世の女性の永遠のテーマとして、「ダイエット」は常に話題の中心にありますが、実は太りたいのに太れないという悩みをもっている人も意外と多いのです。食が細かったり、胃腸が弱く、すぐにお腹をくだしてしまったりと、深刻な人もたくさんいます。

この場合の解決策の一つに、少量多頻度での食事の摂り方があります。そしてこの場合のキーワードは「間食」です。一度にたくさん食べてもカラダが必要としている以上の栄養素は排泄されるか、脂肪として蓄えられるかのどちらかです。食べても太れない人やお腹をくだしてしまう人は、とくに排泄されてしまう比率が高いのかもしれません。

そこで、一度の食事の量は腹八分目の適量にとどめることとし、一方で食べる回数を増やしていくのです。そのためには朝食を抜くことはタブーとなります。つまり三度の食事は必須とし、その上で間食を加えていくのです。この場合の間食とはおやつのことではなく、まさに言葉の通り、食事と食事の「間」の「食」という意味です。

例えば、コンビニエンスストアのおにぎり十野菜ジュースや、バナナ十スポーツドリンクなどでも構いません。さらに、利用価値が高いのが、MRP（ミール・リプレイスメント・パウダー）と呼ばれるサプリメントです（Q43参照）。アメリカでは一般にも普及していますが、プロテインパウダーにエネルギー源やビタミン、ミネラルといった食事の要素を付加したものです。完璧な栄養バランスの〝小さな食事〟という感覚かもしれません。夕食の後のMRPは避けるとして、1日1～2回の間食を三度の食事にプラスすることで、バランスのとれたウエイトアップが可能となります。

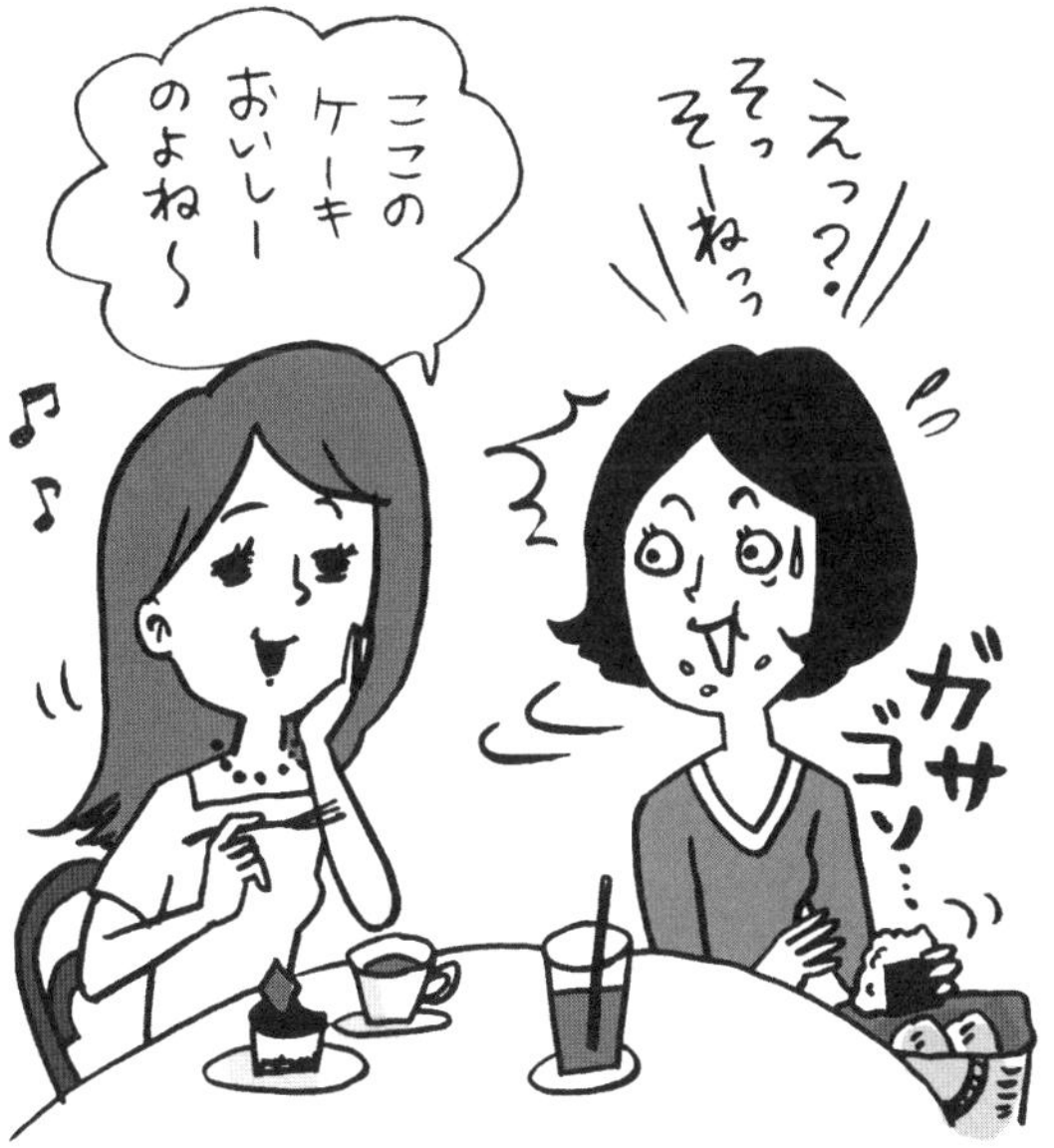
えっっ？
そっ
そーねっっ
ここのケーキおいしーのよね～
ガサゴソ…

Question
9

サプリメントは、牛乳やお茶で飲んでもOK?

これはサプリメントの内容によります。例えばプロテインなどを牛乳やオレンジジュースで溶かすことは問題ありません。特にトレーニング直後などの場合は、水よりもオレンジジュースなどをお勧めしているくらいです。

しかし、通常のアミノ酸の場合は、吸収スピードがウリですから、牛乳などと比較して、吸収がよりスムーズに行われる水で飲むほうが望ましいかと思います。またダイエット中の人などは、牛乳やオレンジジュースはその分のエネルギーが付加されることになりますから、場合によっては水で溶かすほうが無難でしょう。

意外と難しいのはお茶かもしれません。お茶に

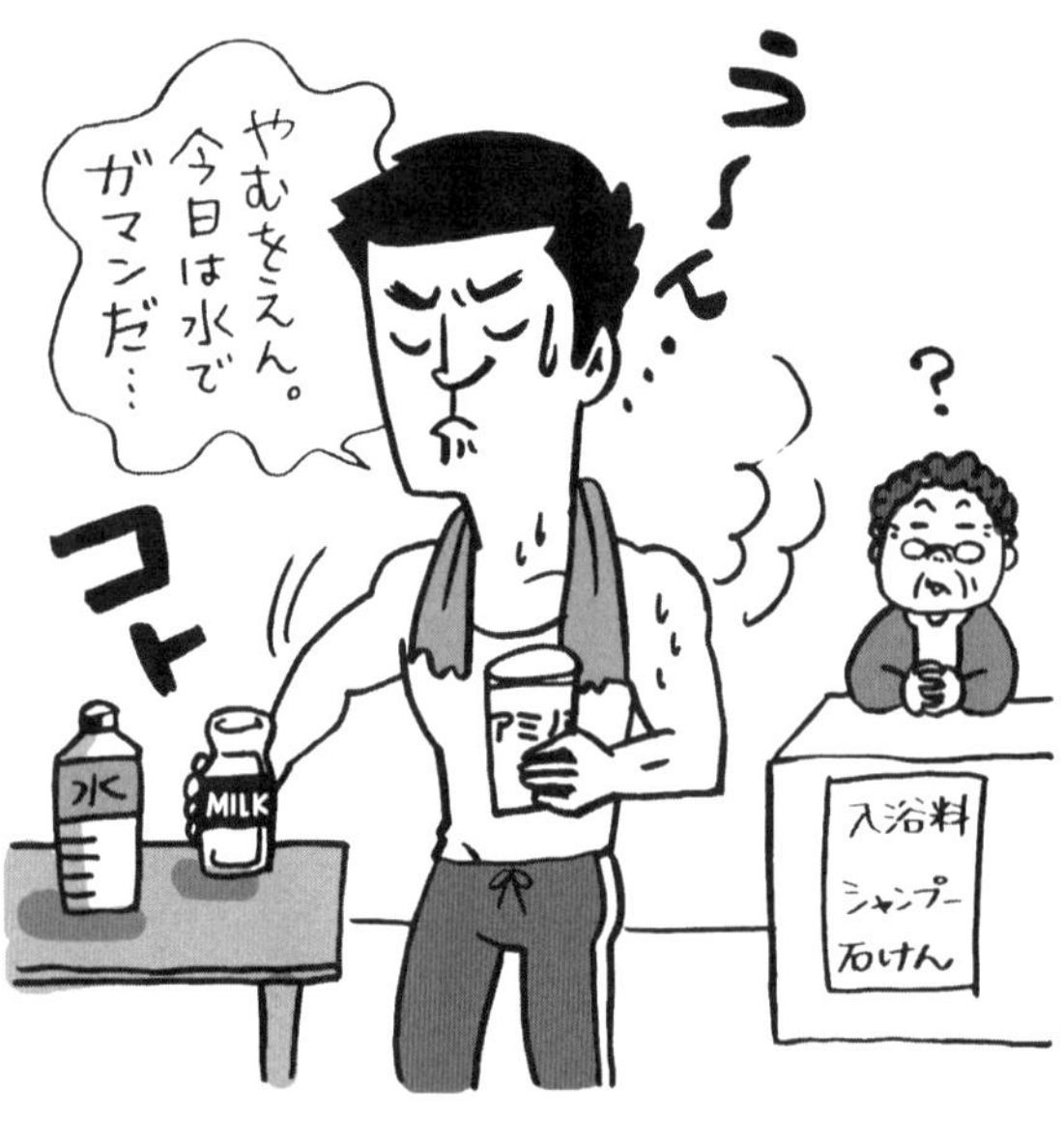

は、カテキン、タンニン、ポリフェノール、カフェインなど、いろいろな成分が含まれており、例えばタンニンは鉄分の吸収を阻害するとか、カテキンは血圧上昇を抑制するとかいったことがあります。ですから、ビタミン、ミネラル系のサプリメントはお茶では飲まない、また就寝前のお茶は避けるなどは意識してもいいと思います。

私個人に関していえば、基本は水で飲むようにしています。少なくともマイナスの要素がないことと、摂取エネルギーの計算などが確実にできること、そしてどこでも一番簡単に手に入ることが主な理由です。

Question 10

プロテインって、実のところは何モノなの？

言葉としては、プロテインとは「タンパク質」のことです。ただ、サプリメントとしてのプロテインは、牛乳、大豆、卵などからタンパク質だけを抽出して、粉末状にした「プロテインパウダー」を指します。通常はこのプロテインパウダーに、さらにビタミンやミネラルを配合し、付加価値を高めて市販されています。

プロテインの原料をもう少し細かく分類すると、牛乳も「ホエイ」と「カゼイン」に分類され、さらにホエイは純度によって「ＷＰＩ」と「ＷＰＣ」というように分類されたりします。一般的には筋力アップにはホエイの栄養価が優れており、長時間の栄養価維持にはカゼインが、そしてダイエットには大豆が向いています。

実は私たちが日常的に購入する食材からタンパク質だけを摂取するのは意外に難しいのです。肉、魚、豆類など、タンパク質を豊富に含む食材にはタンパク質以上の脂質が含まれているからです。例えば、納豆のようなタンパク質を豊富に含む健康食材ですら、エネルギー比にした場合には脂質のほうが比率が高くなります。通常の食事の場合は脂質が含まれること自体は必ずしも悪いことではありませんが、トレーニングなどをした上にプラスαとしてタンパク質を摂取しようとする場合には、脂質までプラス

αすることはあまり好ましくありません。そこで、筋肉の材料となるタンパク質のみを確実にプラスαするために、サプリメントとしてのプロテインの利用価値があるのです。

プロテインを飲むだけで筋肉がつくわけではありませんし、逆にプロテインを飲んだら太ってしまうというのも極端な考え方です。足りない（摂取しにくい）タンパク質だけを確実に摂取するための栄養補助食品というわけです。

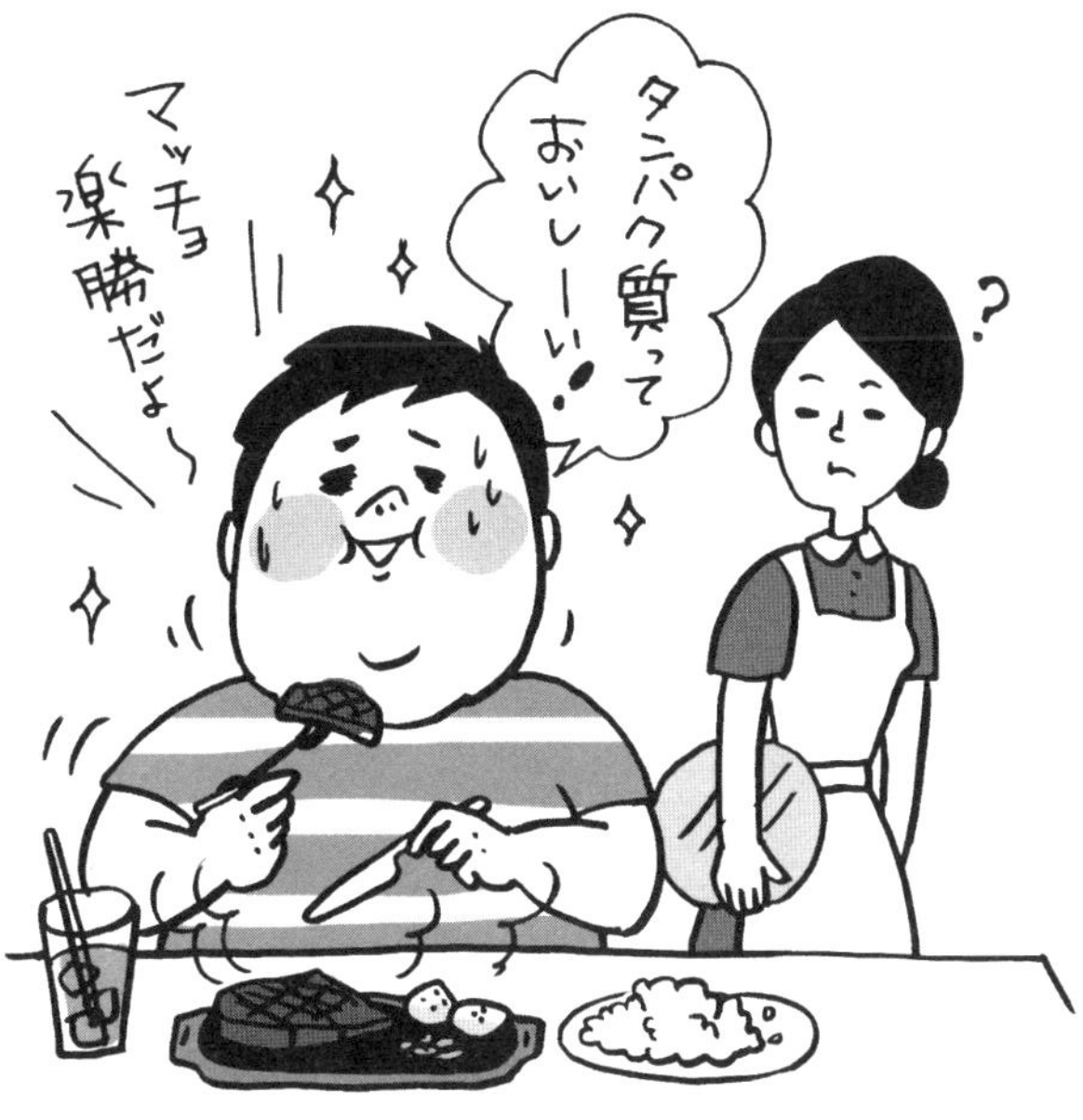
タンパク質っておいしーい!
マッチョ楽勝だよ~
?

Question 11

アミノ酸はタンパク質とどう違うの？

アミノ酸とはタンパク質を構成している最小単位の物質です。アミノ酸がつながってタンパク質がつくられ、逆にタンパク質が分解されるとアミノ酸となります。トレーニング後に飲むプロテインも最終的にはアミノ酸という形になって吸収され、体内で利用されるのです。しかし分子構造上のアミノ酸の定義に則《のっと》れば、アミノ酸と分類されるものはおよそ500種類もあり、このうちのわずか20種類のアミノ酸でタンパク質は構成されています。

タンパク質≒アミノ酸というイメージがあるかもしれませんが、いくつかのアミノ酸はタンパク質を構成するということ以外にも単独での特長を持っています。例えば、アルギニンというアミノ酸は血管を拡張させたり、リジンというアミノ酸は成長ホルモンの分泌を促進させたり、といった具合です。また、20種類のアミノ酸以外にも、瞬発力をアップさせたり（クレアチン）、脂肪燃焼に関与したり（L－カルニチン）、という特長を持ったアミノ酸があります。

ちなみに、タンパク質を構成している20種類のアミノ酸のうち、9種類のアミノ酸は体内で合成することができないため、この9種類を「必須アミノ酸」と呼び、特に重要とされています。

実はこれには面白い説があって、もともと本当に必要であれば人間が自らの体内で合成できるはずで、食事から容易に摂取できるなら体内で合成されなくてもこと足りるため合成されないようになった、という考え方です。

いずれにしても、必須アミノ酸が体内で合成されないことには変わりないので、ダイエットにしろ、筋肉づくりにしろ、それはカラダづくりには欠かせません。

ちなみにうま味や甘味料の成分となるアミノ酸や胃粘膜の生成といった生理機能を持つアミノ酸もあり、カラダづくりのジャンルを超えて活用されています。

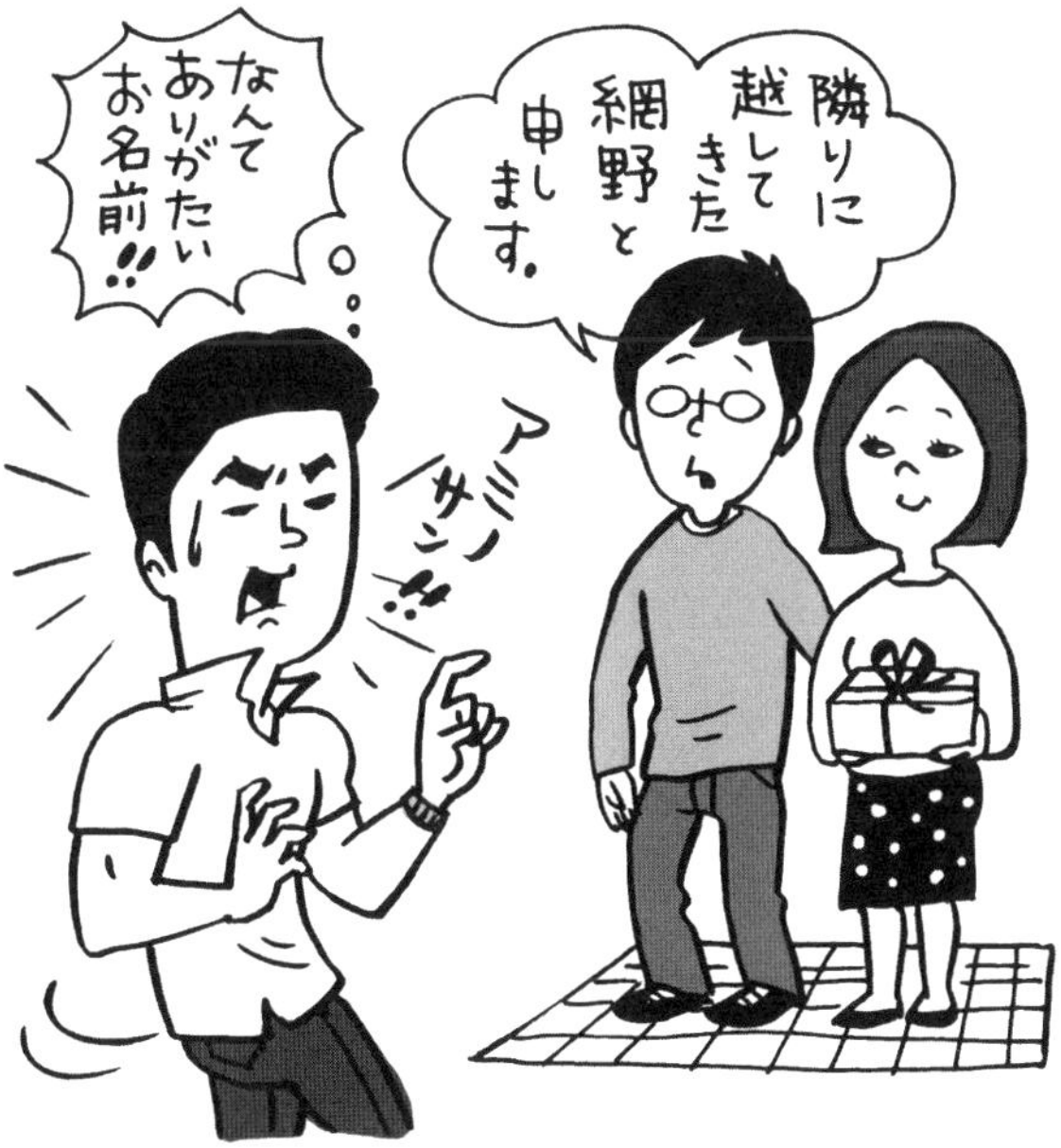
隣りに越してきた網野と申します。
アミノサン!!
なんてありがたいお名前!!

Question 12

必須アミノ酸は、すべて揃っていなくても大丈夫？

必須アミノ酸とはタンパク質を構成している20種類のアミノ酸のうち、体内では合成することのできない9種類のアミノ酸のことです。体内で合成できないので、食事やサプリメントから摂るしかありません。通常は肉、魚、乳、卵などを食べるとこれらの食材に含まれるタンパク質が体内で分解され、最終的にはここから必須アミノ酸が出てきます。

たまにタンパク質の栄養価というような表現を使うことがありますが、これは必須アミノ酸がきちんと含まれているかどうか、足りない必須アミノ酸がないかどうかということを基準に決められています。必須アミノ酸で大切なのは、「9種類のすべてが必要」ということ。このうちの一つでも欠けてしまうと、残りの8種類の効果が激減してしまうのです。これはよく桶や家に喩《たと》えられます。

サイズの違う9種類の木材でつくられた桶があるとします。一つの木材が大きすぎても意味がありませんし、また小さすぎると水が漏れてしまいます。また一つの家をつくるには、適材適所、それぞれのサイズや役割を持った木材が必要となります。ただ大きければいいわけではなく、逆に小さすぎて役に立たないものもあります。

必須アミノ酸も同様で、やたらたくさん摂取すればいいというのではなく、9種類のアミノ酸がそれぞれバランスよく摂れていて、はじめて成り立っているということです。

各アミノ酸の比率まで覚えようとすると大変ですが、総合アミノ酸を購入する際には、9種類のアミノ酸が入っているかどうかはチェックするといいでしょう。リジン、ロイシン、フェニルアラニン、バリン、トレオニン(スレオニン)、イソロイシン、メチオニン、ヒスチジン、トリプトファンです。

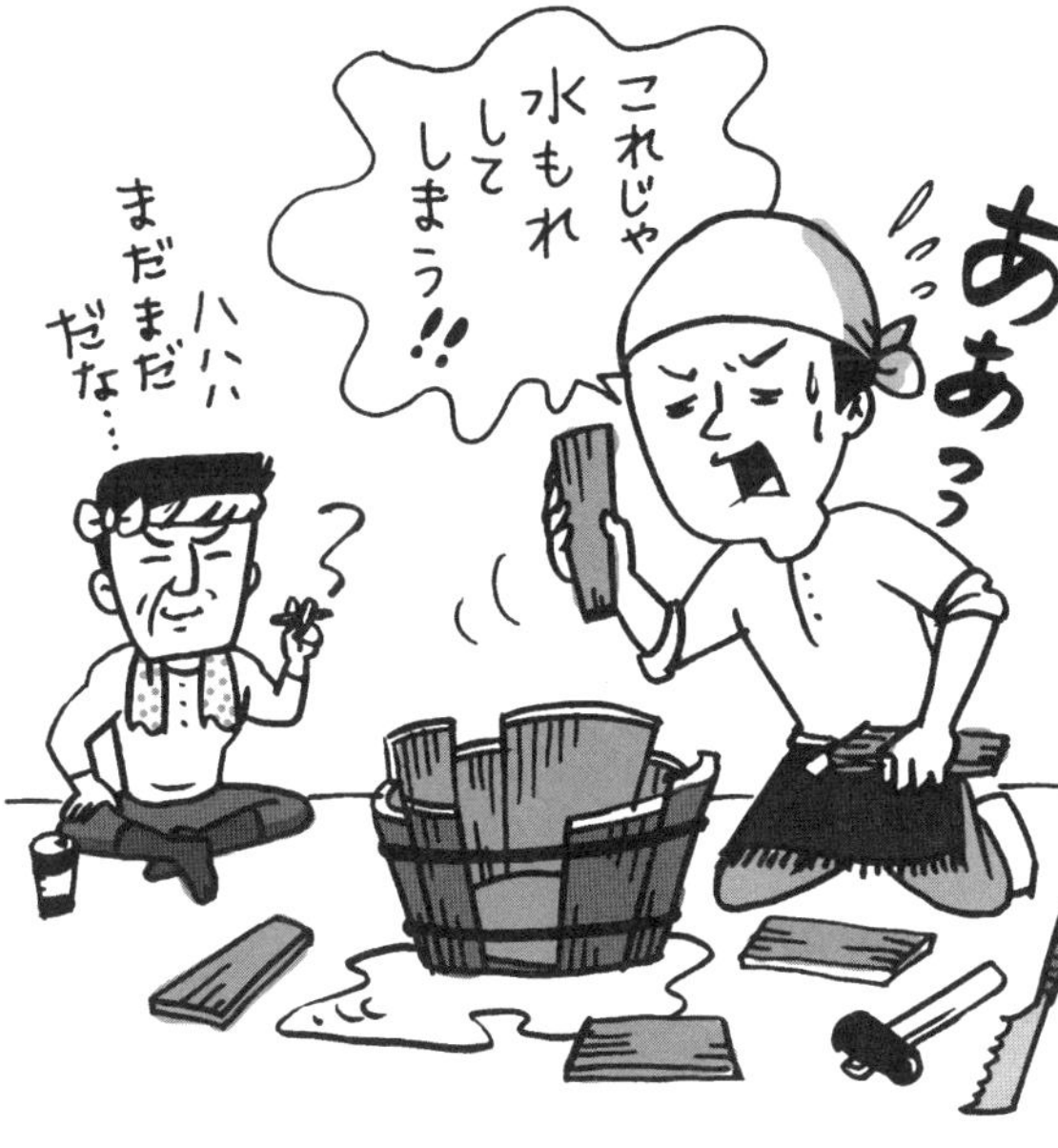
ああっ
これじゃ水もれしてしまう!!
ハハハ
まだまだだな…

Question

13

アミノ酸のサプリメントのパッケージ裏面に、たまに書いてあるLって何？

これは「L体」を意味しています。もともとアミノ酸は、「L体」と「D体」という2種類が存在しています。これはちょうど鏡に映った姿と同じ状態で、構造的にはそっくりなのですが、向きが逆になっている状態です。そして不思議なことに、カラダを構成しているアミノ酸はすべてがL体であり、これまで自然界にはD体は存在しないとされてきました。つまりD体のアミノ酸を摂取しても、体内でタンパク質を合成したり、酵素の材料となったり、といった反応は起きてこないということです。

細かい話になりますが、グリシンというアミノ酸だけはDとLの区別がありません。また人工的にアミノ酸を合成すると、L体とD体が半々の割合でできてきます。パッケージの裏面の原料表示で、L−グルタミンとかL−アルギニンとか一つひとつのアミノ酸名にLという文字をつけるケースもありますが、仮に何もついていなくてもこれはLを意味するのだと理解してもらえばいいと思います。

「このサプリメントのアミノ酸は、すべてL体を使っているから利用効率がいいのです」などといった売り文句はちょっと行き過ぎかもしれませんね。D体のアミノ酸を使ったサプリメントは存在していないはずなのですから。

また、「フリーフォーム」という言葉もあります。これはアミノ酸がいくつかつながった状態（ペプチド）や、タンパク質の状態ではなく、まさに単独のアミノ酸という状態であることを意味します。肉を食べた場合、胃で消化され小腸で吸収されますが、肉に含まれるタンパク質が分解されて出てくるアミノ酸はすべてL体で、その後そのアミノ酸が吸収されて血液中に存在するときは、フリーフォームの状態というわけです。

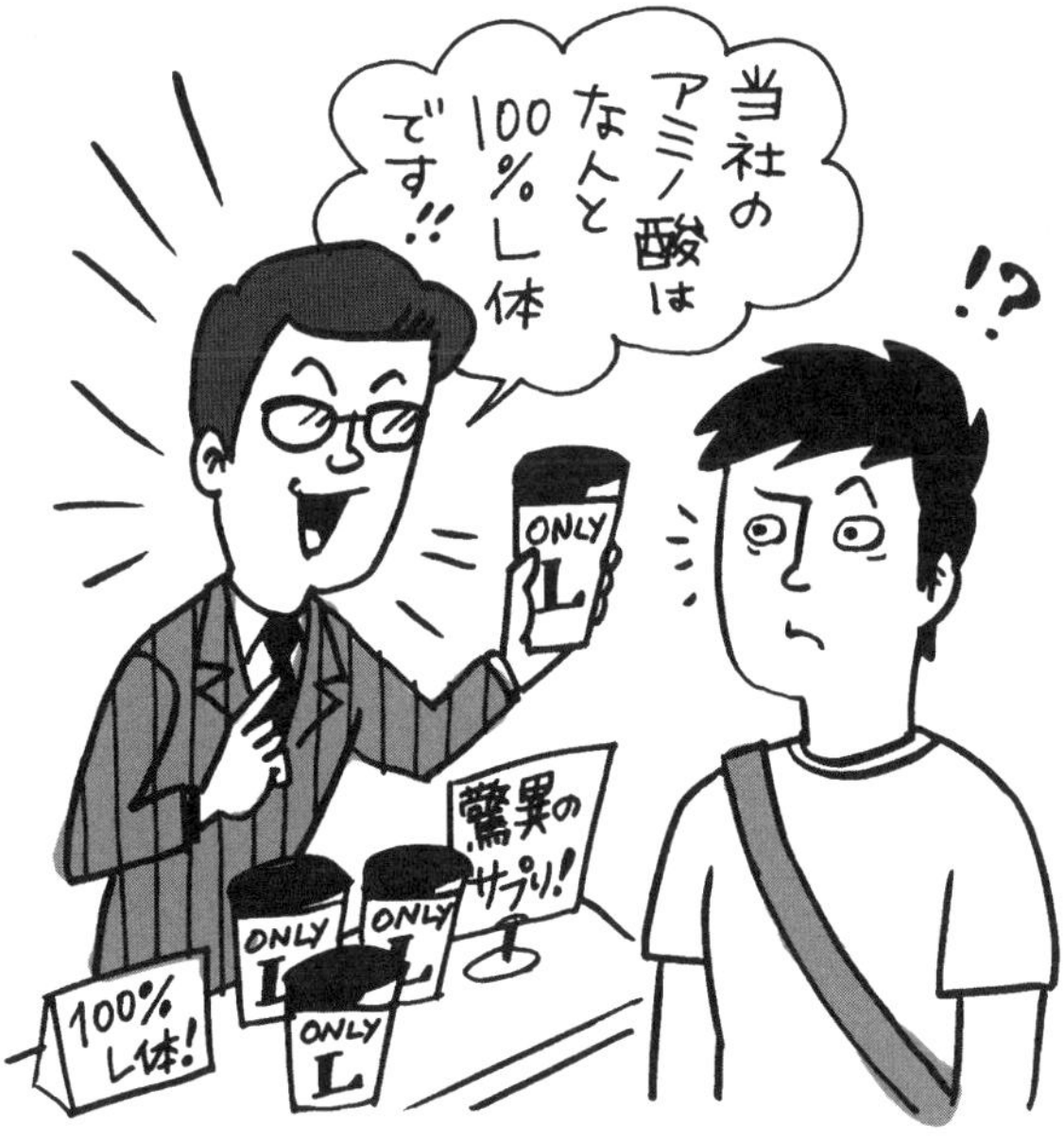

Question 14

ペプチドって、アミノ酸とはどういう関係なの？

ペプチドとはアミノ酸がつながった状態のものを指します。ところがアミノ酸が2個つながったものも、20個つながったものもどちらもペプチドと呼ぶので、定義としては曖昧《あいまい》なところがあります。用語では2個つながったものをジ・ペプチド、3個つながったものをトリ・ペプチド、そして10個までのものはオリゴ・ペプチドと呼んでいます。ちなみにタンパク質はアミノ酸が約50個以上つながった状態なので、それまでの状態は一般的にすべてペプチドと分類されます。

しかし、例えばグルタミンペプチドといっても、グルタミンというアミノ酸だけがいくつかつながっているわけではなく、そのうちの1／3程度がアミノ酸としてのグルタミンの量ということになります。ですからグルタミンペプチド10gといった場合は、だいたい3g程度がグルタミンの量と考えればいいでしょう。

またペプチドのほうがアミノ酸よりも吸収が速いという話も聞きますが、この場合のペプチドはジ（2個）もしくはトリ（3個）の状態のものを指します。タンパク質が分解されてアミノ酸として吸収される場合、アミノ酸として吸収する穴とペプチドとして吸収する穴が別々に存在するからです。

したがって、ペプチドを摂取した場合は、そのままペプチドとして吸収されるものもあるし、そのペプチドがさらに分解されてアミノ酸として吸収されるものもあります。そうなるとペプチドのほうが吸収の効率はいいことになります。ただし、前述の通り、ペプチドは同じアミノ酸同士がつながっているわけではないので、摂りたい目的のアミノ酸だけのペプチドはなかなか存在しないことになります。

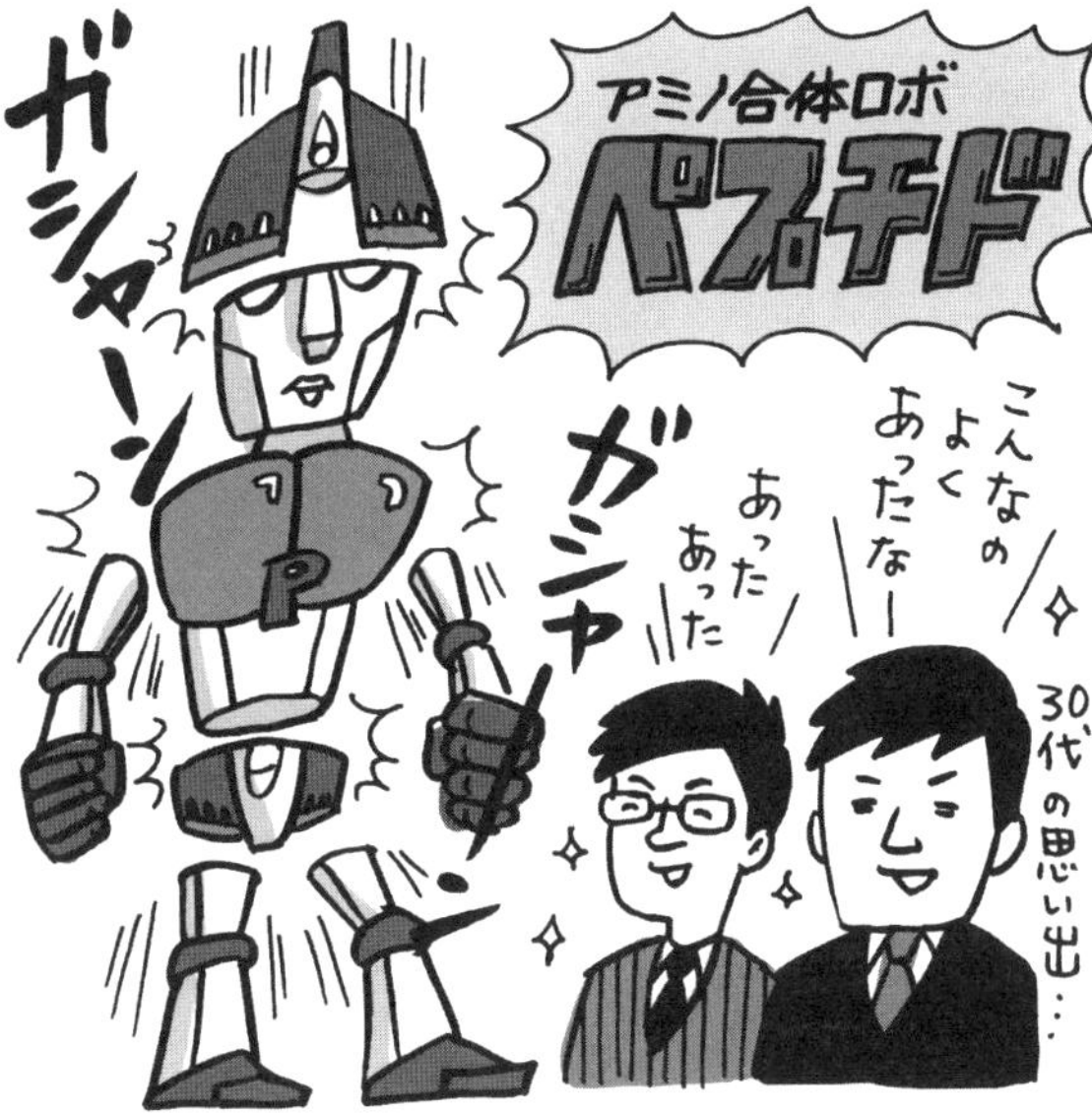
アミノ合体ロボ
ペプチド
ガシャーン！
ガシャ
こんなのよくあったなー
あったあった
30代の思い出…

Question 15

グルタミン酸を含む調味料をふりかけて食べたら、グルタミンを摂ったのと同じ効果があるの?

この答えは、残念ながらNOです。確かにうま味効果のあるアミノ酸もあり、グルタミン酸はその代表的なアミノ酸といえます。

しかし決定的に違うのは、「グルタミン」と「グルタミン酸」はまったく異なるアミノ酸であるということ。もちろんグルタミン酸もカラダを構成している大切な20種類のアミノ酸の一つですが、単独での効果は特に期待できません。一方、グルタミンは胃腸のエネルギー源となるほか、筋肉の分解を抑制する、筋肉の合成を促進する、成長ホルモンの分泌を促進するなど、単独でもさまざまな効果が期待されるアミノ酸です。

アスリートたちの間でも実際にグルタミンを活用する選手は多く（Q87参照）、トレーニングの前後や起床時、就寝前がお勧めの摂取タイミングです。

そしてうま味調味料に使われているのは「グルタミン酸ナトリウム」、すなわちグルタミン酸です。このグルタミン酸は単独では健康にプラスになるような効果、効能は特に認められておらず、決してうま味調味料を大量にふりかけたからといって元気になったり、筋肉隆々になったりすることはありません。

そもそもグルタミンとグルタミン酸はその分子構造がよく似ていることから、名称もよく似ていて、アミノ酸に詳しい人でも混同していることが多いのです。実際に、グルタミンを水に溶かして長時間放置しておくと、徐々にグルタミン酸へと変化していきます。すなわち、グルタミンとしての効果は失われていきます。逆にグルタミン酸をグルタミンに変化させることはなかなかできません。

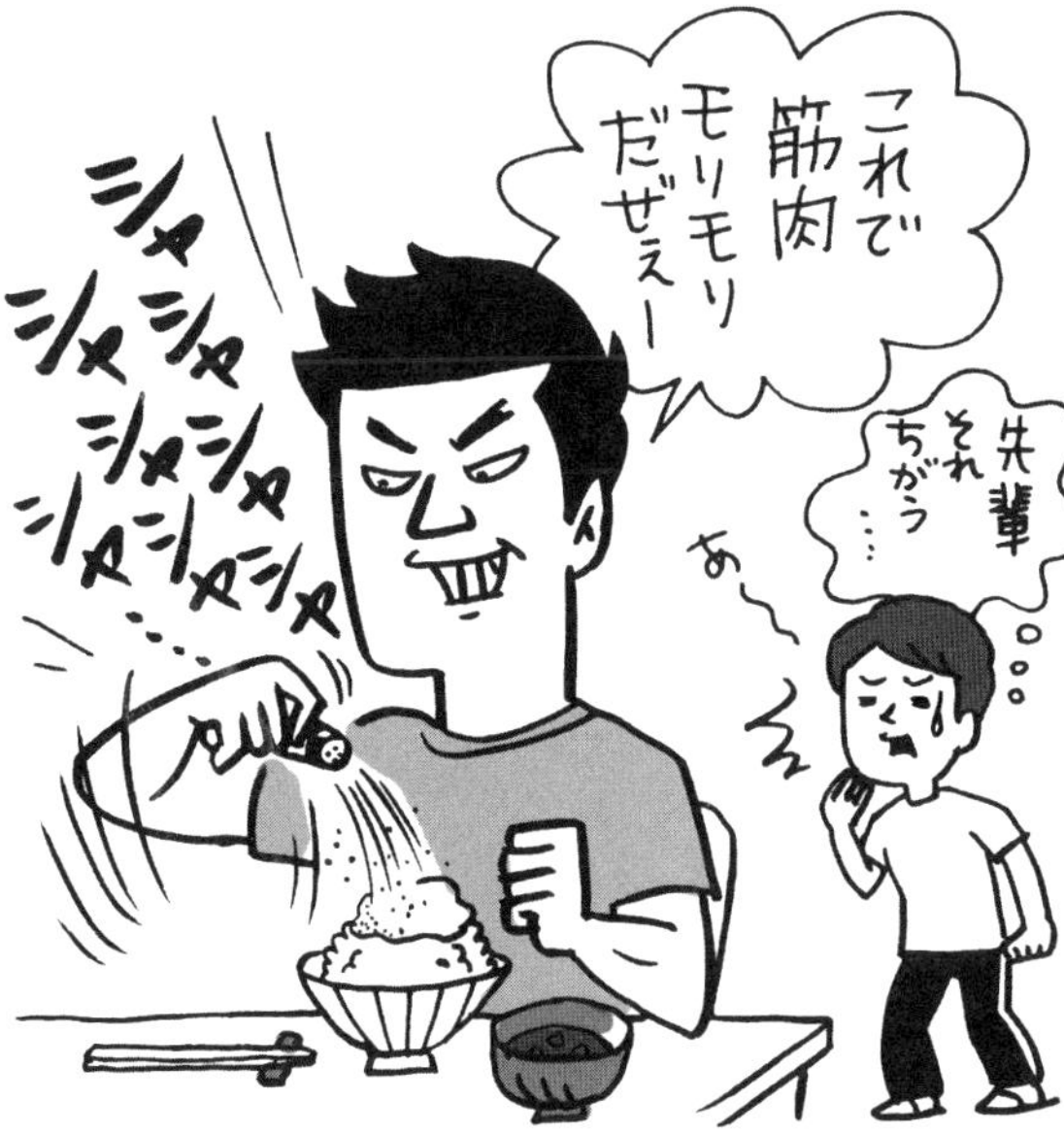
これで筋肉モリモリだぜぇー
シャシャシャシャシャシャシャシャシャシャシャシャシャ……
先輩それちがう…
あ～

Question

16

尿酸値が高いのだけれど、プロテインは飲まないほうがいい？

これは、どの程度の数値なのかにもよりますので、一概には判断しにくいところです。したがって〝プロテイン＝NG〟というところまでは断言できません。

ただし、高強度の無酸素運動（高重量のウエイトトレーニングなど）は細胞を破壊して、そこからプリン体を生み出してしまうので、尿酸値の高い人にはお勧めできません。酸素を使わない状態で大量のエネルギーを消費すると、そのエネルギーの燃えカスとしてプリン体がつくりだされるというわけです。

他にもプリン体を多く含む食材（エビ、カニ、貝、卵）や、アルコールでは断トツでビールがNGです。プロテイン自体は単にタンパク質の抽出・精製なのでそれ自体にはプリン体は含まれませんが、エネルギー過多にならないような工夫は必要です。

特に最近ではプリン体の摂取もさることながら、エネルギーの摂り過ぎを注意する傾向にあるようです。ご飯を通常通り食べた上でさらにプロテインを飲むとなると、その分のカロリーがオンされますから、この点は注意したほうがいいでしょう。

トレーニングに関していえば、高尿酸値の人は、極端にハードなトレーニングは避け、有酸素運動を中心としたトレーニングに取り組むのがいいでしょう。

仮に筋力アップを目指してトレーニングする場合も、高重量を扱うよりは回数やフォーム重視で行うべきかと思います。また、スロートレーニングもいいかもしれません。そしてサプリメントではプロテインよりも、ＢＣＡＡ（分岐鎖《ぶんきさ》アミノ酸）などのアミノ酸の摂取がお勧めです。

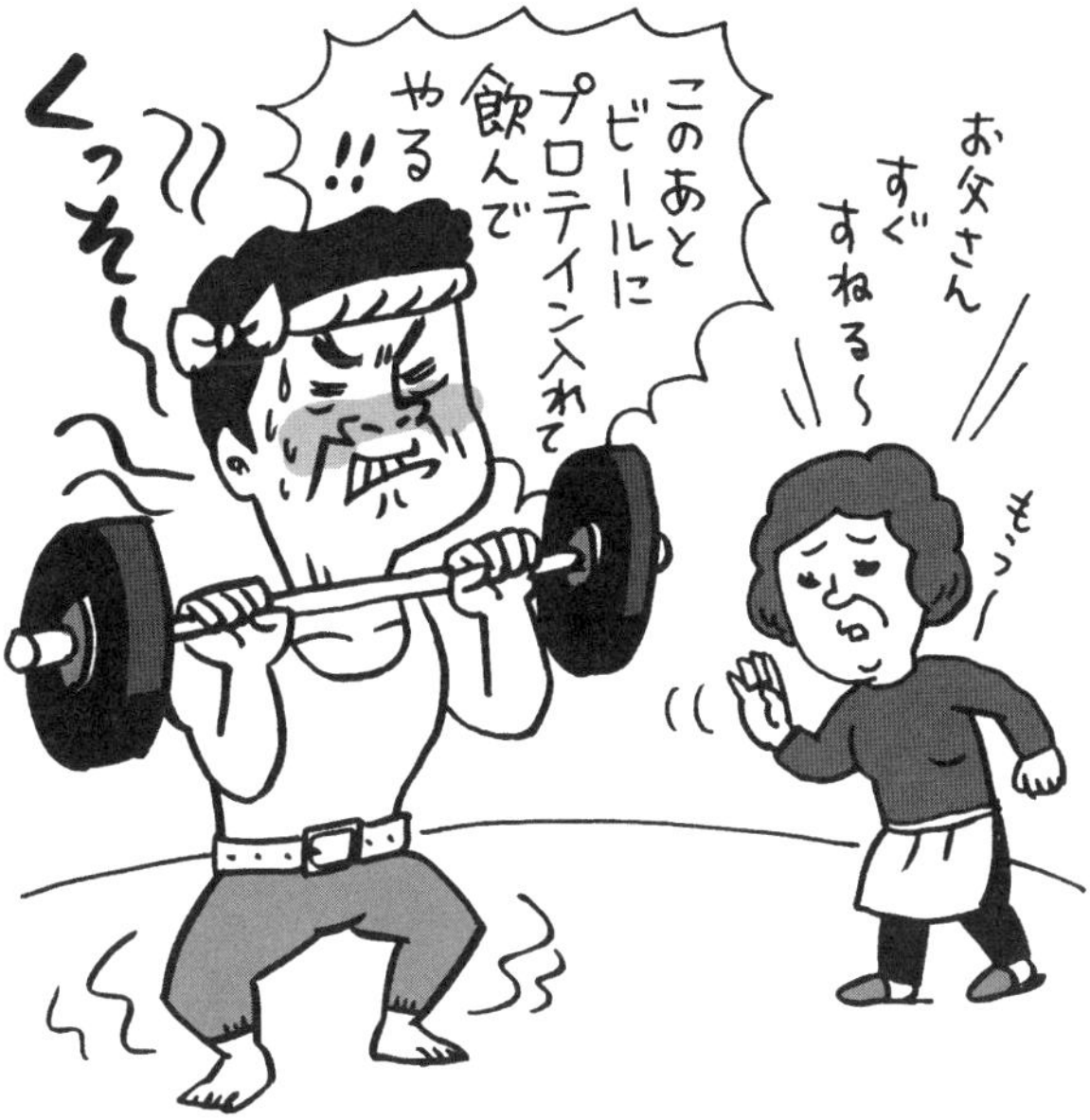
お父さん すぐ すねる〜
もう〜
このあと ビールに プロテイン入れて 飲んで やる!!
くっそ〜

Question 17

プロテインとアミノ酸の違いは分かったけれど、どうやって使い分けたらいいの？

プロテインもアミノ酸も、カラダの材料という点では一致しています。両者の一番の違いは、吸収速度の差でしょう。

プロテインの場合は、胃で消化された後に小腸で吸収され、血液中にアミノ酸として出現するまでに2時間程度はかかってしまいます。一方、アミノ酸の場合は消化の過程が省略されることもあり、最短で30分程度で出現します。この時間差が一番の違いというわけです。しかし、吸収が速いということは、一方で早く血液中のアミノ酸濃度が下がるということでもあるので、一長一短ともいえます。

そこでプロテインとアミノ酸の使い分けをすると、常に血液中のアミノ酸濃度を高く維持することが可能となります。例えば、空腹時やトレーニング中にはアミノ酸を利用し、食後やトレーニング直後にはプロテインを飲むことによって、アミノ酸濃度の橋渡しを上手に行っていくのです。

さらにマニアックに行う場合は、プロテインの種類にもこだわります。プロテインの中では一番吸収の速い「ホエイ」と、少しゆっくり吸収される「カゼイン」を利用すると、ホエイ単独で飲んだときよりも長時間にわたってアミノ酸濃度が維持されていきます。アミノ酸は最小単位なので、消化の過程を必要としません。したがって、その吸収速度を最大限に生かしてやるためにも、飲む場合には空腹時を狙うのがお勧めです。仮に昼食の前後にアミノ酸を飲むとするならば、「前」がお勧めです。昼食後ではお腹に食べものが詰まっていて、せっかくの吸収スピードの速さが阻害されてしまいますから。

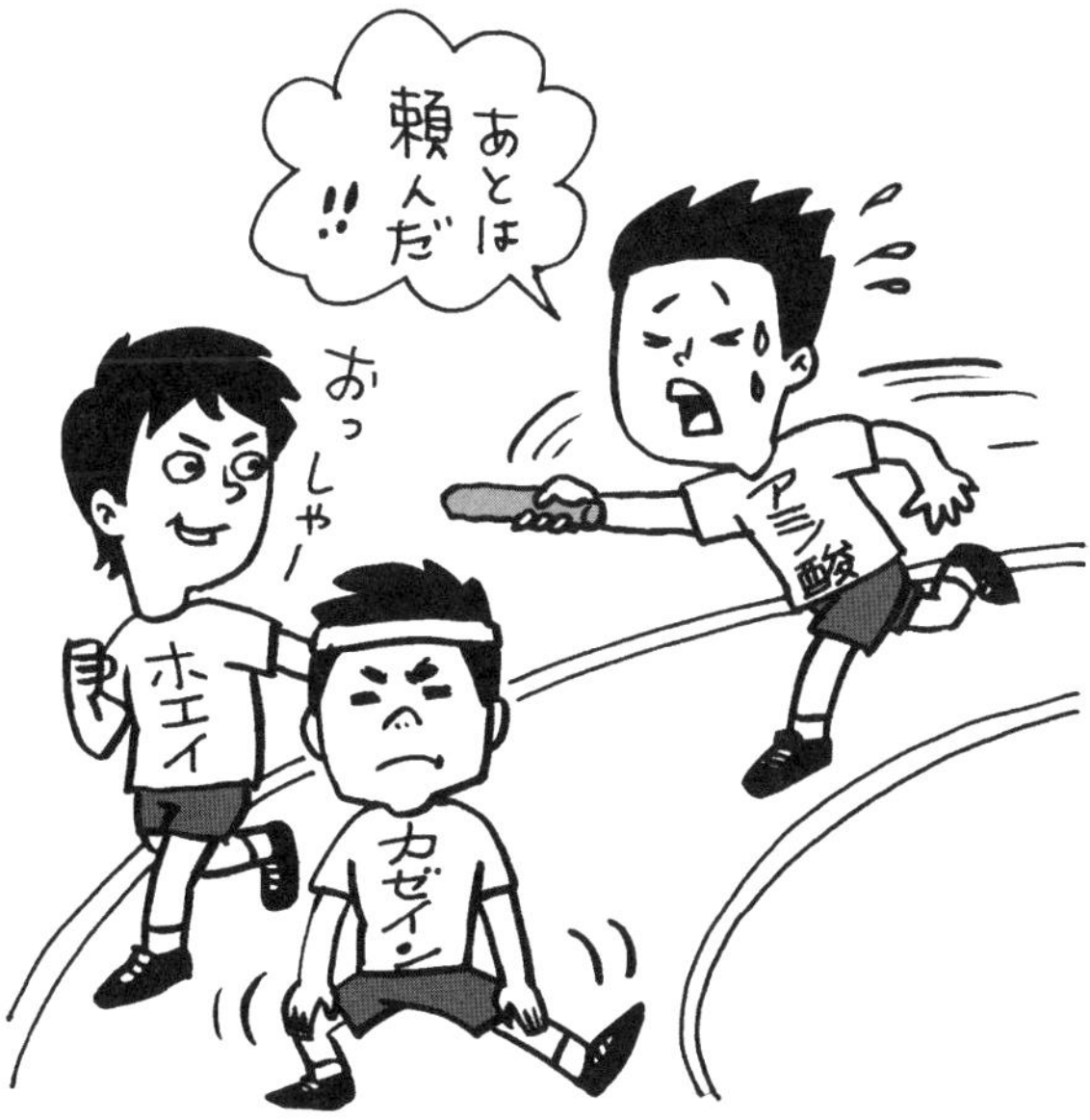
あとは頼んだ!!
おっしゃー
アミノ酸
ホエイ
カゼイン

Question

18

ラム肉は「食べても太らない」ってホント?

「ラム」は1歳未満の仔羊《こひつじ》で、「マトン」は1歳以上の羊を指すそうですから、いずれも「羊の肉」ということになります。

羊の肉には、「カルニチン」と呼ばれるアミノ酸が豊富に含まれています。このカルニチンは、分解された脂肪酸をクエン酸回路に運搬するという役割をするため、脂肪の燃焼には欠かせません。そして加齢とともに体内のカルニチン濃度が低下することが、歳をとると太りやすくなる理由の一つともいわれています。そこでカルニチンを多く含むラム肉を食べると、脂肪酸の運搬がスムーズに行われて脂肪が燃焼されやすくなり、太らないのではないかと考えてしまうわけです。

しかし、残念ながらラムのもも肉100gには、タンパク質19gに対して脂質も14g含まれています。したがって相当量の脂質も同時に摂取されることになるので、ラム肉を食べ続けた場合には、やはり脂肪の蓄積は避けられないでしょう。ちなみに100g中に含まれるカルニチンは約200mgと、確かに有効推奨量とされる180mgに達しますが、必要以上のエネルギーと脂質も同時に摂取してしまうことになります。ラム肉自体は悪くありませんが、カルニチンを摂取するという目的でラム肉をひたすら食べることは逆効果といえます。

サプリメント活用の一つのメリットは必要な栄養素や成分だけを確実に摂取するという点にもありますので、すべてを一般の食材からのみ摂取しようとすると、かえって無理が生じることがあります。

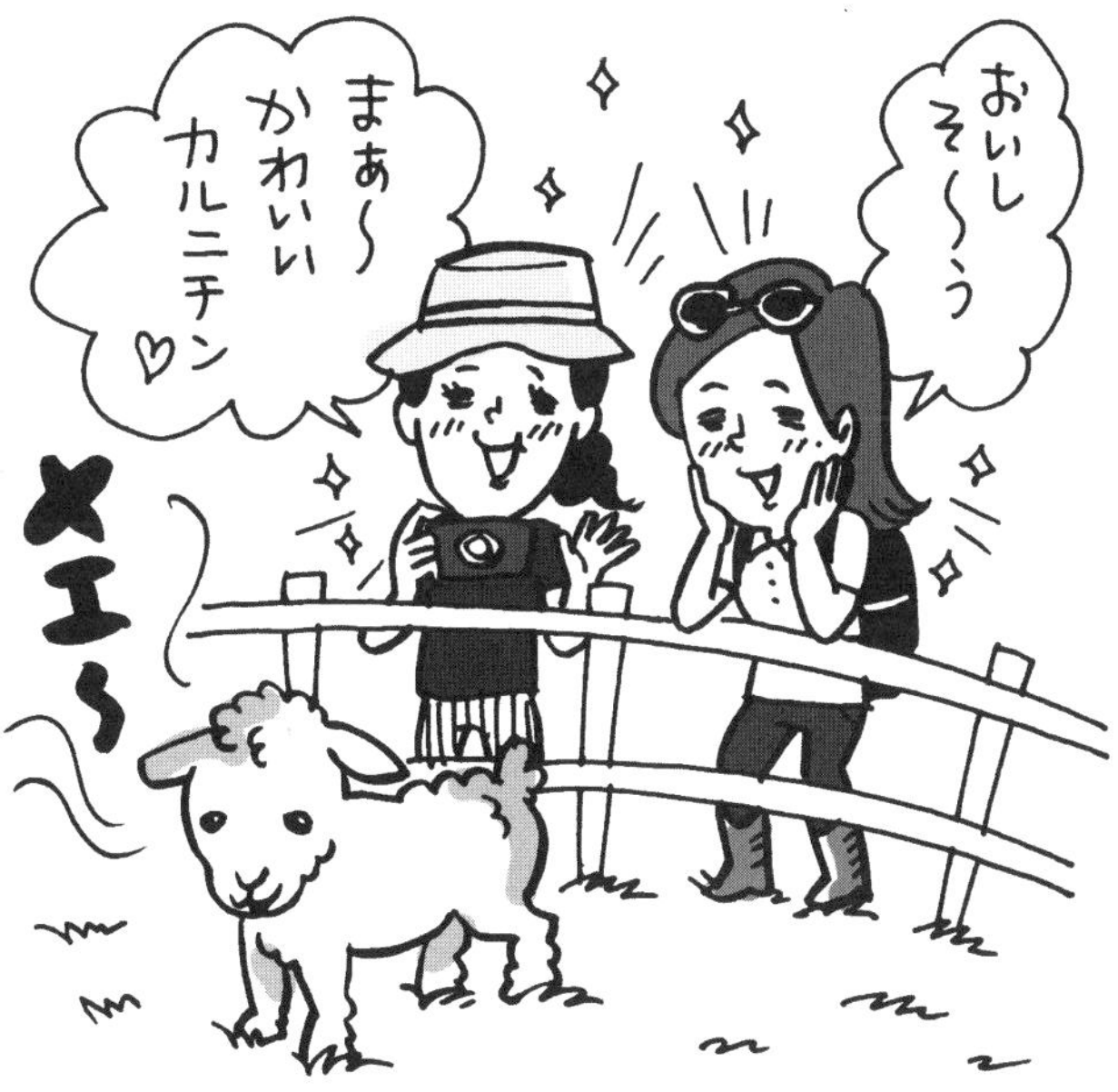

Question 19

サプリメントを飲み始めても、なかなか続けられない…。

サプリメントは食品なので、効果、効能をあまりダイレクトに表現できません。しかし、その人に合った種類、タイミング、量によって、カラダづくりの一助となることは間違いありません。

プロテインにしてもアミノ酸にしても、飲む目的を明確にして、何故それが必要なのかまで掘り下げて考えてみるのも大切です。学生が犯しがちなミスですが、サプリメントは「飲めば飲むほど減ってしまうから、もったいない」という思いが働いて、少しずつ量を減らしたり、わざと飲むのを我慢したりするケースが見受けられます。もちろん、不必要に大量に摂取する必要はないのですが、必要な量を的確に摂るということはサプリメントの効果を引き出す上で大切なポイントです。

私は学生に「飲めば飲むほどサプリメントは消失してしまうのではない。みなさんのカラダに変わっていっているのだ」という話をします。道具やウエアにはお金をかけるけれど、使えば使うほどなくなっていくサプリメントにはお金はかけない、あるいは使わないようにするのは本末転倒というわけです。

またプロテインの場合は、味がまずくて飲めないという人もいます。しかし最近のプロテインは決してまずい味ではありません。牛乳で溶かしてもいいですし、オレンジジュースで溶かしてもおいしいかと思います。最初からプロテインにイチゴやココアなどの味がついているものもたくさんあります。ぜひ、「このプロテインは自分のカラダ（筋肉）の一部に変わっていっているのだ！」というイメージを持って飲んでみてください。

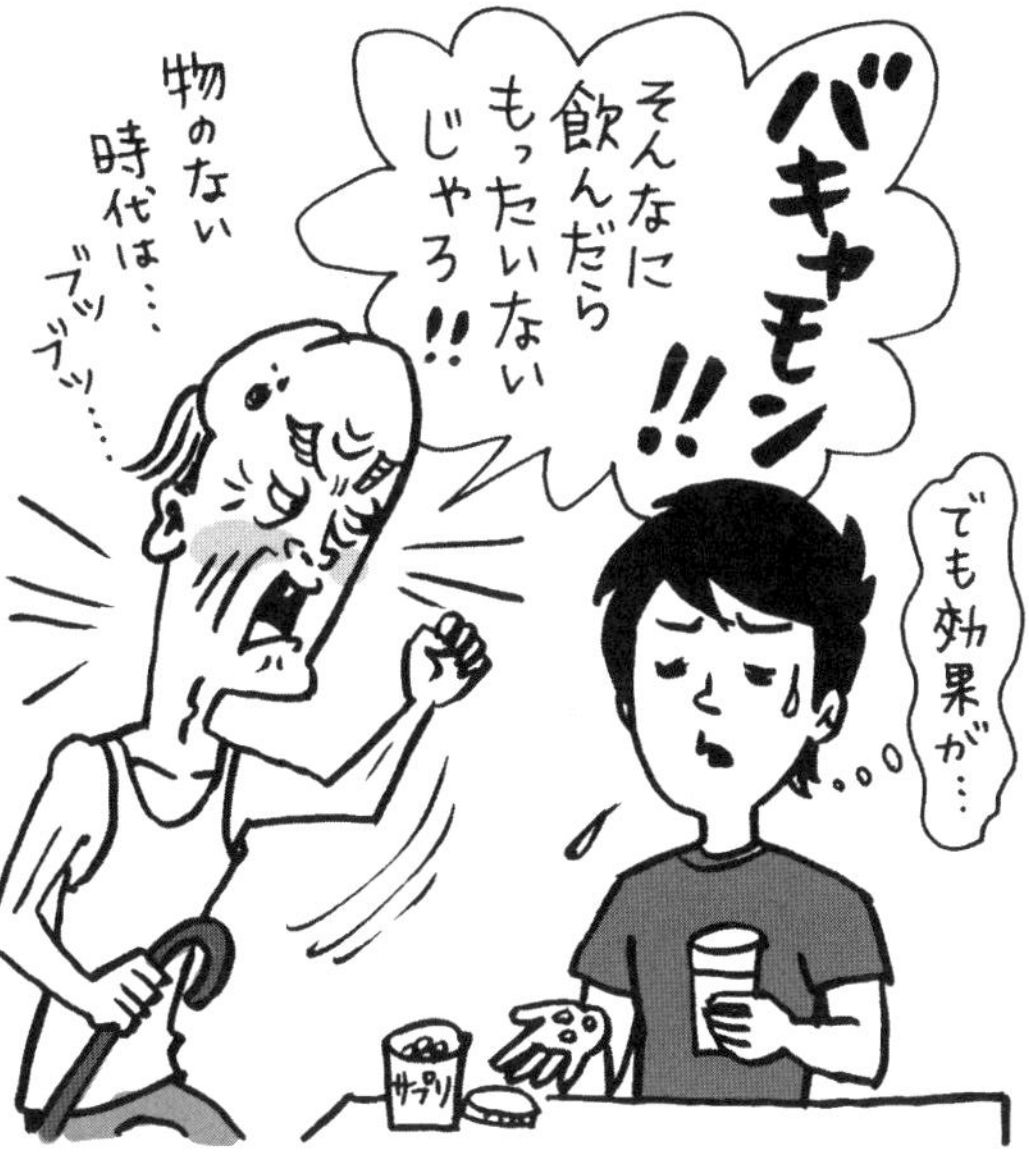
バキャモン!!
そんなに飲んだらもったいないじゃろ!!
物のない時代は…
ブツブツ…
でも効果が…
サプリ

Question 20

サプリメントを飲んでも、違いを体感したことがない。

サプリメントは食品ですので、薬のようにすぐに効果が現れるということはありません。ただし、ある一定の期間を設定し、その目的を明確にすることで、カラダづくり（肉体改造）やスポーツパフォーマンスの向上などに役立っていきます。

例えば、筋肉をつけるという目的の場合、ウエイトトレーニング、食事、睡眠という三つの要素が基本となりますが、食事で十分なタンパク質が摂れていない場合、残念ながら筋肉の超回復（トレーニングで損傷した筋線維が、回復に伴って元の状態よりも増強されること）がスムーズに進まなくなります。この場合、プロテインを飲むことで必要な栄養素（タンパク質）のみが的確に摂取できるため、食事の要素が充実するわけです。

トレーニングの内容や年齢、経験にもよりますが、だいたい3ヶ月程度は続けないと筋肉がついてきたという実感はないと思います。つまり、プロテインはトレーニングとセットで、3ヶ月ほどしないと効果が分かりにくいということになります。アミノ酸の場合はもう少し早く体感できるかもしれません。それは筋肉がプロテインの場合よりも早くついてくるという意味ではなく、疲労回復やトレーニング中の集中力といった面での体感レベルの話です。

疲れ切った状態のときは、就寝前や起床時などの空腹時に総合アミノ酸（必須アミノ酸）を飲むと、疲労が軽減される実感が得られやすいでしょう。また、Q35、36でも述べますが、トレーニング前後にBCAA（分《ぶん》岐《き》鎖《さ》アミノ酸）を飲むと、トレーニング中の集中力の維持も体感しやすいかと思います（長時間のハードトレーニングの場合）。

中でもクレアチンというアミノ酸（の一種）は、ローディングという作業を行うことで体内のクレアチンの量をアップさせ、その結果として瞬発力が明らかに向上していくのが実感できます。この場合、個人差もありますが、約1週間程度で瞬発力が向上するという効果が現れ始めます。クレアチンローディングについては、Q38、85で詳しく説明しています。

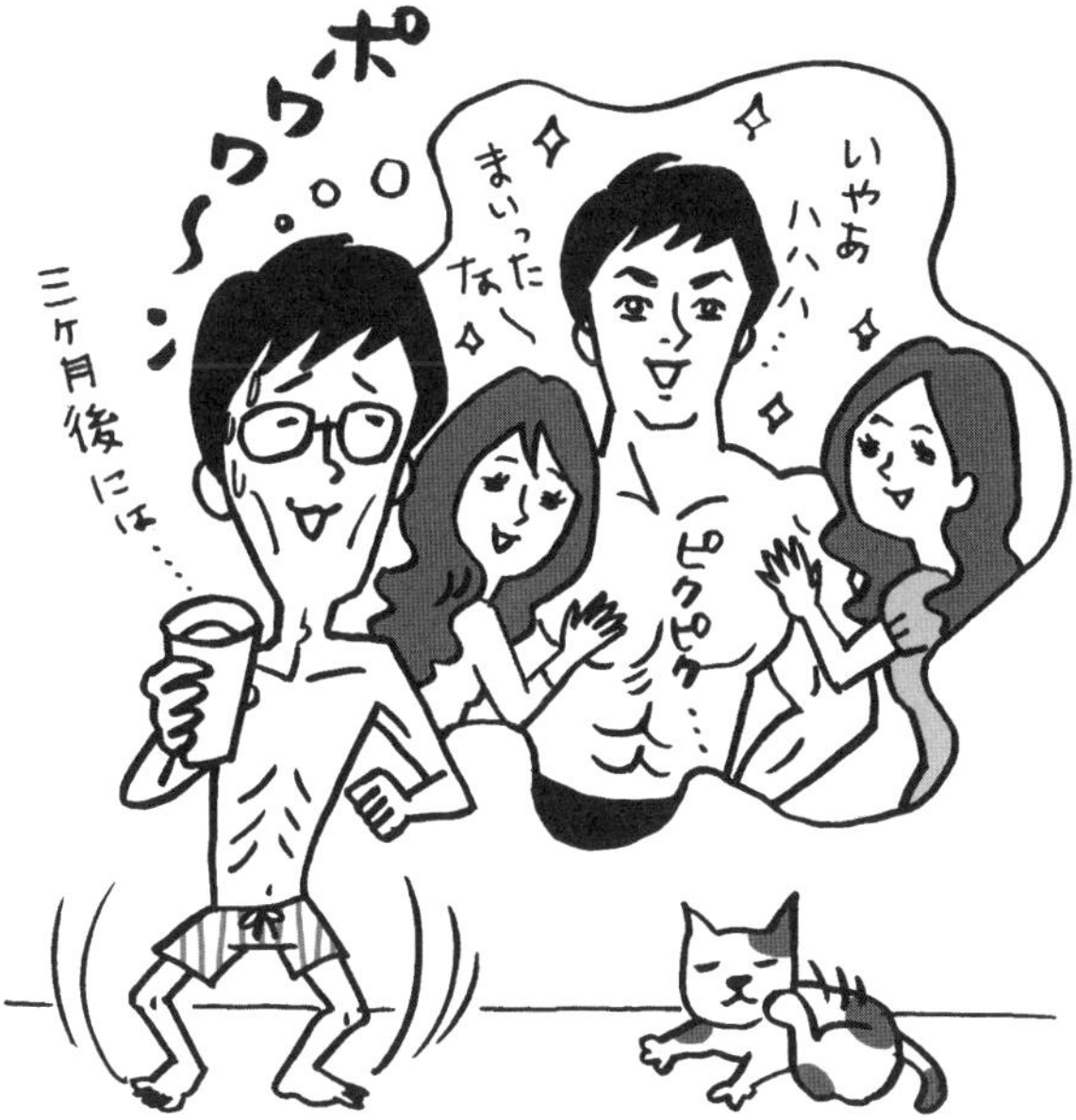
ポワワ〜ン
いやあハハハ…
まいったな〜
ピクピク…
三ケ月後には……

Question 21

薬には副作用があるけれど、サプリメントにも副作用はあるの？

日本で売られているサプリメントはすべて食品というくくりですから、とりあえず副作用について心配する必要はありません。

ただし、食品だからといって過剰な摂取は肝臓や腎臓に負担がきますし、無制限に摂っていいというわけではありません。極端な例かもしれませんが、醤油を毎日摂り過ぎれば血圧が心配になりますし、砂糖だって血糖値が心配になるのと同じです。

食事の場合は、例えば、肉にしてもある程度食べるとお腹がいっぱいになってそれ以上食べられなくなる、という現象が出てきます。一方、プロテインの場合は、水に溶かして飲むだけなので、簡単にステーキ何枚分ものタンパク質が摂れてしまいます。そういった点においては、食事よりも摂取量やタイミングに気をつかう必要があるのは事実です。

では、いろいろな種類があるサプリメントの摂取量はどうやって決めればいいのでしょうか。基本的にはパッケージなどに記載されている目安の量を最初の基準にします。そこへトレーニングの有無、運動強度、体重、筋肉の量、性別、年齢、食事の内容など、さまざまな要因を考慮して、それぞれの適切な摂取量を探していくということになります。ここが薬と食品の大きな違いの一つなのです。

　私がアスリートに対して、サプリメントの摂取も含めたコンディショニングの指導をするときは、まずその選手のライフスタイルを把握します。食生活、トレーニングの内容、睡眠時間、技術練習の内容などです。その中で、足りない栄養素はサプリメントで補うという基本的な部分から、サプリメントの力を借りて疲労回復を促進させたり、さらには競技パフォーマンスの向上を目指したりしています。

　自分に合った摂取量を探すことを楽しみながら、試行錯誤してみてください。

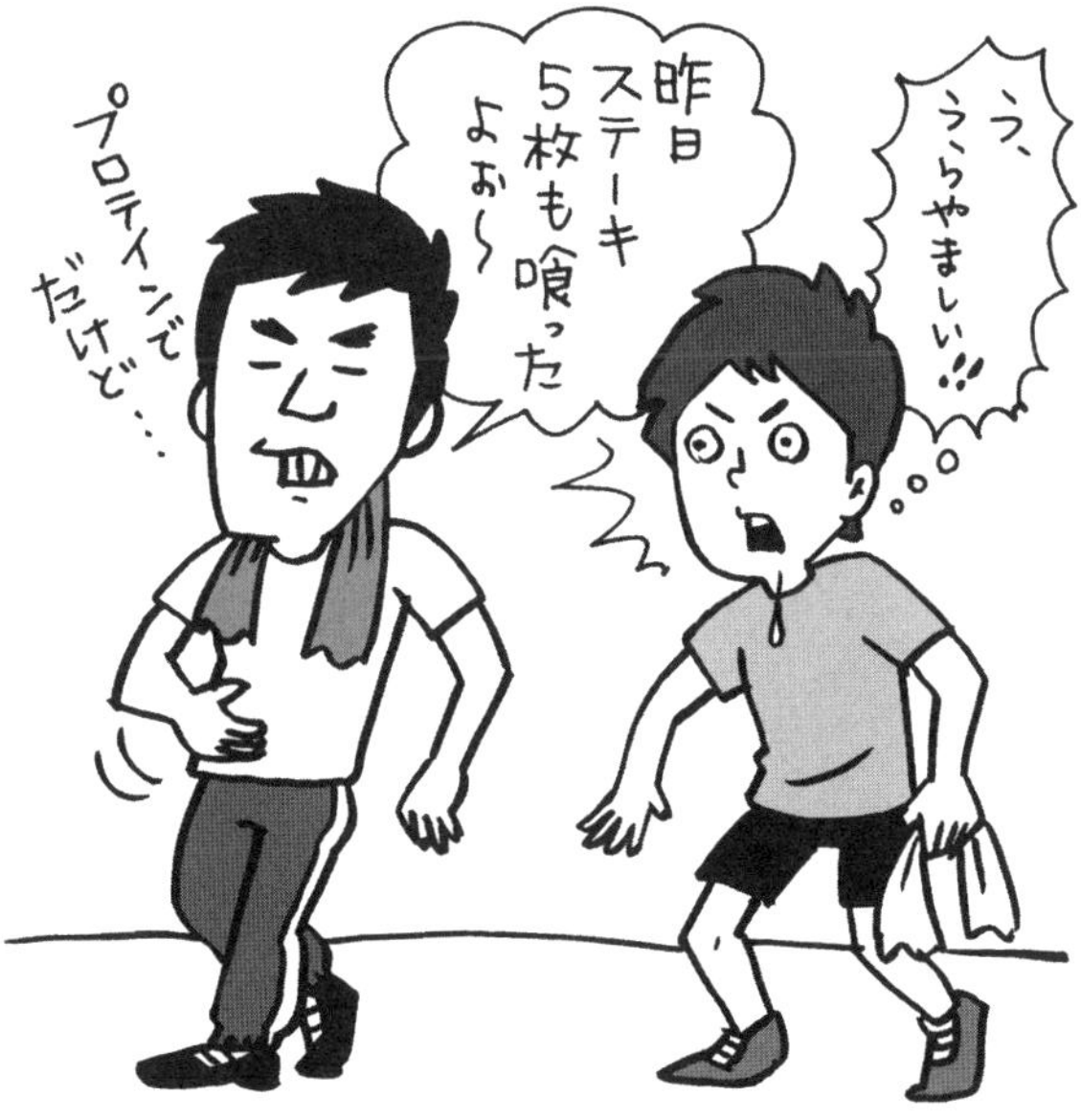
う、うらやましい!!
昨日ステーキ5枚も喰ったよぉ〜
プロテインでだけど・・・

Question

22

アレルギー体質なのだけれど、サプリメントを飲んでも大丈夫?

サプリメントは食品ですから、使用している素材によっては通常の食事同様、アレルギー反応を起こすものもあります。大豆や乳のようにアレルギーの原因となる主な原料については、パッケージ裏面に表示するようになっていますので、まずは購入時に確認をしてください。

ただしアレルギーの原因物質は多岐にわたり、すべてが表示されているというわけではありません。私の知り合いのアスリートには、バナナを食べるとアレルギーが出るという選手もいます(バナナはスポーツ選手にとって便利なエネルギー食でもあるので、通常はよく勧めています)。

また、普段はアレルギーの症状が出なくても、体調が優れなかったり疲労が蓄積していたりすると反応してしまうケースもあります。

あるいは、サプリメントが原因と決めつけているものの、実際はその日に食べた弁当であったり、夕食の食材であったりすることもよくあるケースです。ちなみにアミノ酸は最小単位の状態なので、理屈の上ではアレルギー反応は起きません。以前、クレアチンを飲んでアレルギーが出たという人を訪ねたところ、よくよく調べてみると、クレアチンと一緒に大豆が原料のプロテインを購入して飲み始めていたことが判明しました。

　もしもアレルギーが起きた場合は、まずは考えられる可能性のあるものをいったんすべて中止して、そこから一つひとつ確認していくというやり方がいいでしょう。単にサプリメントだけと決めつけず、その日の食事の内容や体調なども整理して考えてみる必要があるからです。

　そしてスポーツ選手の場合は、試合などが近づくと気持ちが高揚して、実際にカラダが疲れていてもそのことに気がつきにくいということもよくあります。こうしたときに症状が出るケースもあるので注意しましょう。

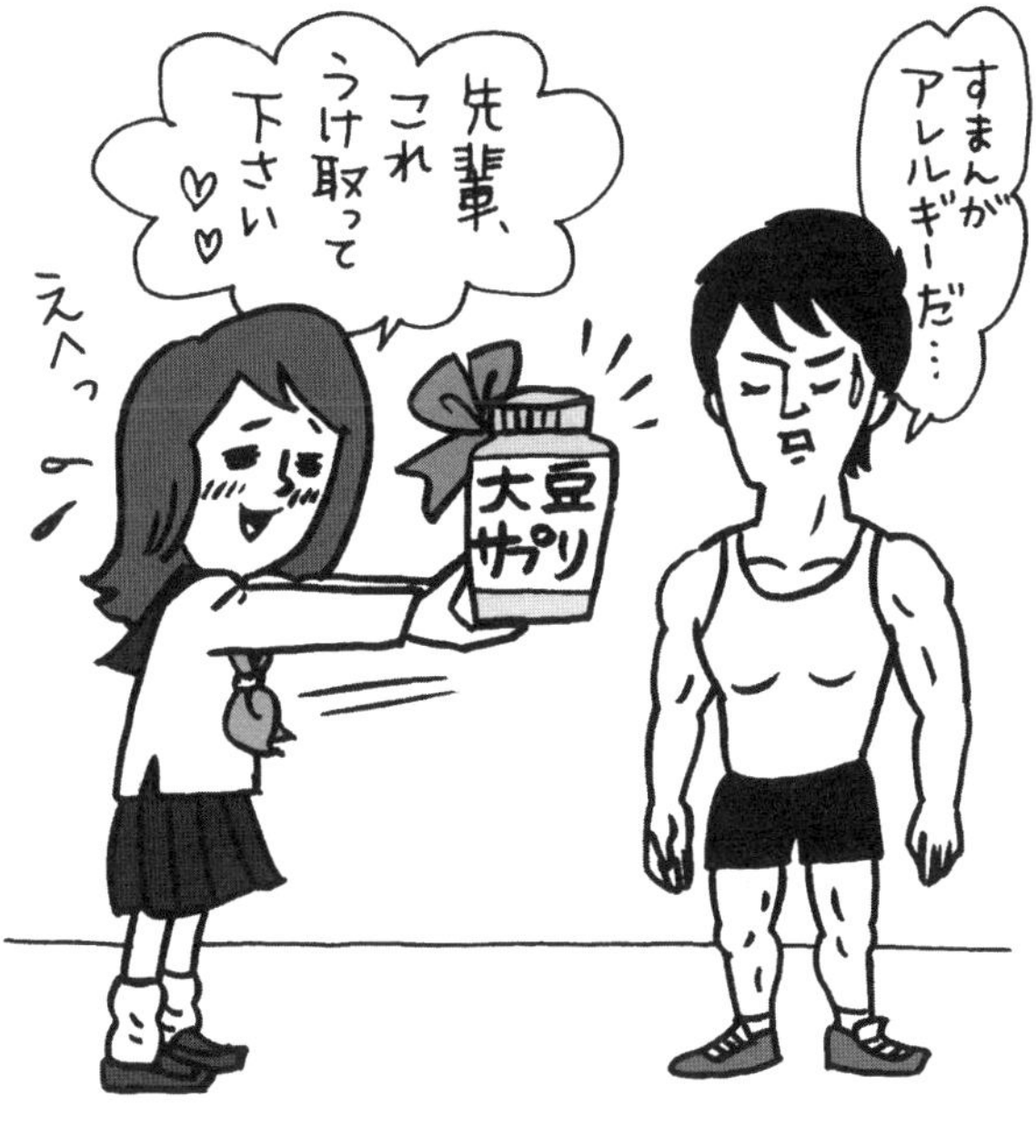
すまんが
アレルギーだ…
先輩、
これ
うけ取って
下さい
えへっ
大豆
サプリ

Question
23

サプリメントは化学合成品が多いと聞くけれど、安全なの？

答えはＹＥＳ。安全です。例えばプロテインなどの場合、その主な原料は乳であったり、大豆であったりと、天然の素材が使われています。しかし、実はそこに配合されているビタミンに化学合成品が多いのです。また、ビタミンに限らずカルニチンやクレアチンといったアミノ酸も、化学合成品であることが多いようです。

化学合成品の場合、起源物質は石油です。石油は天然に存在するものですが、生物の死骸《しがい》などが温度と圧力によって変化した鉱物油に分類され、分類上は天然物ではありません。

生産過程のイメージが湧きにくいかもしれませんが、例えばクレアチンを製造するときも、工場で石油を買ってきてつくっているわけではありません。「石油から化学合成された物質を起源にしている」というわけです。では何故、化学合成に石油を用いるのかということですが、石油は炭素と水素のみでできているため化学合成しやすいからです。例えばメタンはCH_4、エタンはC_2H_6、プロパンはC_3H_8といった具合に、炭素（Ｃ）が1個のものから40個のものまで種類が豊富です。そのため、いろいろな化学合成に適していて、さらには純品への精製が容易であるからなのです。

一方、天然の植物抽出物の場合、どうしても第一段階では不純物が混ざります。その不純物がアルカロイドなどの天然由来の毒素であったり、農薬由来の毒素であったりする可能性もありますから、その後の精製には費用がかかり値段が高価になってしまいます。

もちろん化学合成品の場合も合成の過程で不純物が発生する可能性はあり、その不純物を把握し取り除く技術が必要となりますが、発生する不純物が予想しやすく分離の手段も比較的容易なのです。つまり、純品に精製しやすく不純物が混ざらないという点において、安全性が高いといえるでしょう。

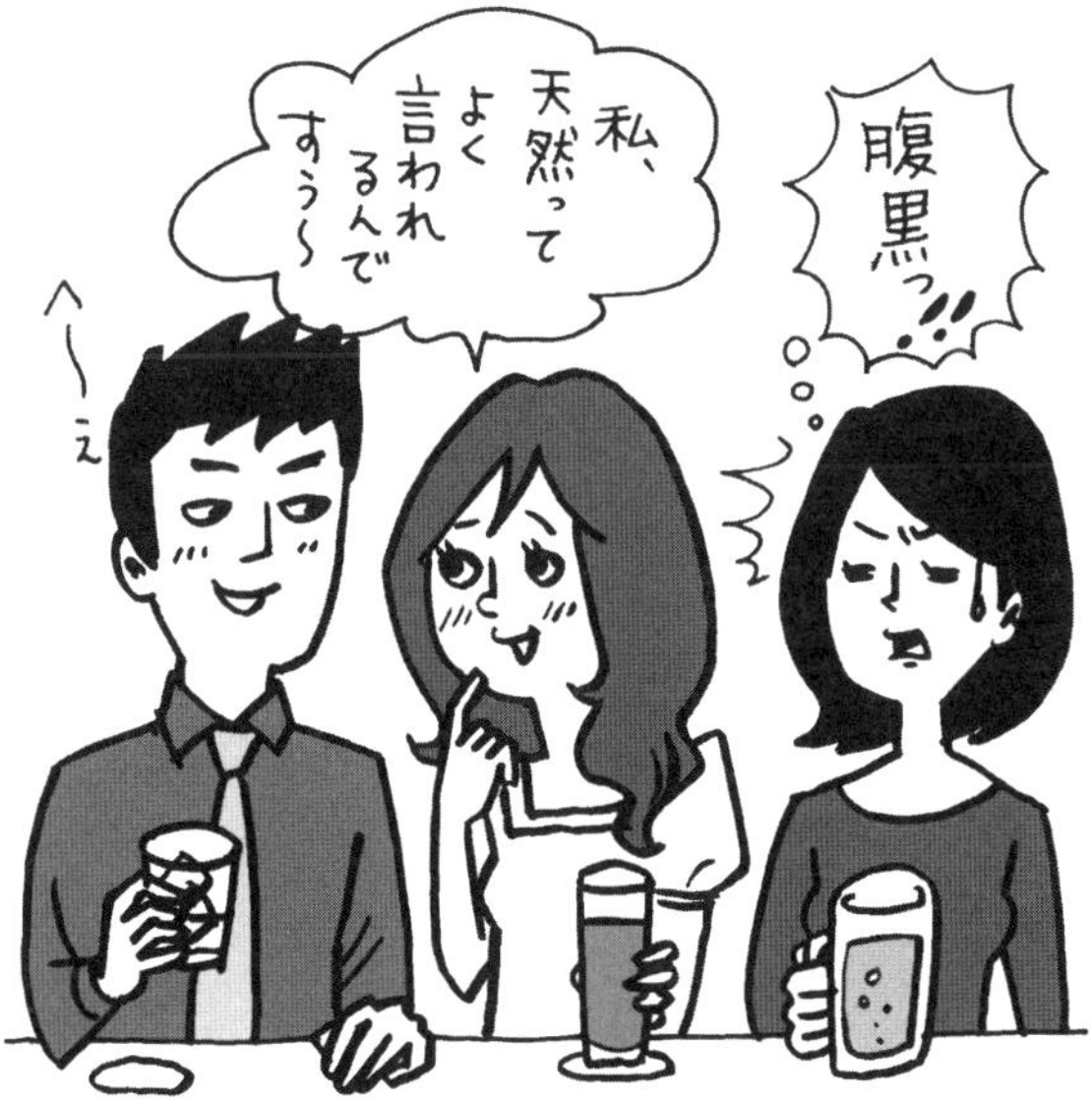
腹黒っ!!
私、天然ってよく言われるんですぅ〜
へ〜え

Question 24

サプリメントにも賞味期限はあるの？

サプリメントは食品なので、お菓子や一般の加工食品と同様に賞味期限を設定しています。設定の根拠は各社がそれぞれ基準を設けていますが、基本的には保存テストを実施して、そこから設定することが多いといえます。私が商品を設計する場合も同様で、原料の品質保証期間と製品にした際の保存テストの結果をもって設定しています。

よく、「賞味期限を1ヶ月過ぎているのだけれどもサプリメントとしての効果はなくなってしまったのか？」という質問を受けます。メーカーが設定しているのは賞味期限ということで「味」の期限です。つまり、あくまでも風味や香りなどが基準となっているのであって、その中で使っている素材（例えばアミノ酸）自体の品質保証期間はそれよりも長いため、風味が損なわれていることを気にしないのであれば、大概の場合は問題ないと思います。

ただし、賞味期限設定の前提条件は高温多湿を避けるなど、ある程度整った保管状態なので、直射日光が当たる場所や極端に多湿な場所での保管の場合は、賞味期限内であっても注意が必要となります。

私は、クレアチンの製品にはスプーンをあえて封入しませんでした。その理由は、クレアチンはお湯に溶かすことが多いからです。使用シーンを考えた場合、クレアチンをすくったスプーンを攪拌《かくはん》にも使うことが想定されます。ここまでは問題ありませんが、濡れたスプーンをそのままクレアチンが入っているボトルに戻すと、中のクレアチンが吸湿する危険があるため、あえてスプーンを入れることは止めた、というわけです。

　極端に神経質になる必要はありませんが、保管は適切な場所できちんと行うことを心がけ、賞味期限はあるという程度の認識はしておいたほうがいいと思います。

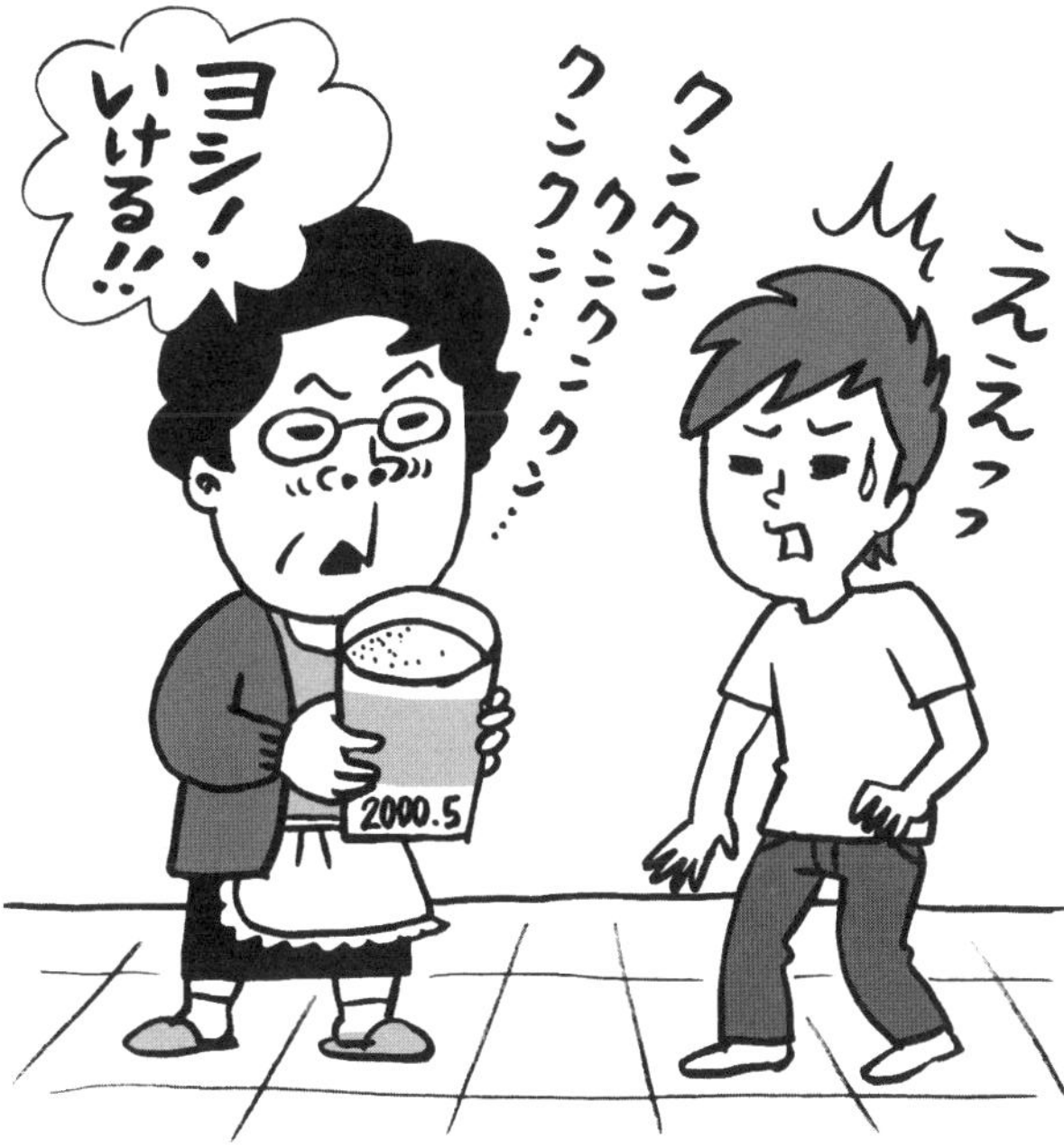

Question

25

「アミノ2000」や「3000」など、パッケージに記載された数字は何を意味しているの？

パッケージの表面は基本的にはその製品のデザインの一つですので、製品名であったり記号であったりと意味はさまざまです。

この場合はおそらく、推奨している摂取量にアミノ酸が2000㎎とか3000㎎含まれているという意味でしょう。しかし本当にその内容を詳しく知りたい場合は、パッケージ裏面の説明文や栄養表示の欄を見ることをお勧めします。

私も製品を開発する際にいつも頭を悩ませるのはネーミングです。お客様に分かりやすく、格好よくて、内容が伝わりやすく、しかもインパクトがあって…と、言い出したらキリがありません。造語をつくって製品名にすることもありますが、優れた造語でないと逆に中身が伝わりにくいというデメリットも生じてきます。

その点、裏面は確実にその製品の中身を表しています。使用している原料、内容量、生産国、アレルギー表示、飲み方の例など、情報が満載です。各社レイアウトなどの違いはあるものの、表面のデザインほどの違いはなく、比較もしやすいかと思います。どうしてこのサプリメントの値段が高いのかとか、逆に量が多いのに安いのは何故かとか、新たな発見があるでしょう。

「アミノ酸と思って使っていたけれど、実はタンパク質を分解した状態のペプチドであった」とか、「プロテインだと思っていたら半分はデキストリンというエネルギー源が配合されていた」などというケースも裏面を見れば分かってきます。

サプリメントをイメージで購入するのも一つの方法ですが、たまには店頭で各社の内容比較をしてみると、サプリメントの知識を増やすという側面もあってメリットが大きいかと思います。

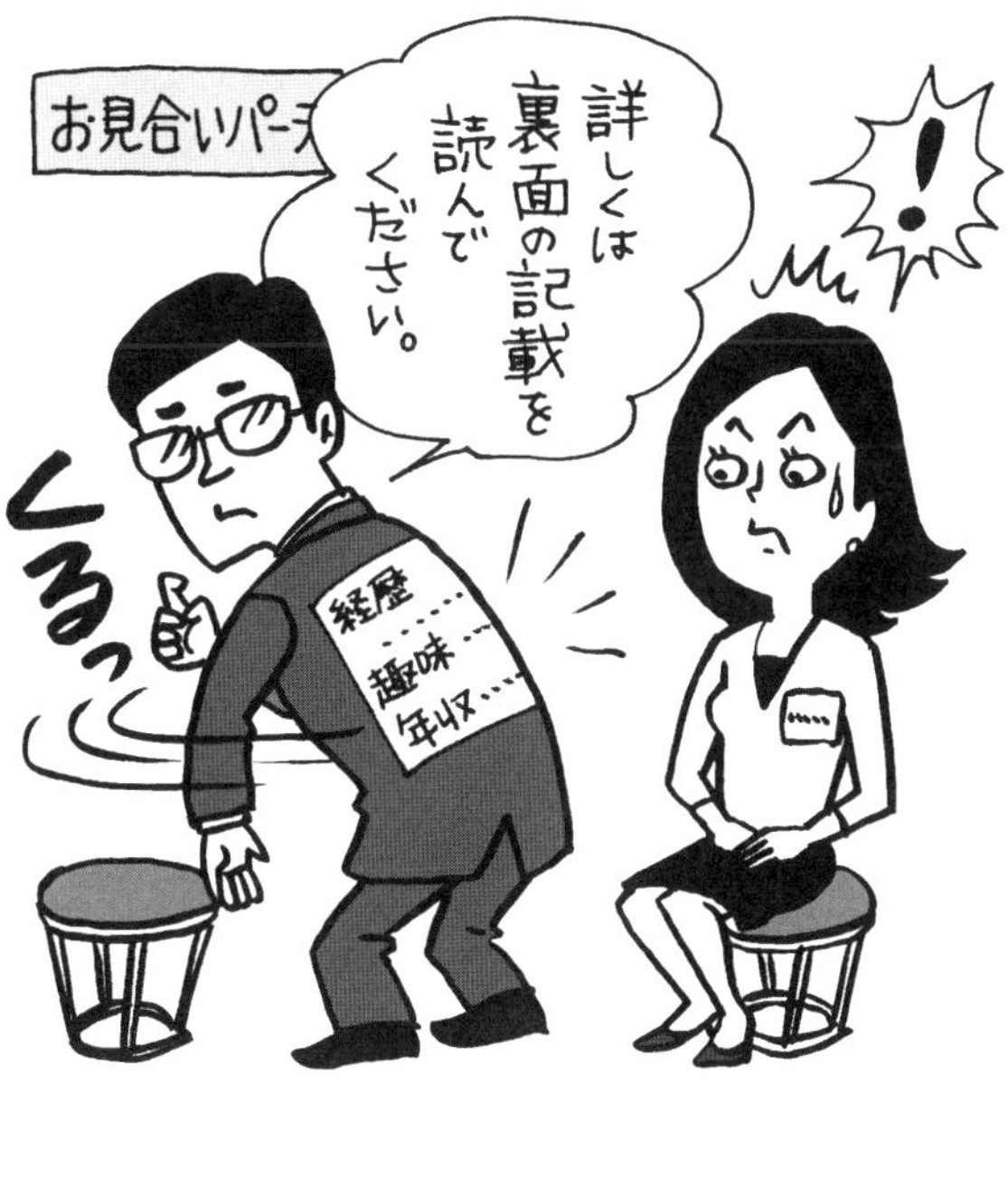
お見合いパーテ
詳しくは裏面の記載を読んでください。
!
経歴
趣味
年収
くるっ

Question

26

子供にサプリメントやプロテインを飲ませてもいいの？

サプリメントは食品なので、薬のように〝大人は何錠、子供は何錠〟といったような規定がありません。また、〝子供が飲んではいけない〟という規定もありません。

では、子供が飲んでいいのか、いけないのか。あるいは飲むのであれば、どうやって飲めばいいのでしょうか、といった質問をいただくことがよくあります。

プロテインを例にとって考えた場合、プロテインはタンパク質を精製して取り出したものですから、子供が飲むのは一向に構いません。しかし当然、大人と違って筋肉量も少なく、また内臓も成長過程にあるわけですから、摂取量に関して調整をする必要があるでしょう。年齢や体格にもよりますが、一般的にはパッケージに記載されている量の2分の1～3分の1くらいの量を目安とするといいかと思います。

アミノ酸も同様ですが、特に小学生がアミノ酸を単独で摂取するシーンは考えにくく、スポーツドリンクに含まれている程度の摂取でいいでしょう。ハーブ系やカフェインなどについては最低でもカラダの成長が完成する18歳あたりまでは必要ないかと思います。

店頭ではジュニア用プロテインとか子供用○○という製品もありますが、特別な素材を使っているわけではなく、より飲みやすい味つけにしたり、プロテインの素材に大豆を使ったり、プロテイン以外にエネルギー源となるデキストリンなどの糖質を配合したり、ビタミンやミネラルの配合量を大人向けのものよりも少なめにしたりといった具合です。

一番大切なのは、プロテインを飲んでいるから食事は少なくてもいいと考えたり、朝ご飯をプロテインだけにしたりといった、食事を軽視する状態にはしないということです。さまざまな競技のジュニアのトップクラスの子供たちを指導することもありますが、この当たり前のことが実際はなかなかできていないケースが多いので、逆に要注意かもしれません。

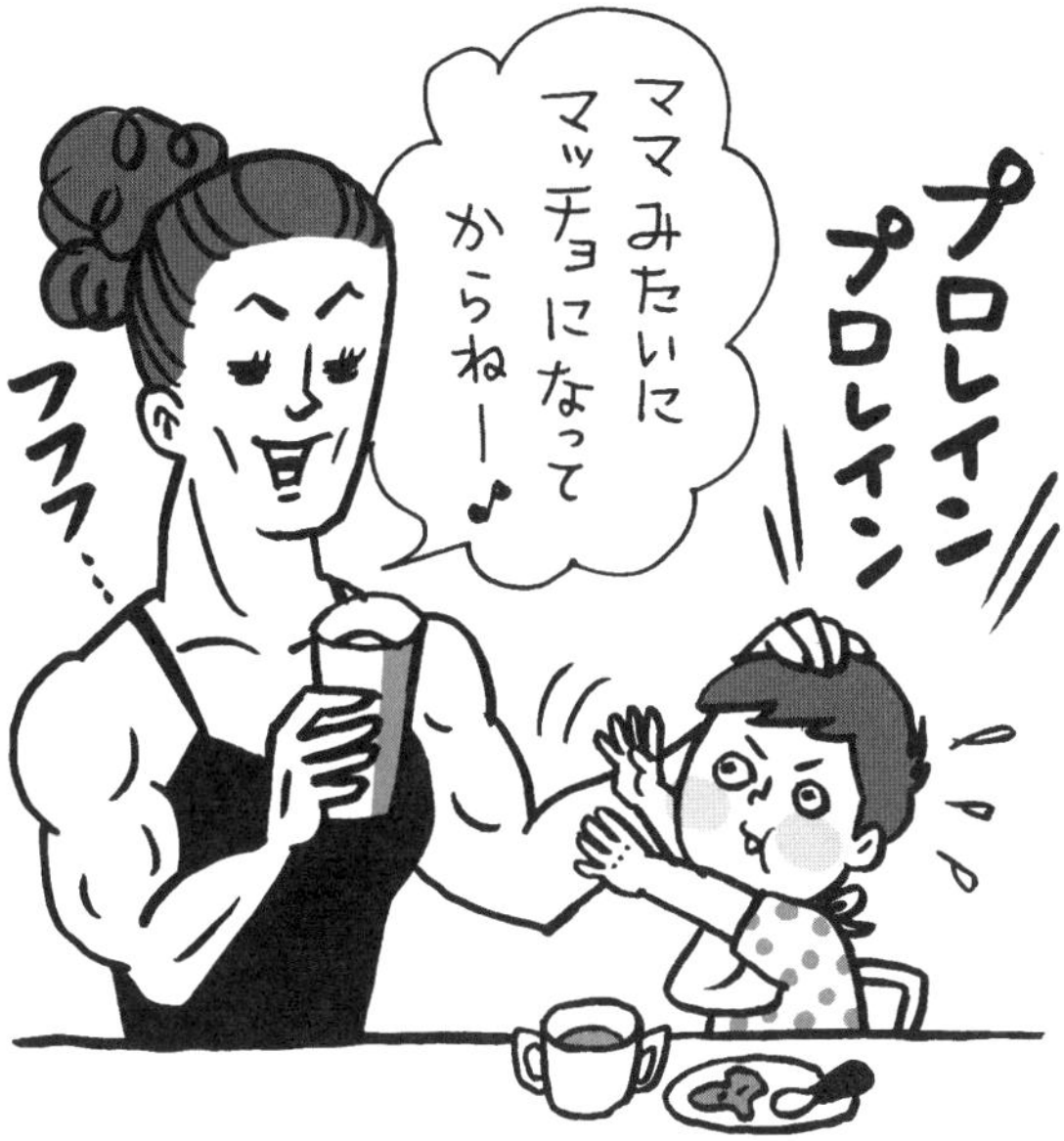
ママみたいにマッチョになってからねー♪
プロレイン
プロレイン
フフフ…

Question 27

植物性サプリメントと動物性サプリメントは、一体何が違うの？

この場合のサプリメントとはプロテインを指すものだと思われます。要は大豆のタンパク質を使ったプロテインと、乳のタンパク質を使ったプロテインとの違いということでしょう。

イメージからすると植物性は健康によく、動物性はコレステロールなど健康にあまり好ましくないという印象を持つかもしれませんが、実はこの点は誤解が多いのです。まず、動物性とはいってもタンパク質を精製していますから、コレステロールなどの脂質は含まれていません。むしろタンパク質が分解されてアミノ酸となった際のアミノ酸の組成は動物性のもののほうが優れています。つまり、〝筋肉の材料としては動物性タンパク質の方が向いている〟ということです。

そうなると〝大豆のプロテインは劣るのか？〟という印象を逆に持たれるかもしれませんが、これもまたそうではありません。確かにアミノ酸組成としては動物性のホエイプロテインなどのほうが優れていますが、大豆には大豆特有の効能があり、例えばコレステロール値を下げるとか、脂肪燃焼効果があるとか、腹持ちがいいとか、筋肉の材料以外の点ではむしろ優れているところが多々あります。

つまり両者はどちらが上とか下とかいった関係ではなく、その目的に応じて選び、使い分けることが理想でしょう。筋肉の材料としてはホエイプロテイン、ダイエット目的では大豆プロテインといった具合です。

最近ではその両者のメリットを生かすべく、ホエイと大豆をブレンドしたプロテインも発売されています。

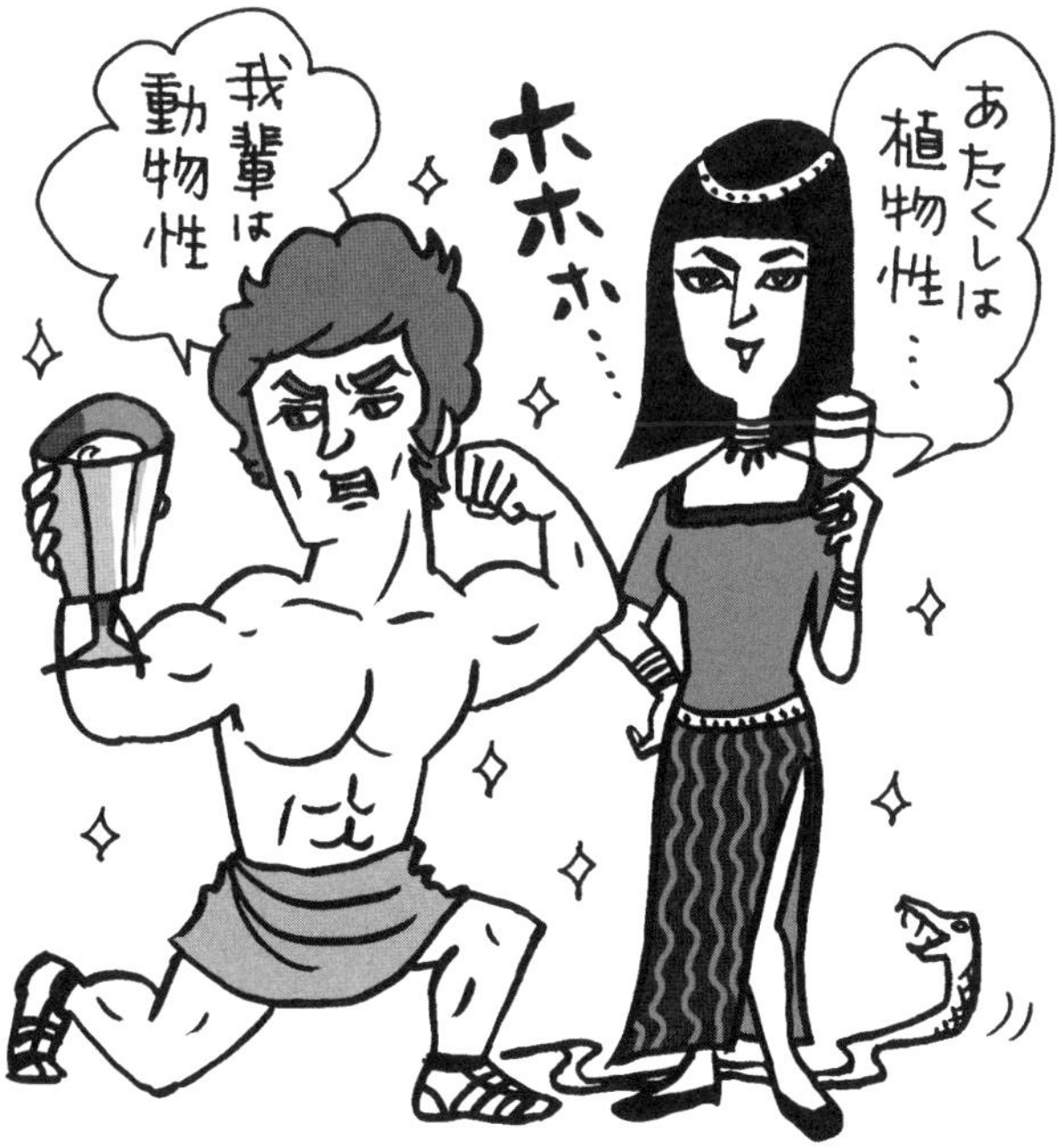

Question 28

海外で購入したサプリメントは信頼しても大丈夫?

これればかりはそのサプリメントの現物を見てみないと分かりません。場合によっては見ただけでは分からず、成分分析をする必要があるかもしれません。

国産が無条件に優れているとは思いませんが、海外のサプリメントは製造メーカーの規模や信頼性も含めて、私たちへの情報が少ないという点で不安があります。もちろん、海外のサプリメントでも優れているものはたくさんありますし、サプリメントは明らかにアメリカが先を行っていますから、日本よりも情報が多く、新しい魅力的な製品が多いのも事実です。

アメリカでは日本での厚生労働省に相当するFDA(食品医薬品局)が規制をかけていますが、日本とアメリカでは若干規制の内容も異なることから、アメリカでは認められていても日本ではまだ食品として扱えないという素材もあります。私がサプリメントの事業を立ち上げたばかりの頃、アメリカのサプリメント工場の視察に行ったことがあります。その当時、すでにCoQ10(コエンザイムQ10)はサプリメントとして当たり前のように販売されていましたが、日本ではまだ販売が認められていなかったため、ほとんどの人がその存在を知りませんでした。

またアメリカに限ったことではありませんが、中には悪質な業者がいて、実際にはパッケージに記載されていない素材を使用している製品が意外に多いという話も耳にします。この場合、スポーツ選手の場合はドーピングの問題が浮上してきます。効果を体感させる目的で意図的に表示にない素材を配合していた場合、購入した者には防御策がありません。ここまでくればもう犯罪の域に入ってしまいますが、自分を守るためにはやはり製造元がある程度しっかりとしているサプリメントを使用することをお勧めします。

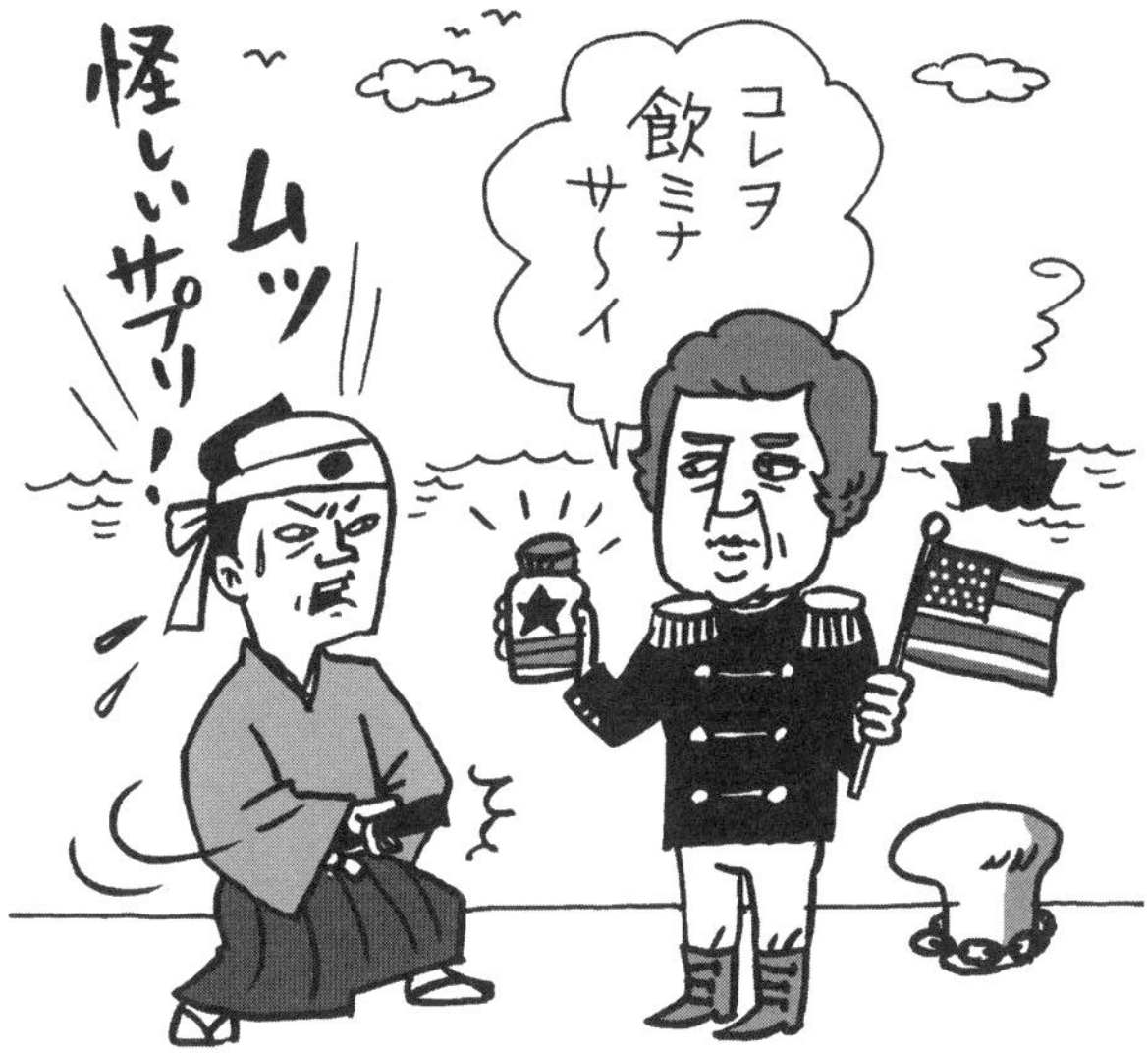

Question 29

「アンチエイジング」効果のあるサプリメントは？

若返りや不老は人類の永遠のテーマかもしれません。すべての人に確実にいえることは、人は確実に年をとり、やがては死ぬということです。例外はありませんが、老化を遅らせることは可能かもしれません。キーワードは「抗酸化＝活性酸素除去」です。

人間は酸素がないと生きていけません。何故なら酸素がエネルギーの代謝に必要だからです。呼吸をすることにより酸素は体内に吸収され、赤血球を介して体内細胞にくまなく運搬されます。この酸素を用いて細胞内で糖分や脂肪を燃やし、エネルギーが発生します。ここで使用された酸素の約２％が活性酸素になるといわれています。

この活性酸素はカラダにいい側面と悪い側面があります。いい側面としては、生体内の細菌に対して殺菌や消毒といった働きをします。悪い側面としては、この活性酸素が多くなると接触するものすべてを酸化させていき、正常な細胞さえも傷つけてしまいます。特に細胞の膜に当たる部分は不飽和脂肪酸に覆われていますが、この膜を酸化させてしまいます。これが老化や生活習慣病を引き起こす元凶であるといわれています。

では、どうして体内で活性酸素は増えるのでしょうか？　それは生活環境（大気汚染、紫外線、喫煙、飲酒）や身体的環境（加齢、運動）によります。そして加齢により活性酸素が増えるというのは、人間が体内でつくることのできる活性酸素消去酵素（S.O.D）が20歳くらいをピークに減ってしまうことが原因だといわれています。子供の頃は日光に当たってもシミができなかったのが、加齢と共にシミができるのはこのためです。

また激しい運動をするとエネルギーを消費しますので、活性酸素の発生が多くなってしまいます。この「活性酸素を除去できるサプリメント」が、すなわち「アンチエイジング効果のあるサプリメント」といえるでしょう。

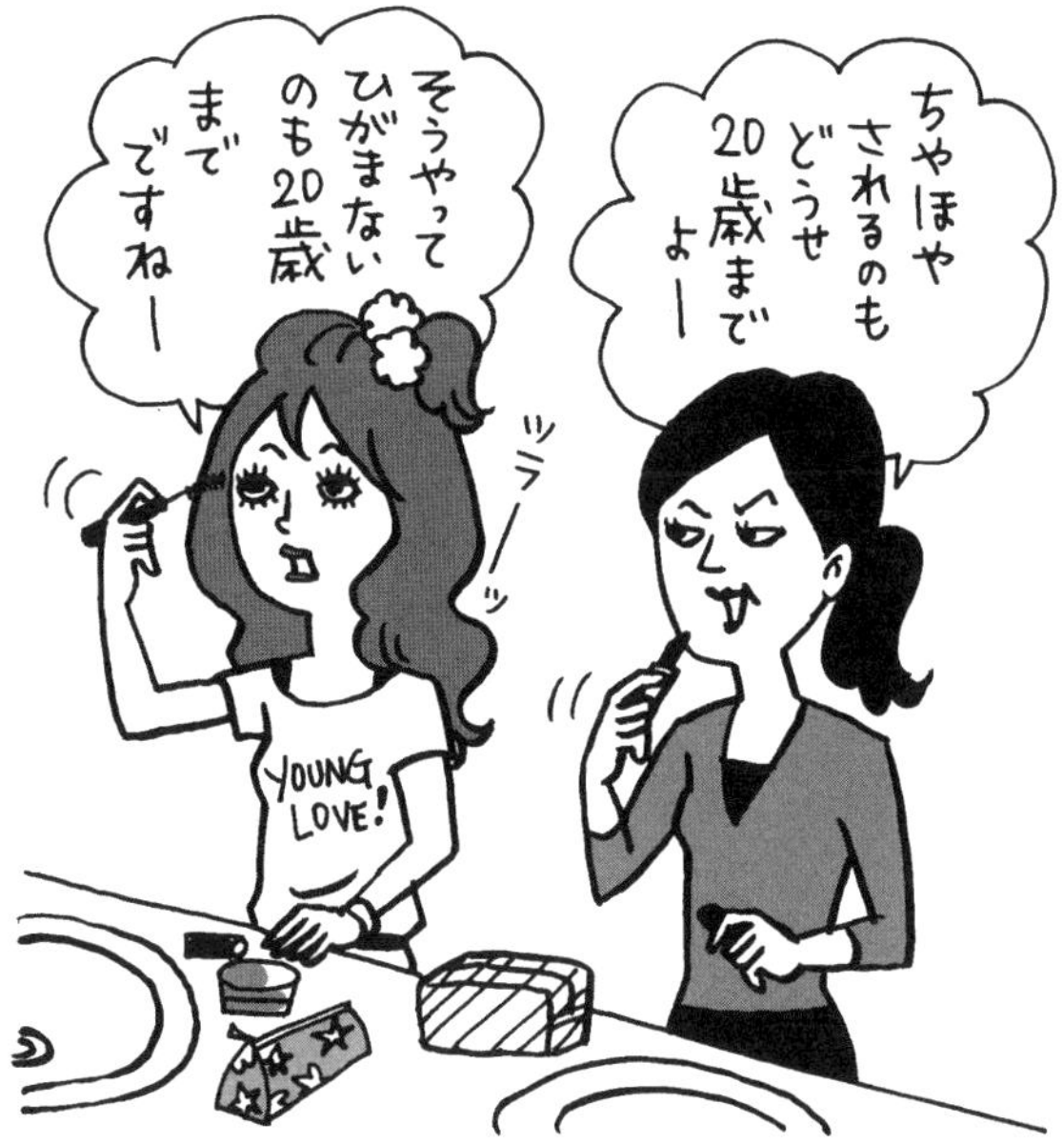
ちやほやされるのもどうせ20歳までよー
そうやってひがまないのも20歳までですねー
ツラーッ
YOUNG LOVE!

Question 30

老化防止のための抗酸化物質って？

Q 29で活性酸素とアンチエイジングの関係について述べましたが、では実際にどうすればこの活性酸素を除去できるのでしょうか。それは、体内が酸化される前に、より酸化されやすい物質を体内に補ってやればいいのです。この酸化されやすい物質は抗酸化物質と呼ばれる、ビタミンC、β－カロチン、ビタミンE、ポリフェノールなどです。

これらの抗酸化物質は非常に酸化されやすく、自らが酸化されることによって活性酸素に電子を与え、無毒化してくれるのです。

そして、それぞれの抗酸化物質は、活性酸素を除去できるタイミングと場所が異なります。水溶性のビタミンであるビタミンCは細胞と細胞の間の水溶性部分で働くため、活性酸素との接触タイミングが早く、一番先に活性酸素を除去できる物質です。脂溶性のビタミンであるβ－カロチンやビタミンEは、細胞内の脂溶性部分で活性酸素を除去します。またこのビタミンCとビタミンEは相互に電子のやりとりを行うことで活性酸素を除去できる期間が伸びるため、併用することで相乗効果が得られます。

ポリフェノールは水と油の両方に馴染みやすい性質をもち、細胞の内外で活性酸素を除去します。ポリフェノールは４０００種以上も種類があり、水溶性部分が多いものほど体内に吸収される時間が早いため、すぐに活性酸素を除去でき、逆に脂溶性部分が多いものほど体内への吸収時間がかかるため、タイムラグをもって活性酸素を除去できます。

つまり数種類のポリフェノールを摂ったほうが、活性酸素を除去できる時間が延びるというわけです。

このように単一の抗酸化物質だけでなく、いろいろな抗酸化物質が入ったサプリメントを摂取することが、活性酸素を効果的に除去できる一つの方法であるといえます。

ちなみに摂取のタイミングは、運動の前や直後が効果的であるといえるでしょう。

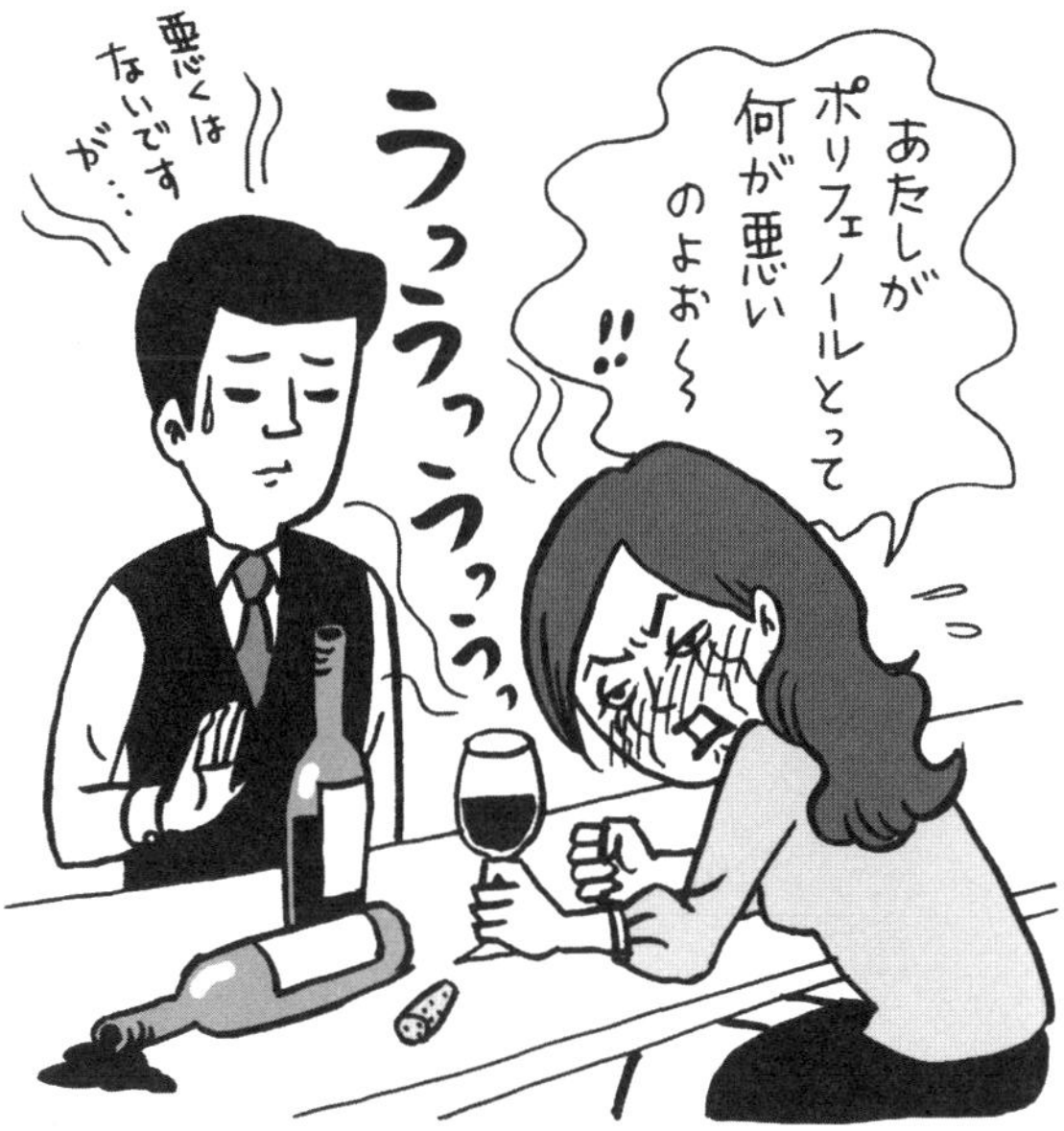
あたしがポリフェノールとって何が悪いのよぉ～!!
うっうっうっうっうっうっ
悪くはないですが…

どう摂る？
サプリメント
シーン別
活用術

今日のコンペはもらった！

ゴルフのコースに出る日に

効果的なサプリメントの摂り方

ゲームの朝には、なるべく消化のいい炭水化物を中心とした食事（うどん、パスタなど）を摂りましょう。

コースに着いたら、1時間ほどかけてラウンド前に500cc程度の水を飲みます（特に夏季は必須）。そしてスタート前にBCAAを4000mg程度摂取しましょう。ハーフが終わった時点で、昼食前に再度BCAAを4000mg程度摂取します。最後に、15ホールあたりを目処にもう一度BCAAの補充をしましょう。

水分はハイポトニック飲料を中心に、喉の渇きにかかわらず少しずつ口にするように。各ホールのたびに気分転換を兼ねて、ひと口ふた口を飲むといいですね。

BCAAについてはQ35、36で詳しく説明します。

中級編

より大きな効果をもたらす
サプリメント徹底活用術

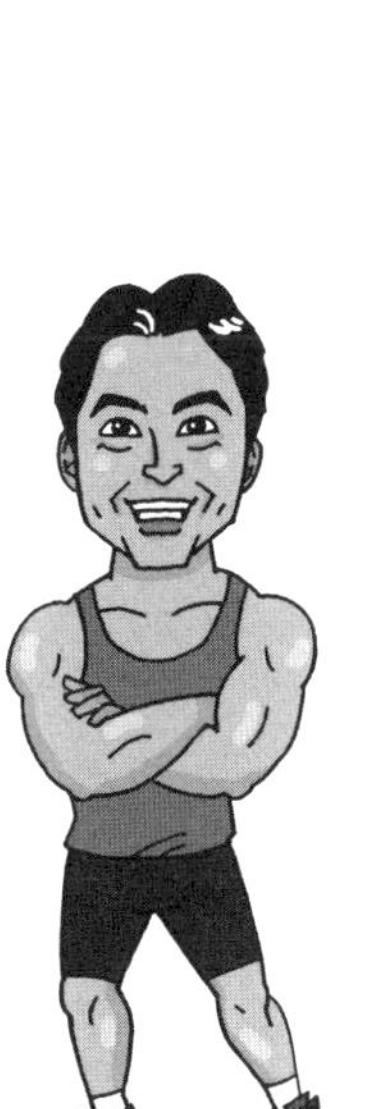

Question

31

サプリメントと他の食品との「食い合わせ」はあるの？

「食（い）合（わ）せ」という言葉を辞書で調べると「二種以上の食品を同時に食べることによって中毒を起こすこと」とあります。中毒という表現は少し大袈裟《おおげさ》ですが、効果を減らしてしまうようなサプリメントの素材の組み合わせはあるのでしょうか。

結論から言うと、一般のサプリメントとして販売されているものであれば、中毒を起こすとか、まったく効果を失ってしまうような素材の組み合わせはほとんどないと考えていいでしょう。ただし組み合わせとしてできれば避けたいものや、少し時間を空けて摂った方がいいものはいくつか挙げられます。

元来、ビタミンやミネラルは、単独で摂取するよりも総合的に摂るほうが効果を感じるものです。例えばビタミンBの場合では、B_1などを単独で摂るのではなく、B_2、B_6、B_{12}といった具合にB群全体で摂るほうが効果的です。その際、できれば組み合わせを避けたい素材は食物繊維です。食物繊維は第6の栄養素とも呼ばれ、便秘の解消など多くの効果が期待される素材です。しかし、栄養素の吸収を阻害し排出を促す素材でもあるだけに、ミネラル類と食物繊維を一緒に摂ることはあまりお勧めできません。また硫酸第一鉄を使った鉄分は、ビタミンEの吸収を阻害するという報告があります。その他の鉄源である、ピロリン酸第二鉄やヘム鉄などは問題ないようです。

意外なところでは、生卵の白身はビオチンの吸収を妨げるといわれています。ビオチンとは湿疹《しっしん》やニキビに効果があるとされているビタミンの一種（ビタミンH）で、主に腸内細菌により合成されるので、通常は不足することはあまりないと思われます。

他にはお茶に含まれるタンニンや、コーヒーのカフェインも、栄養素の吸収を阻害するといわれています。サプリメントをお茶やコーヒーで摂取することは避けたほうがよさそうです。また豆類に多く含まれるフィチン酸や、ほうれん草に豊富なシュウ酸もミネラル類の吸収を妨げるといわれています。ミネラル同士でいえば、亜鉛とカルシウム、リンとカルシウムも、あまり吸収の相性のよくない組み合わせといえそうです。しかし通常の食生活ではほぼ問題ないレベルでしょう。

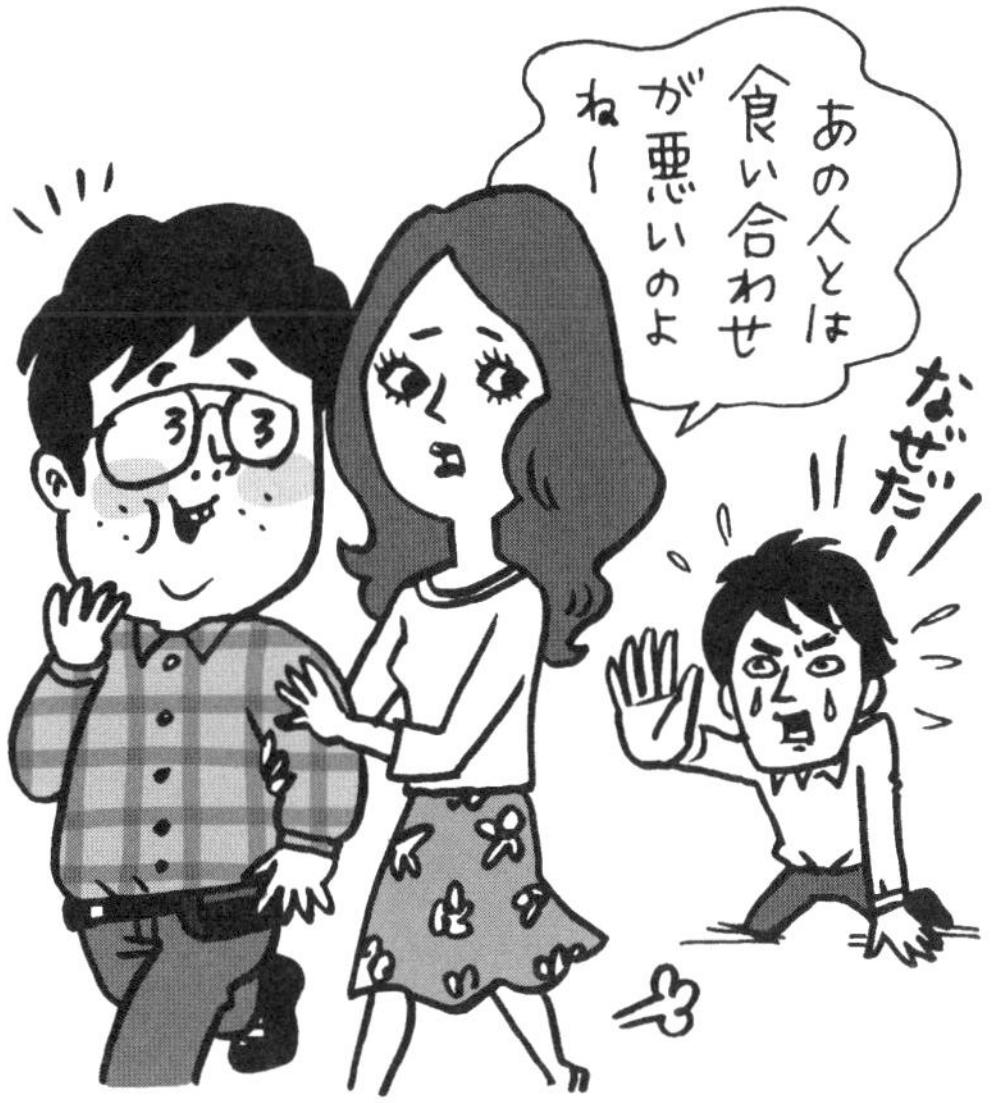
あの人とは食い合わせが悪いのよねー
なぜだ！

Question
32

プロテインとアミノ酸を一緒に飲むとき、注意することとは？

プロテインとアミノ酸の組み合わせでは、より効果を出すためにプロテイン、ペプチド、アミノ酸のそれぞれで、摂取するタイミングについて意識することが大切です。

まず、分子量の小さい順にアミノ酸＞ペプチド＞プロテインになります。すなわちこれは、吸収スピードの順番になるわけです。トレーニング直前やトレーニング中であれば、アミノ酸ということになりますし、トレーニングの直後にはアミノ酸もしくはペプチドがお勧めかと思います。

一方、食後や食間、トレーニングの2時間くらい前であればプロテインが理想的でしょう。トレーニング後などに、アミノ酸とプロテインを同時に飲んでも問題はありませんが、せっかくのアミノ酸の吸収性がプロテインによって邪魔されることになりますから、できればまずアミノ酸、そして若干の時間を空けてプロテインという順序で飲むほうがいいでしょう。

アミノ酸同士の食い合わせ（組み合わせ）の心配はありませんが、アミノ酸は個々に特徴や効果がありますから、すべてを同時に混ぜて飲んでしまうのではなく、どういった効果を期待しているのかを考えて摂るべきアミノ酸を選ぶことをお勧めします。

すべてのカラダの材料としてアミノ酸を摂るのであれば、9種類の必須アミノ酸すべてを同時に摂る必要がありますし、筋肉の回復を考えてアミノ酸を摂る場合には、バリン、ロイシン、イソロイシンの3種類のアミノ酸を同時に摂るべきです。

　他にも免疫力を高めるにはグルタミンとアルギニン、瞬発的パワーを高めるにはアルギニン、グリシン、メチオニン、脂肪燃焼にはリジンとメチオニンなど。あまり神経質になる必要はありませんが、せっかくのサプリメントをより効果的に利用するためにも、組み合わせについて頭に入れておいてはいかがでしょうか。

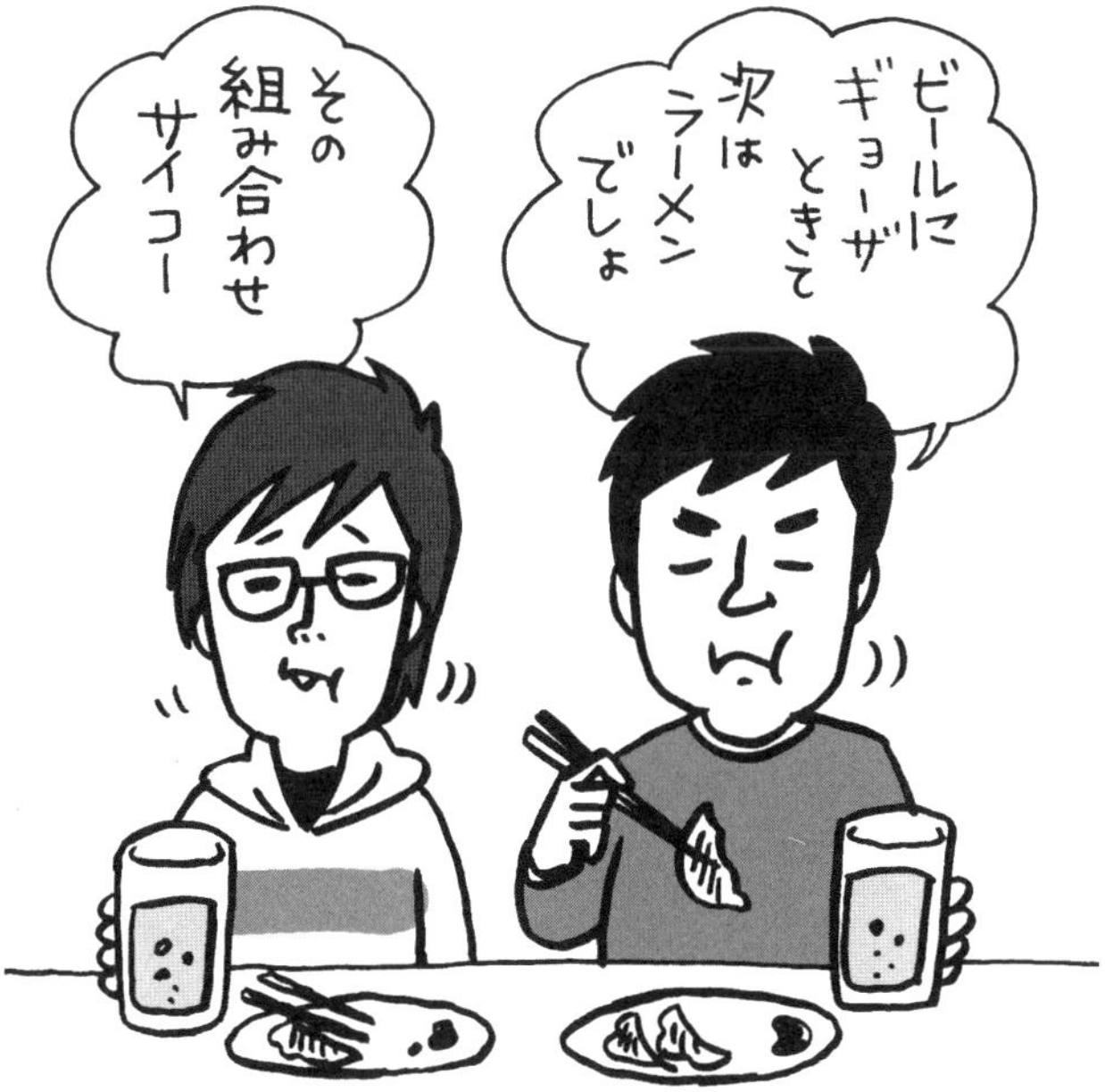
ビールにギョーザときてラーメンでしょ
その組み合わせサイコー

Question 33

サプリメントと薬に、相性ってあるの？ その❶

まず、サプリメントと薬との相互作用はどうして起こるのかについて少し説明しましょう。

相互作用を起こすメカニズムには、以下の二つが考えられています。一つは、同じ作用（近い構造）を持つ成分同士が同時に服用されることにより、「相乗」または「相殺」というように影響し合うこと。これは「薬物力学的相互作用」と呼ばれるものです。

そしてもう一つは、同時に服用した薬とサプリメントが、その薬の吸収、代謝、分布、排泄などの人体の働きに影響を及ぼす（阻害する）、「薬物動態学的相互作用」（Q34参照）です。

薬物力学的相互作用は、薬の効果をサプリメントが増強したり、弱めたりすることです。よく知られているものにワーファリンと食べものとの相互作用が挙げられます。ワーファリンは血液凝固防止薬として合成された化合物で、心筋梗塞《こうそく》を起こした後に血液を固まりにくくするために処方されることが多い薬です。このワーファリンはビタミンKに類似した物質で、ビタミンKに拮抗し、肝臓で血液凝固因子がつくられるのを抑えて血を固まりにくくするものです。

このため、ビタミンKを多く含む食品（納豆、クロレラ、モロヘイヤなど）やビタミンKを含有しているサプリメントを摂ると、ワーファリンの作用を阻害してしまいます。また、このワーファリンは反応域が非常に狭く、他のものにも影響しやすいことが知られています。例えばビタミンA、ビタミンC、ビタミンE、青魚に多く含まれる不飽和脂肪酸のDHA（ドコサヘキサエン酸）、EPA（エイコサペンタエン酸）はワーファリンの効果を増強しますし、逆にコエンザイムQ10や、アボカドに含まれるチラミン、ビタミンKを含む緑茶を大量に摂取した場合などはワーファリンの効果を阻害するといわれています。

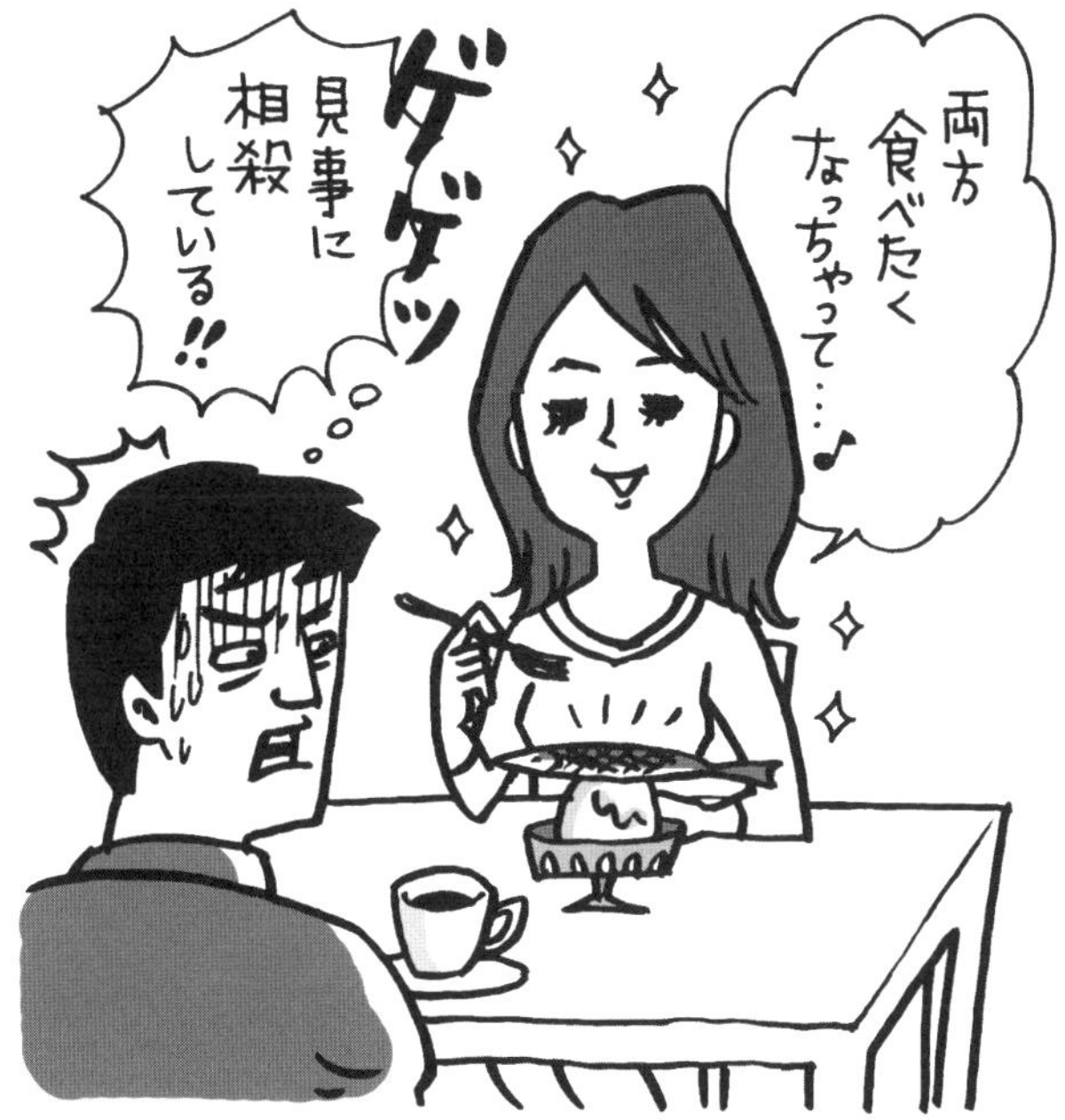
両方食べたくなっちゃって…♪
ゲゲッ
見事に相殺している!!

Question 34

サプリメントと薬に、相性ってあるの？　その❷

サプリメントと薬を同時に摂取したときに「薬物力学的相互作用」（Q33参照）と並ぶ、もう一つの作用、「薬物動態学的相互作用」について説明します。これはサプリメントがカラダに作用し、薬の吸収、代謝、分布、排泄に影響を与えるというものです。

例えば、カルシウムや鉄、マグネシウムなどのようなミネラルと、テトラサイクリン系と呼ばれる抗生物質を同時に服用したときに、キレートと呼ばれる物質をつくり吸収を阻害してしまう場合などが挙げられます。これは、2〜4時間くらい時間を空けて摂取すると吸収阻害は起こらないといわれていますが、中にはセントジョーンズワート（ハーブ）のように、消化管にある薬物代謝酵素に作用するものもあり、この場合は24時間以上の時間を空ける必要があります。

また、ハーブ類と薬とは相互作用を起こす可能性が高いようですから、ハーブ系のサプリメントを利用している場合は、薬との相性を確認したほうがいいかもしれません。これは、薬自体が天然のハーブに含まれている成分になぞらえてつくられることが多く、類似の化合物同士は相乗あるいは相殺効果が引き起こされやすいからといわれています。

薬を服用する場合は、現在使用しているサプリメント（たとえビタミンやミネラルのサプリメントであっても）を説明し、医師に相互作用の心配がないかどうかを確認することも重要です。

また、これらの相互作用については個人差も非常に大きいので、すべての人が相互作用を起こすわけではありません。

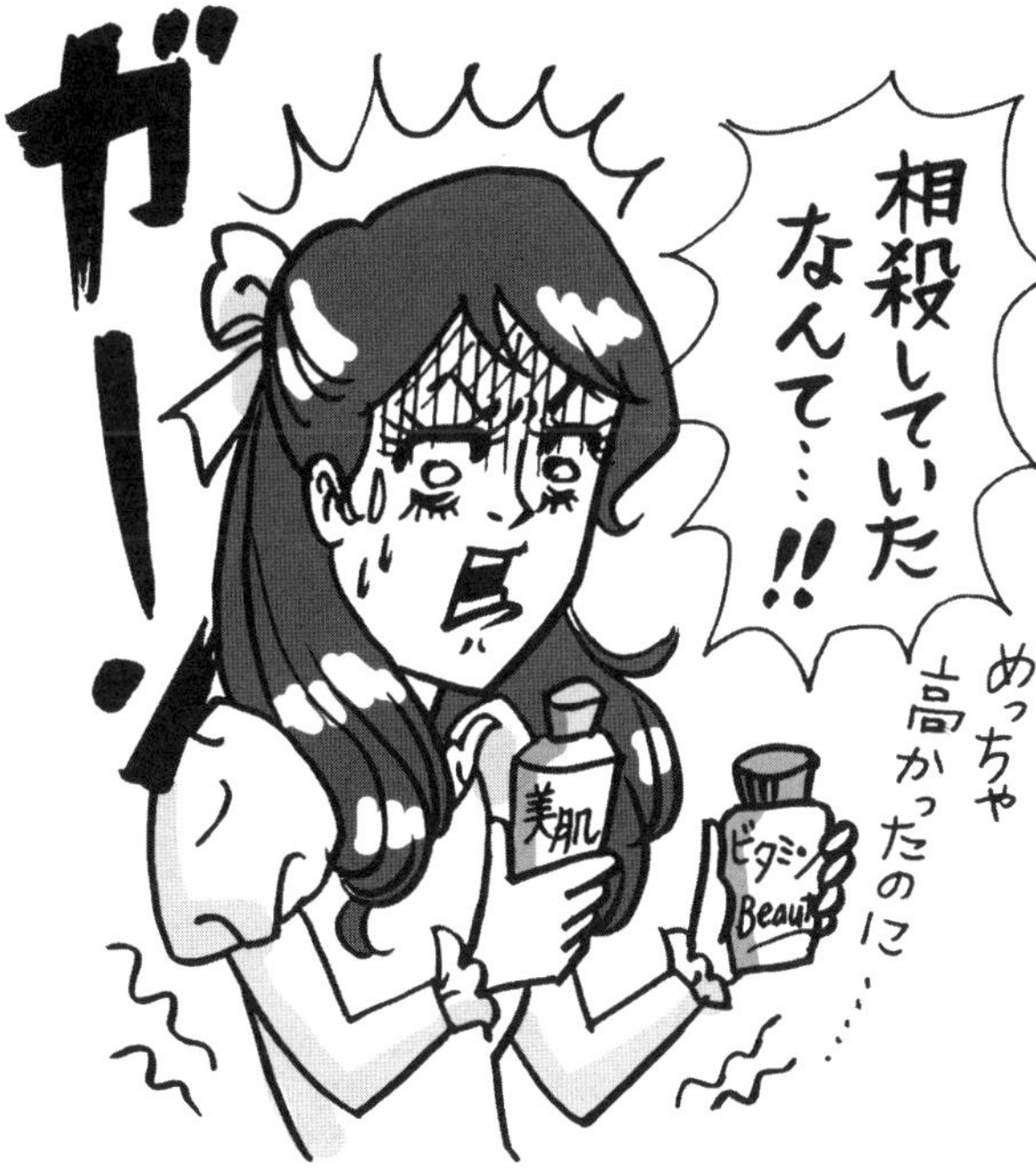
ガーン
相殺していたなんて…!!
めっちゃ高かったのに……
美肌
ビタミン
Beauty

Question 35

最近、BCAAってよく聞くけれど、どんな効果があるの？

BCAAは「バリン」「ロイシン」「イソロイシン」の三つのアミノ酸の総称で、日本語では「分岐鎖《ぶんきさ》アミノ酸」と呼ばれます。必須アミノ酸9種類のうちの3種類ですが、必須アミノ酸として利用される以外にもBCAA独自の効果があります。それはBCAAが筋肉の主原料となっているアミノ酸であることにも起因しているのです。

まず一つ目は、「筋肉の超回復に効果的である」ということです。プロテインの原料の中で、ボディビルダーなどが優先的にホエイを選ぶ理由の一つに、大豆やカゼインなど他の原料に比べて最もBCAAの含有量が多いことが挙げられます。

二つ目に期待される効果は、「エネルギーとして利用される」ということです。元来、アミノ酸はカラダの材料ではありますが、エネルギー源にはなりにくい素材です。しかしBCAAに関していえば、特別にエネルギーとしても利用されることがあります。これは、いわゆるヘトヘトの状態になったとき。ですから、マラソンや自転車など持久系の競技の後半には、BCAAはエネルギー源としても役立ちます。

そして三つ目の効果は、「集中力の維持」です。通常、血液中ではＢＣＡＡとトリプトファンというアミノ酸がバランスをとっています。このトリプトファンは、脳内でリラックス物質の材料となるアミノ酸です。血液中のＢＣＡＡが減ってくると、相対的にトリプトファンの比率が高くなり、リラックス物質がつくられ始めます。これが集中力が途切れる原因となるのです。逆にいえば、ＢＣＡＡをたくさん飲んでおけば、トリプトファンが相対的に抑え込まれ、集中力が維持されやすくなる、というわけです。

ＢＣＡＡについては、Ｑ36、86でも詳しく説明しています。

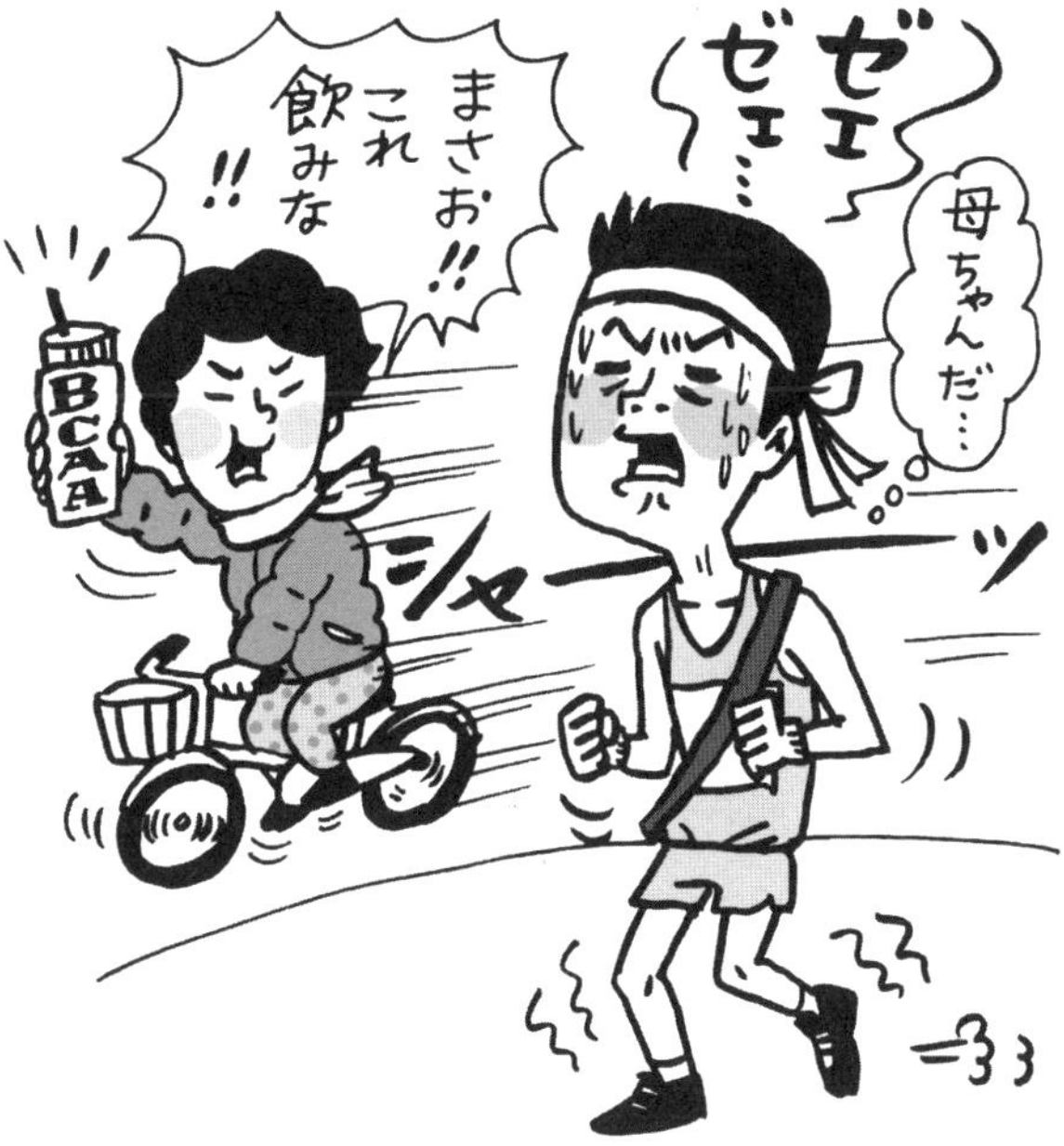
ゼエゼエ…
母ちゃんだ…
まさお!!
これ飲みな!!
BCAA
シャーッ

Question 36

BCAAの効果を、めいっぱい引き出す飲み方は？

B

CAAはQ35で説明した通り優れたアミノ酸なのですが、その効果にピンときていない人も多くいるようです。これはおそらく、摂取のタイミングや量に問題があるからではないでしょうか。

摂取のタイミングは、トレーニングや試合などの運動時に絡めます。例えば試合の場合、試合の30分くらい前から飲み始め、インターバルがある競技であれば途中にも補充し、最後は終わってからも飲みます。以前、オリンピックの舞台で、この飲み方を指導していたある選手がBCAAを飲み忘れて、タイムを要求してベンチに戻ったシーンがテレビで映し出されていたことがありました。それくらい運動に絡めて飲むことを意識するわけです。ゴルフならば、ラウンド前、ハーフを上がった時点、後半15ホールあたりと3回ほどに分けて摂取します。

次に飲む量ですが、これには個人差があります。プロレスラーやボディビルダー、あるいはさまざまなプロ選手には運動に絡めて（前・中・後の）合計で10～15g程度の摂取を勧めています。2gくらいから効果があるとのデータもありますが、実際にアスリートを想定した場合、2gでは体感しにくく分かりにくいようです。BCAAは肝臓を素通りして、筋肉で代謝されるという特長もあります。通常のアミノ酸とは若干異なり、飲み過ぎによる内臓への負担を心配しなくていいので、こういった飲み方も可能となるのです。

基本的にはバリン、ロイシン、イソロイシンの三つをまとめて摂取します。ロイシンはタンパク合成の促進と分解抑制の作用が強く、ロイシンだけを摂ると活性酵素の影響で、バリンとイソロイシンのみが分解されてしまい、体内のアミノ酸のバランスが崩れてしまいます。もっとも、市販のBCAAは3種類すべてを含む状態で販売されていますから、この点については心配ないかと思います。

また、集中力を維持させるという効果があることから、就寝前の摂取は控えたほうがよさそうです。

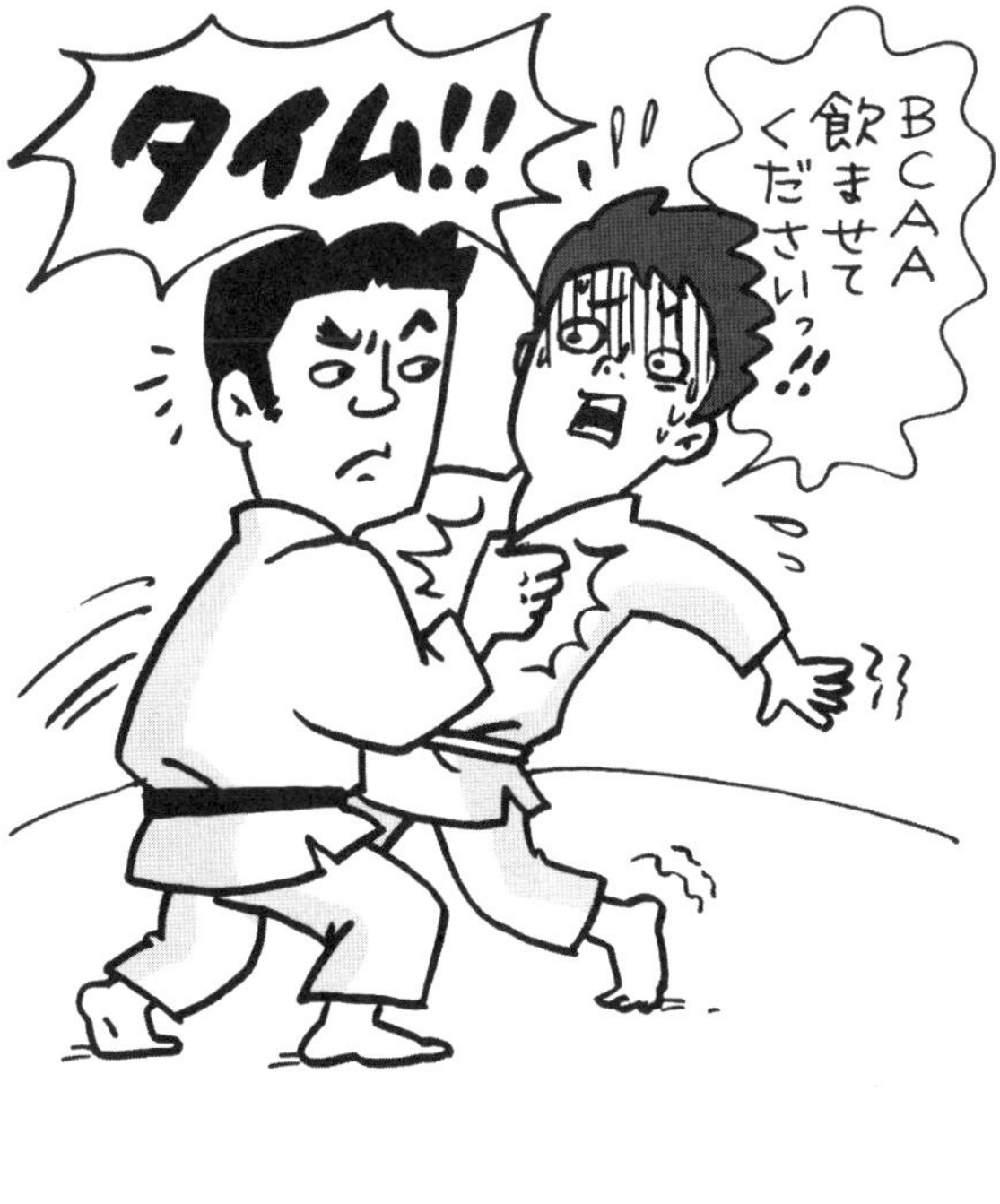

Question
37

クレアチンにはどんな効果があるの?

クレアチンは、定義上ではアミノ酸の一種ということになりますが、カラダそのものを構成しているアミノ酸ではありません。私たちの体内にあるクレアチンは、そのほとんどが骨格筋に含まれていますが、心臓、精子、脳などにも一部存在しています。その役割は瞬発的なエネルギーの再合成です。

例えば、何か重いものを一瞬で持ち上げようとするときには、一瞬息を止めて最大限のパワーを発揮します。このとき体内では、ATP(アデノシン三リン酸)と呼ばれるエネルギーが使われてADP(アデノシン二リン酸)と呼ばれるエネルギーへと変化します。そしてこのADPにクレアチンが作用して、再度ATPをつくり出してくれるのです。つまり、最大限のパワーを何度も繰り返し発揮するのに役立つ素材ということになります。

トレーニングに当てはめてみると、100kgのベンチプレスの挙上回数6回がマックスである人がクレアチンを使うことによって、7回、8回と挙げる回数が増えたりします。これはその人の筋肉が大きくなったわけではなく、単にクレアチンの効果によるものといえます。他にも高齢者の筋力低下防止や喘息《ぜんそく》の改善、脳挫傷の回復など、いくつかのクレアチンに関しての報告がなされています。

実は私が開発をしたサプリメントの第一号もこのクレアチンのサプリメントです。日本では1999年にクレアチンが一般に販売されるようになるまで、ほとんど見かけることはありませんでした。しかしアメリカなどではそれまでもサプリメントとして販売されており、オリンピックの競技などでも当たり前のように使われていました。スプリント系の競技ではクレアチンの効果が大きいでしょうから、これを使う、使わないの差は成績にも影響していたと思います。

当然、クレアチンはドーピングの対象ではありません。

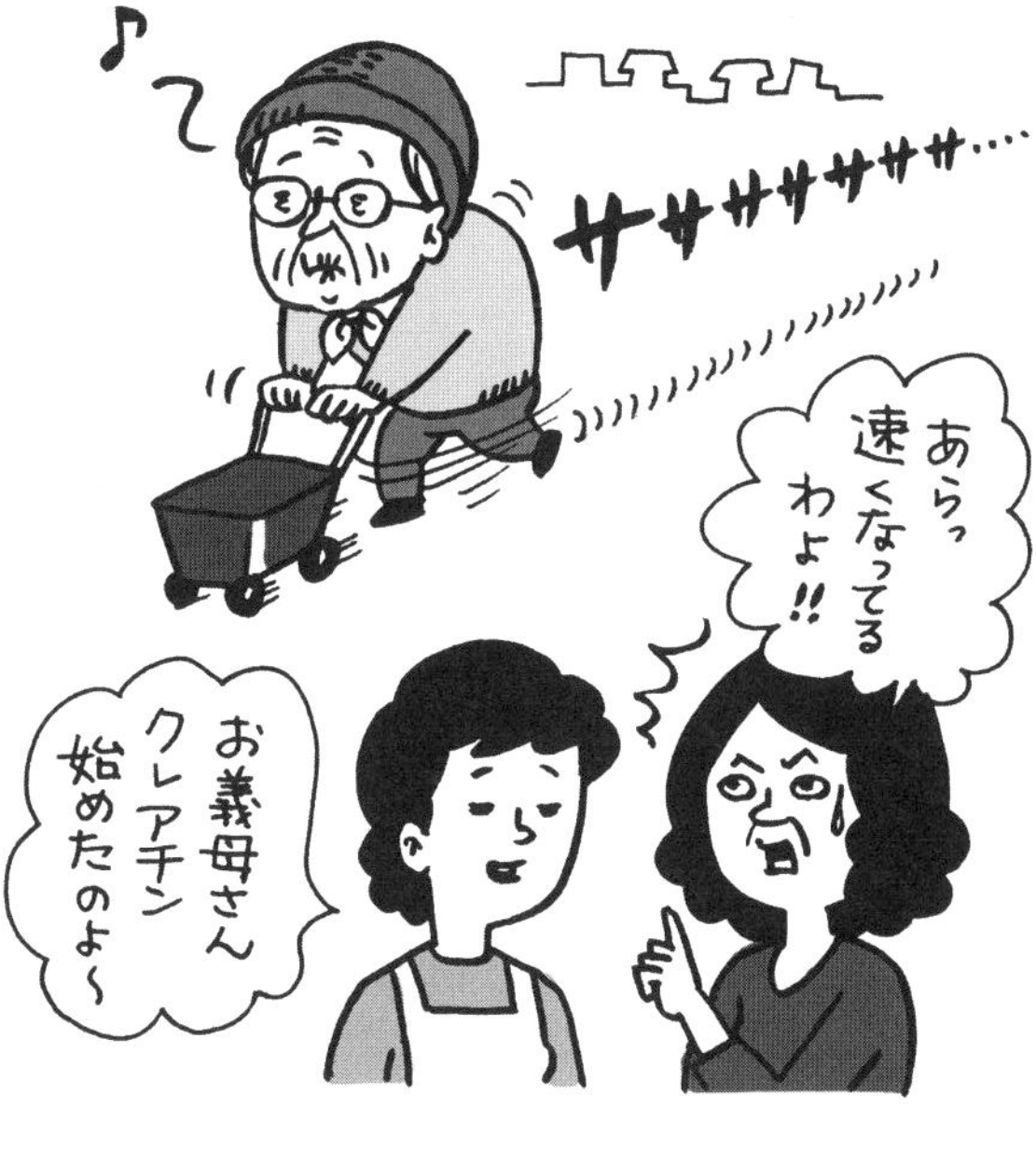
♪
ササササササ….
あらっ速くなってるわよ!!
お義母さんクレアチン始めたのよ〜

Question 38

クレアチンで、意図的にパワーアップするには!?

クレアチンは、他のサプリメントと比べて少し複雑な飲み方をします。まず最初に、「ローディング期」と呼ばれる、大量に摂取する期間を設けます。

具体的には、1日20gの摂取を約1週間ほど続けます。ただし、クレアチンは一度に20gを飲んでも利用しきれませんから、この20gを4分割して1回5g程度を1日4回、つまり合計で20gを摂取します。水には溶けにくいので、完全に溶かすにはお湯が向いていますが、多少、水の中で拡散した状態であっても構いません。この大量摂取のローディング期を経ると、個人差はあるものの約10%ほど体内のクレアチン濃度が上がるといわれています。

そしてローディングが終わった後は、「メンテナンス期」と呼ばれる、増えたクレアチンを維持していく期間に入ります。この期間は、1日1回5gだけクレアチンを飲むようにします。

クレアチン摂取のポイントとして、ローディングは毎回の摂取を忘れずにしっかりとやることをお勧めします。メンテナンスだけでも長期間行うことで、ローディングと同じ効果があるとした文献もありますが、クレアチンを体内に取り込む効率は個人差があるので、競技を目的とする場合はしっかりとローディングをしたほうがいいでしょう。逆にメンテナンスは1～2日摂取を忘れても問題ありません。特別な決まりはありませんが、だいたい3ヶ月続けたら1～2ヶ月のオフ期間をつくるといったサイクルがいいようです。

あまり神経質になる必要はありませんが、摂取のタイミングはトレーニング後や食後がいいかと思います。アミノ酸は一般的に空腹時に飲みますが、クレアチンに関しては食後となります。また、糖質と一緒に飲むと吸収がよくなります。

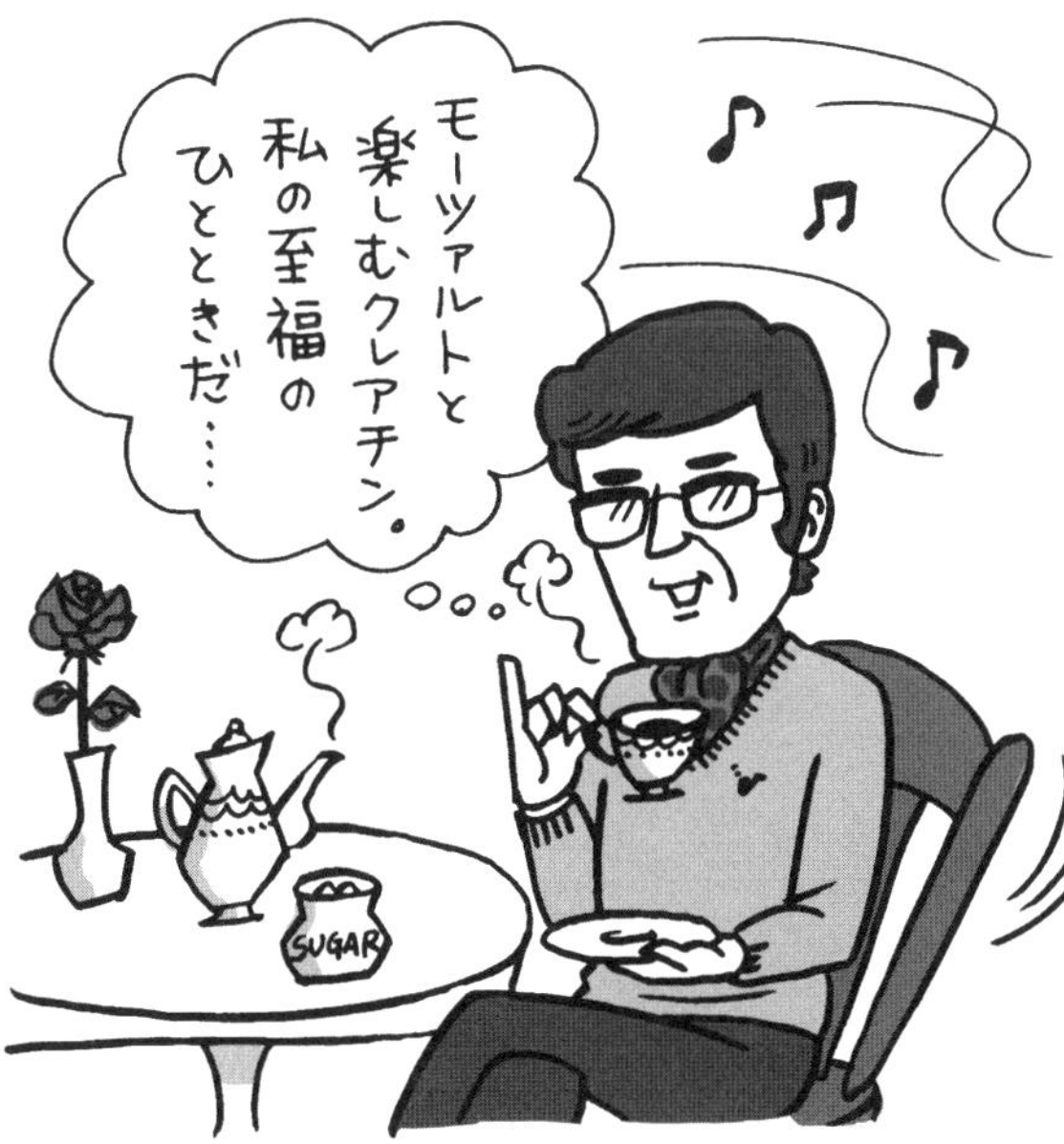
モーツァルトと楽しむクレアチン。私の至福のひとときだ……
SUGAR

効果の高いクレアチンだけれど、副作用の心配は？

Question
39

クレアチンも通常のサプリメントと同様に食品としての扱いですから、副作用の心配は基本的にはありません。ただ、クレアチンを飲んでいる人から「足が攣《つ》った」、「肉離れを起こした」という話をよく聞くのも事実です。

クレアチンと肉離れの因果関係は今のところ科学的には証明されていませんが、多少は注意が必要かもしれません。肉離れを起こした人の栄養診断をすると、そうでない人に比べて栄養バランスが崩れていることも多いようです。もしかすると、体調の悪さをクレアチンでカバーしようとした結果、肉離れにつながったのかもしれません。また、以前にケガをしたことがある人の場合、クレアチンの効果によって想定している以上の負荷がかかってしまい、再発するということも考えられます。

いずれにしても、クレアチンを使う場合は、水分補給を積極的に行い、クレアチンを使っていることをしっかりと意識すること、そしてクレアチンによって不調をカバーするのではなく、万全の体調の下でさらに運動強度を上げることを目的として使ってください。

なお、もともと腎臓や肝臓が丈夫でない人は、なるべく医師の意見を聞きましょう。ローディングは短い期間なので通常は問題ありませんが、大量に摂取することで一時的とはいえこれらの臓器に負担がかかることになります。

なお、クレアチンは酸に弱い素材です。したがって、ローディング用のものをまとめてお湯に溶かしてつくり溜めすることは避けてください。クレアチンがクレアチニンに変化してしまい、せっかくの効果が失われてしまいます。

クレアチンについては、Q85でも詳しく解説しています。

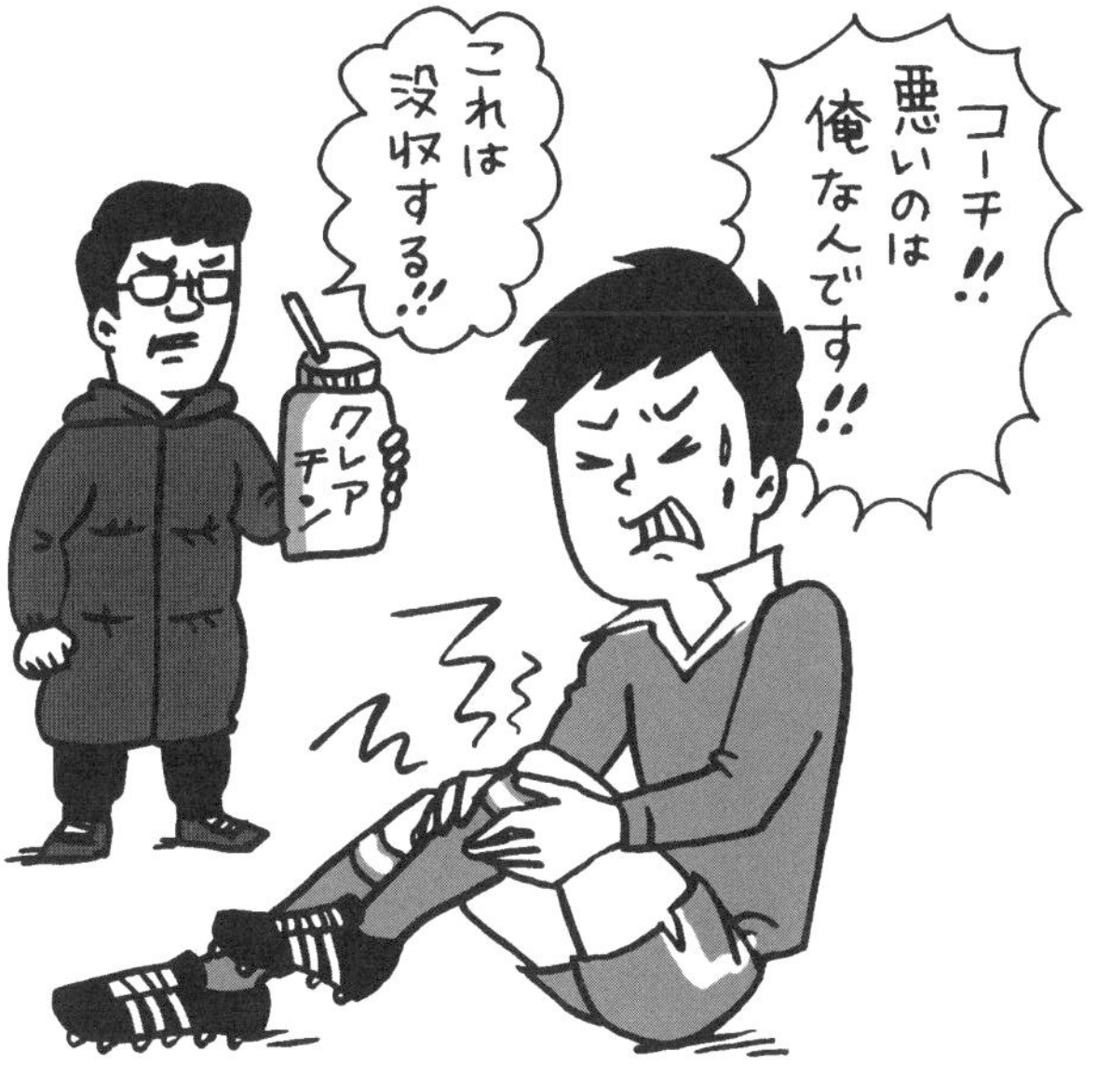
コーチ!! 悪いのは俺なんです!!
これは没収する!!
クレアチン

Question

40

体調が悪いときに飲むと復活できるサプリメントがあるといいな。

体調が悪い理由や内容にもよりますが、コンディショニングとして利用価値の高いサプリメントは「グルタミン」でしょう。グルタミンは非必須アミノ酸ですから、通常は体内で必要に応じて合成されています。そして体内に最も多く含まれるアミノ酸でもあり、それ故に非常時においては大量に消耗されてしまいます。

この場合の非常時とは、ケガをしたり、火傷《やけど》をしたり、あるいはトレーニングでカラダが疲れきったときなども意味します。また精神的に大きなストレスがかかった場合にも、体内ではグルタミンが大量に消耗されていきます。そういった理由で、「条件下における必須アミノ酸」とも呼ばれたりしています。

グルタミンの役割としては、筋肉の分解の抑制・合成の促進、胃腸のエネルギー源といったものがあります。以前、陸上競技の短距離選手が試合が近づくにつれ、どうしてもコンディションを崩すということで悩み、スポーツ内科の医師に相談をしたことがありました。その医師は、起床時と就寝前にグルタミンを飲むよう勧めました。すると見事にコンディションがよくなり、本来の状態に戻せたそうです。

これは試合が近づくにつれ、本人が自覚しないままストレスによって胃腸の機能が低下し、食事やサプリメントが吸収されにくい状態であったと推測されます。そこでグルタミンによって胃腸の機能を活性化させてやることで、本来の状態に戻したということでしょう。

摂取のタイミングは、起床時、就寝前、運動の前後がお勧めです。私も風邪のひき始めや、お酒を大量に飲んでしまったときなどは、必ず起床時と就寝前に各5gほどグルタミンを飲むようにしています。

グルタミンについては、Q87でも詳しく説明しています。

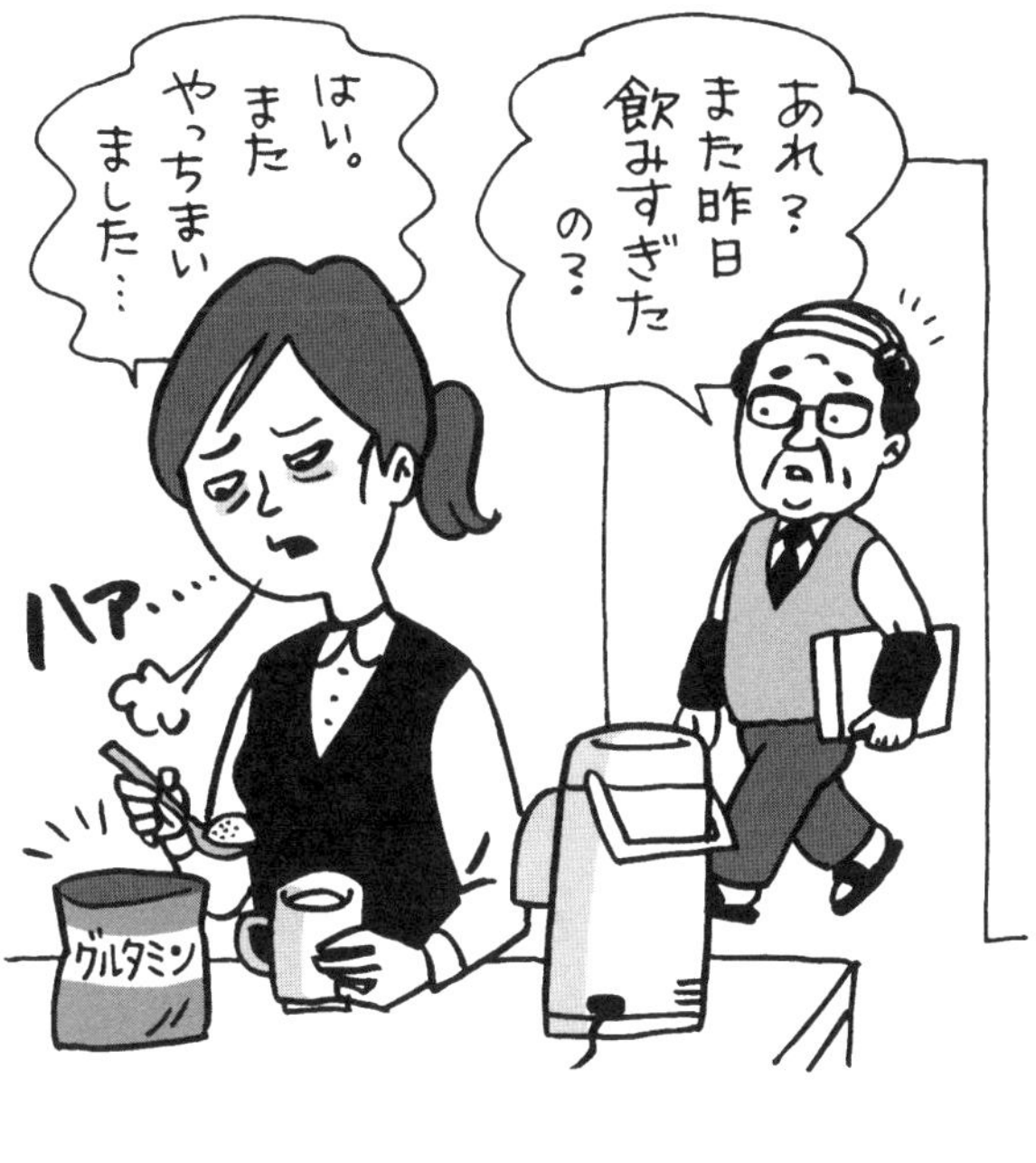
あれ？ また昨日飲みすぎたの？
はい。またやっちまいました…
ハア…
グルタミン

Question 41

HCAについて教えて！

HCA（ハイドロキシクエン酸）は、インドや東南アジアなどではスパイスとして利用されている「ガルシニア・カンボジア」という果実の皮に含まれています。

日本でも、「ガルシニアダイエット」などで名前を聞いたことのある人も多いかと思います。

では何故HCAはダイエットに効果を発揮するのでしょうか。これまでの研究から、HCAには食事から摂った余分な糖質を脂肪として蓄積しにくくする働きがあることが分かっていましたが、さらに体脂肪の燃焼を促進する効果も確認されています。

まず、脂肪はグリセリンと脂肪酸に分解され、この脂肪酸が細胞の中に入り、ミトコンドリアと呼ばれるエネルギー生産工場に取り込まれます。ミトコンドリアに入った脂肪酸は、次にアセチルCoAという物質になり、TCAサイクルというエネルギーをどんどん生み出す回路に入ります（＝クエン酸回路）。アセチルCoAがTCAサイクルの中でクエン酸という物質に変化し、エネルギー（ATP＝アデノシン三リン酸）を合成していくのです。

ところが、エネルギーの材料となる脂肪酸が大量に取り込まれると、今度はクエン酸がつくられすぎてしまい、細胞質内にクエン酸があふれ出すという現象が起こります。その際、あふれ出したクエン酸に、ある酵素（ＡＴＰクエン酸リアーゼ）が作用して、最終的にマロニルＣｏＡという物質に変化していきます。そして、細胞内のマロニルＣｏＡの発生が合図となり、脂肪酸がミトコンドリアにそれ以上取り込まれないようにブレーキがかけられ、脂肪酸がエネルギーとして使われなくなってしまいます。つまり脂肪が燃えなくなるわけです。

ＨＣＡはミトコンドリアでつくられるクエン酸と分子構造が非常によく似ていて、あふれ出したクエン酸に代わって酵素にくっつきます。そうなると本来のクエン酸には酵素は反応しないことになり、結果としてマロニルＣｏＡが増えないので、脂肪酸の燃焼にブレーキがかからなくなります。つまりミトコンドリアの中により多くの脂肪酸を取り入れ、脂肪燃焼を続けることが可能になるというわけです。

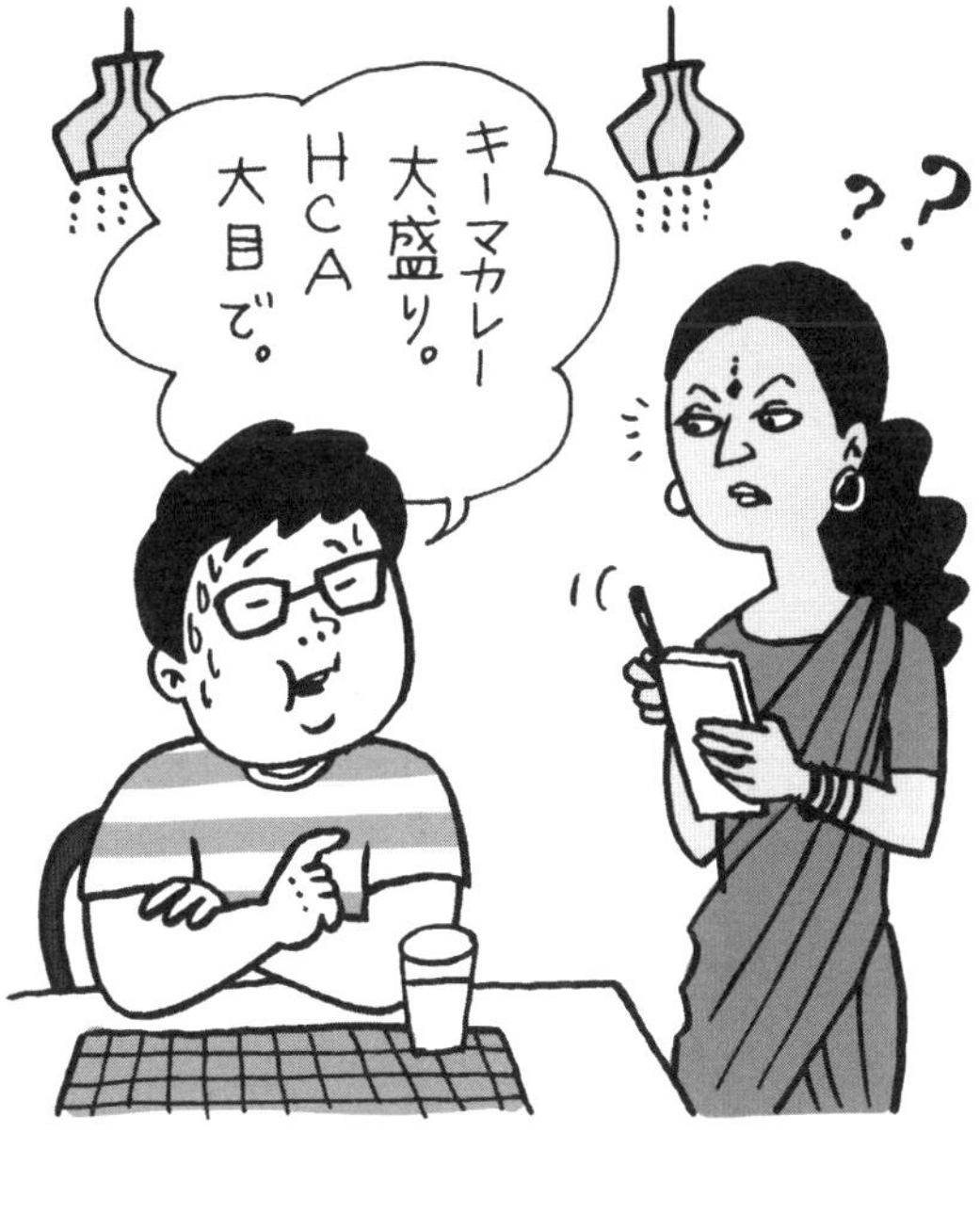

Question 42

脂肪を分解してくれる栄養素ってある？

あります。それは「コレウス・フォルスコリ」と呼ばれるシソ科の植物に含まれる、フォルスコリンという成分です。インドやネパールなどではコレウス・フォルスコリの根の部分をピクルスにして食べているそうです。

人が体脂肪をエネルギーとして代謝させる際には、大きく分けて三つの段階があります。①体脂肪の脂肪酸への分解、②脂肪酸をミトコンドリア内膜まで運び込む、③脂肪酸をＴＣＡ回路で燃焼する、の3段階です。

ＨＣＡが③のＴＣＡ回路での脂肪酸の燃焼に働く（Ｑ41参照）のに対し、フォルスコリンは①の脂肪を脂肪酸へ分解するところで働きます。

通常、脂肪は体内では、主に白色脂肪細胞に蓄えられており、この脂肪を脂肪酸に変換するためには、まず運動などの刺激を与え、交感神経よりアドレナリンやノルアドレナリンと呼ばれるカテコールアミンを分泌させます。このカテコールアミンが白色脂肪細胞にあるβ3受容体に刺激を与え、β3受容体に刺激が与えられると、酵素の一種であるアデニル酸シクラーゼが活性化されます。このアデニル酸シクラーゼがサイクリックＡＭＰを合成し、さらには脂肪を脂肪酸に分解するリパーゼが活性化することで、脂肪が脂肪酸へと変換されます。

しかし驚くべきことに、日本人は脂肪を分解する出発点ともいうべきβ3受容体が弱く、せっかく運動をして、カテコールアミンを分泌させてもβ3受容体が応答しにくいという人が実に39％にものぼるとの報告があります。つまり同じだけ有酸素運動をしても、速やかに脂肪が分解される人とそうでない人が存在するということが分かってきたわけです。

フォルスコリンは、β3受容体を介さずにアデニル酸シクラーゼと結合し、アデニル酸シクラーゼを活性化させることが知られています。このため運動による刺激がなくても脂肪を脂肪酸に変換させることができます。

このような特徴を持つハーブを使用することで、低い運動負荷でも効率的に脂肪を分解することができる可能性が出てきました。

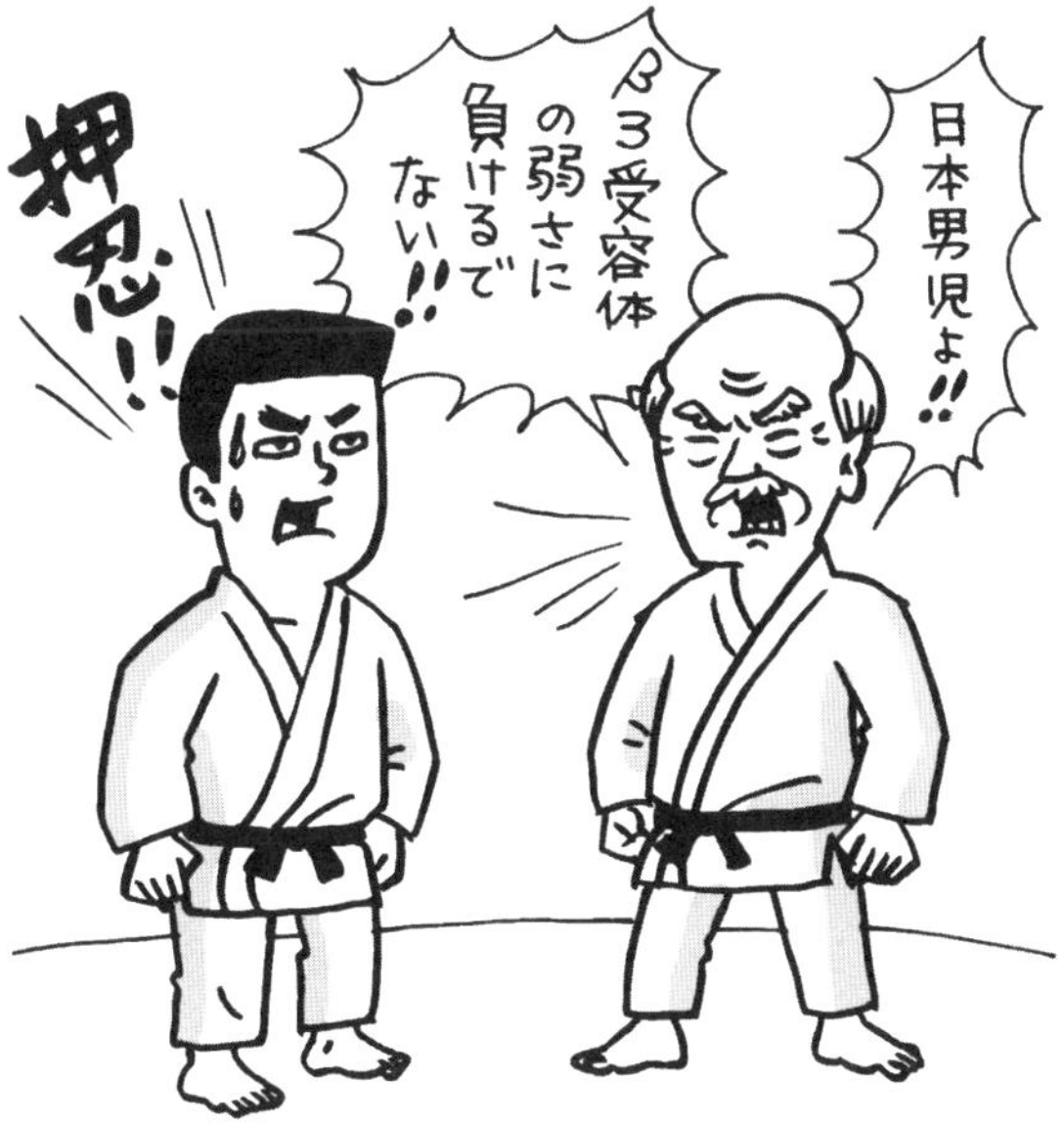
日本男児よ!!
β3受容体の弱さに負けるでない!!
押忍!!

Question 43

MRPについて知りたい！

MRPとは「ミール・リプレイスメント・パウダー」の略で、日本語では『代替食』などと訳されます。要は食事の要素を盛り込んだ簡易食のことです。

必ずしも粉末である必要はないのですが、簡易という点から、水や牛乳でシェイクして飲めるということで粉末状のものがほとんどです。プロテインにデキストリンなどのエネルギー源とビタミン、ミネラルを配合した、〝プロテイン＋α〟のものをMRPとして販売しているケースもありますが、少し凝ったものになると3大栄養素のバランス（PFCバランス）も考慮して、あえて脂質も配合しているものもあります。この場合の脂質は、エネルギーとして使われやすい中鎖脂肪酸などが配合されていることが望ましいかと思います。

その使い方はさまざまで、単純に食事の代わりにしたり、食間に飲んだり、または食事にプラスαして、バランスを考慮しながら食事のボリュームを増やしたりするときに役立ちます。使い方によってはダイエットにも使えますし、逆に筋量を増やす、バルクアップなどの目的で体重を増やすときにも使えます。

典型的なダイエット用の使い方は、朝と昼は通常通りの食事を摂り、夕食をMRPにしてしまうという方法です。その際にボリュームが足りなければ、これにバナナや野菜ジュースなどをプラスαしていきます。

　またバルクアップの場合は、食間やトレーニング後にMRPを使うことで、1日合計4～5食としていきます。一度に必要以上の大量エネルギー摂取をしても体内で有効に活用されませんから、なるべく食間などを狙い、MRPで「バランスのとれた小さな食事」をプラスしていくという考え方です。

　一日の食生活をデザインするという観点からは非常に使い道の多い、お役立ちのサプリメントです。

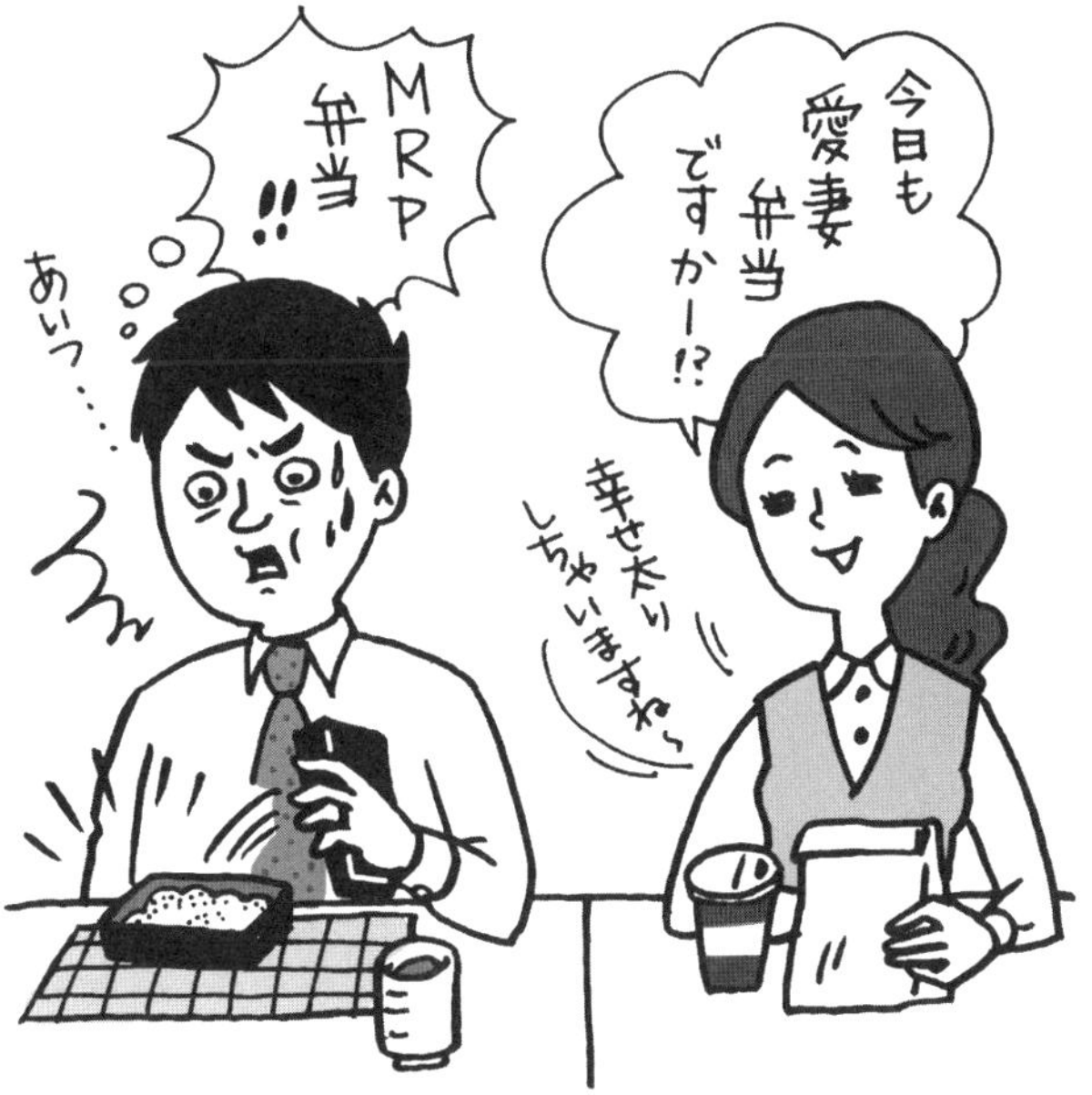
今日も愛妻弁当ですかー!?
幸せ太りしちゃいますね〜
MRP弁当!!
あいつ……

Question 44

コラーゲンはどんな働きをしているの？

プロテインは日本語にすると「タンパク質」となります。そしてさまざまな加工食品や飲料のパッケージには、栄養成分表示として「タンパク質の量」が記載されています。

以前、「コラーゲンのドリンクのほうがプロテインのドリンクよりもタンパク質の量が多いから、トレーニング後にはコラーゲンドリンクを飲んでいる」という話を耳にしました。しかし、一概にタンパク質といってもその栄養価はまちまち。タンパク質の種類（内容）に注意しなければ、せっかく摂取してもまったく意味のないことになってしまいます。筋肉をつけたいのであれば、ホエイなどのタンパク質が効果的ですし、関節や肌といったものを意識するのであれば、むしろコラーゲンといったタンパク質が向いているでしょう。

特に最近「美容にコラーゲン」が定着してきた感があります。コラーゲンはカラダの中に非常に多く含まれており、特に皮膚では水分を除いた重量の約70%がコラーゲンであるといわれています。そのため「美容=肌ケア=コラーゲン」という図式が成り立つのですが、実は骨や関節を構成するタンパク質も大部分がコラーゲンタンパクです。

そしてコラーゲンをアミノ酸レベルで見ると、非常に面白い特長があります。コラーゲンを構成するアミノ酸のうち、グリシンが約33%、次いでプロリン約13%、アラニンが約11%、ヒドロキシプロリン約9%という構成になっています。この4種類のアミノ酸で構成アミノ酸の3分の2を占めており、その他のアミノ酸（メチオニン、リジン、イソロイシン、バリン、グルタミン、アルギニン、システイン、ヒスチジンなど）はそれぞれ1%未満しか入っていません。さらに必須アミノ酸であるトリプトファンにいたってはまったく入っていません。つまりアミノ酸スコアはゼロという、実は栄養価的には乏しいタンパク組成になっているのです（Q12参照）。

しかしながら、コラーゲン（ペプチド）を経口摂取した場合のさまざまな生体調節機能が報告されています。それは①関節炎や慢性関節リュウマチに対しての消炎作用、②低カルシウム食状況下で骨コラーゲン構造を強固にして骨強度を高める効果、③血圧上昇抑制効果、④皮膚コラーゲン代謝促進作用などです。

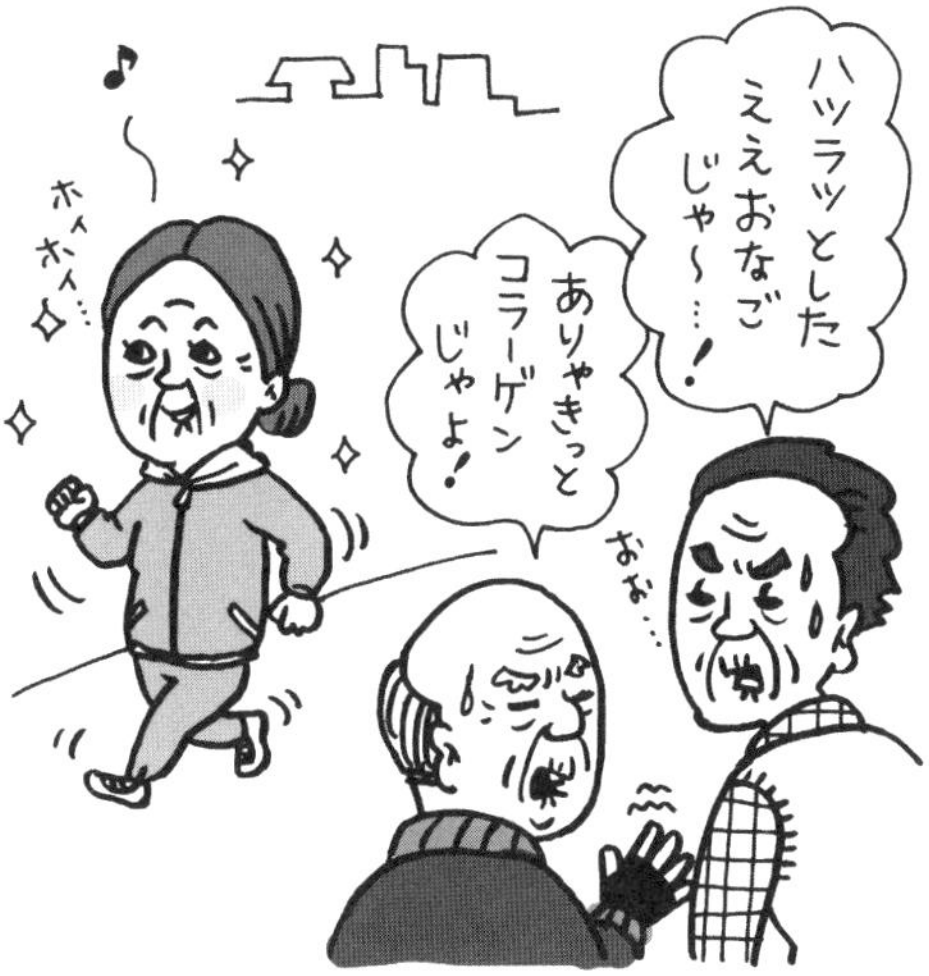
ハツラツとしたええおなごじゃ～…！
ありゃきっとコラーゲンじゃよ！
おお…
ホイホイ…

Question 45

関節痛はどうして起こるの？

関節というのは、「2個以上の骨が連結した部分」の総称です。このつなぎ目には軟骨組織があり、クッションとなって骨の周りの組織を保護しています。ところが、激しい運動などで関節組織を酷使し続けると、軟骨部分は次第に擦り減ってしまいます。また軟骨を構成する成分であるプロテオグリカンは、成長期には体内で合成されますが、年齢を重ねると次第に合成されにくくなります。

こうしたことが原因で軟骨が擦り減ってしまうと、骨同士が直接こすれ合うこととなり、痛みを伴います。このように痛みを伴う症状を「関節痛」といいますが、さらに症状が進み、次第に骨が変形してくると「変形性関節症」となってしまいます。変形性関節症は進行すると曲げ伸ばしに制限をきたすようになり、膝関節であれば、歩くことすらも苦痛となってきます。

変形性関節症が最も発生しやすいのは、常に体重を支え、さらにさまざまな衝撃にさらされることの多い膝の関節です。階段の上り下りや椅子から立ち上がったときに痛みを感じるようであれば、注意が必要です。

この関節炎の治療には温熱療法（ホットパック）、薬物治療（消炎鎮痛剤、ステロイドの関節内注入）、装具療法（膝装具）、手術療法（骨切り術、人工関節）などがあります。

　また、運動療法では膝を伸ばす働きをする大腿四頭筋という筋肉を強化する方法があります。膝に負担のかからない水泳やマシントレーニングを行い、膝周辺の筋肉を鍛えることは、予防のためには非常に有効な手段であるといえます。

　関節炎を和《やわ》らげる効果をもつ栄養素については、Q46で紹介します。

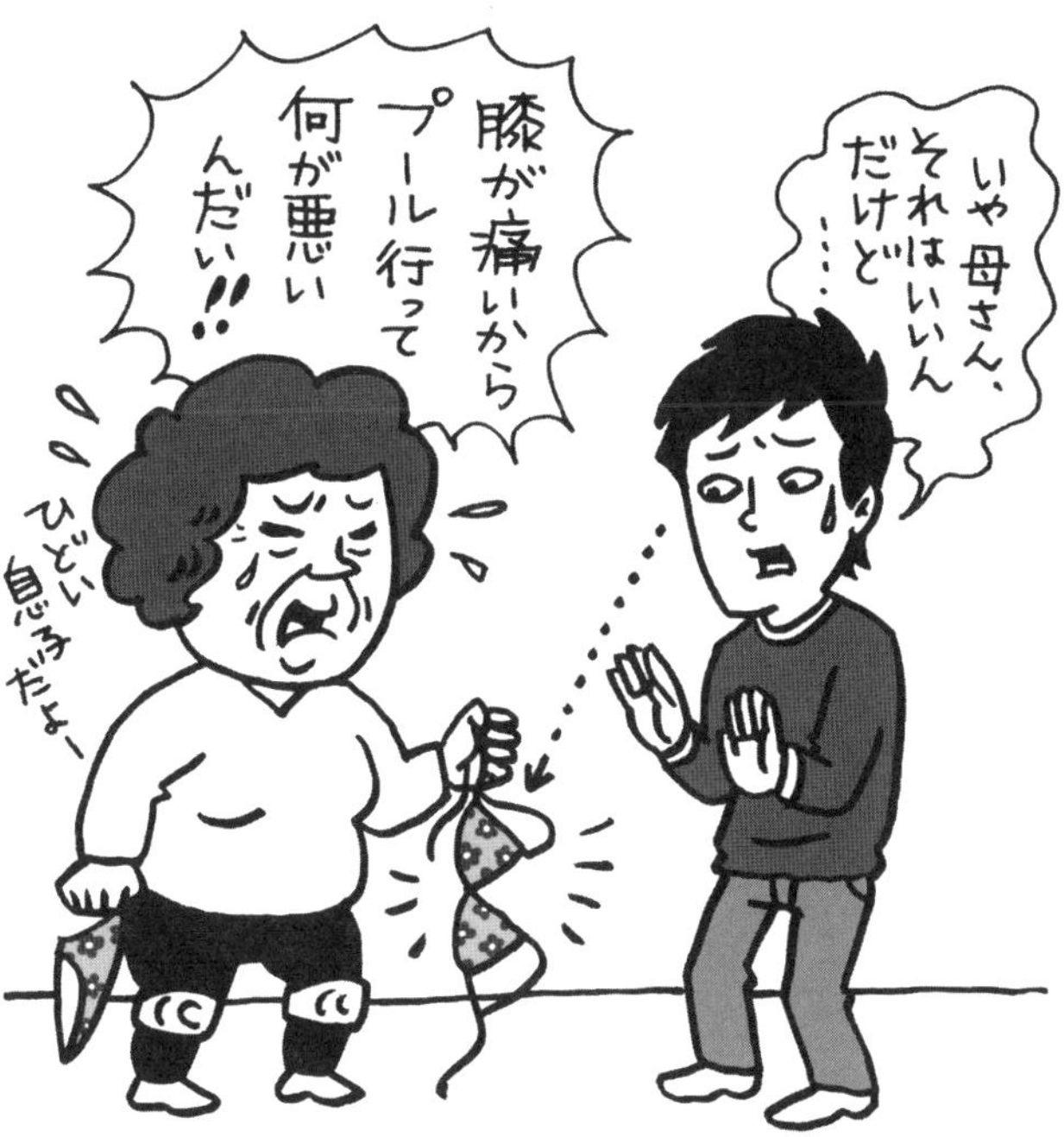
いや母さん、それはいいんだけど……
膝が痛いからプール行って何が悪いんだい!!
ひどい息子だよー

Question 46

関節に効く栄養素はあるの？

関節炎を和《やわ》らげる手段として、関節に必要な栄養素を摂取することで軟骨形成成分を補給し、軟骨部分の摩耗を防ぐという治療法があり、特に欧米諸国で注目を集めています。

中でも、クッションの役割をする軟骨成分であるプロテオグリカンの原材料であるグルコサミン、コンドロイチン、コラーゲン（ペプチド）を補給するのがいいといわれています。

グルコサミンはカニなどの甲殻類の外皮に多く含まれていて、新しい軟骨（プロテオグリカン）をつくるための栄養素となります。コンドロイチンはサメの軟骨やスッポンなどに多く含まれ、水分をたくさん蓄えられるので、水分をクッションのように利用し、膝への衝撃を吸収することができます。

コラーゲンは新しくつくられたプロテオグリカンを安定させ、軟骨を支える成分です。グルコサミンはアミノ糖と呼ばれるアミノ酸の一種であり、コンドロイチンはムコ多糖類（細胞と細胞をつなぐゲル状の物質）と呼ばれ、どちらも速やかに吸収され各組織に届くと考えられています。

一方、コラーゲンは消化酵素で分解され、アミノ酸やジアミノ酸状態で吸収され、各組織でコラーゲンとして再合成されると考えられています。アミノ酸に分解されるのであれば、他のタンパク質を摂取しても変わらないのではないかと思われがちですが、実際にコラーゲンと牛乳のカゼインとの摂取比較をすると、コラーゲンの生成量はコラーゲンを摂取するほうが高いようです。またコラーゲンを摂取する際にビタミンCも一緒に摂取したほうが、コラーゲンの生成量が増えることも確認されています。

　さらにコラーゲンの摂取は軟骨組織だけでなく、骨組織の骨密度を上げる効果もあるようです。

　補助的には活性酸素の発生を抑える働きのある抗酸化ビタミン（ビタミンA、β‐カロチン、ビタミンC、ビタミンE）などの摂取も効果的です。ミネラルではカルシウム、マグネシウム、亜鉛などの摂取が関節炎の予防に効果があるといわれています。

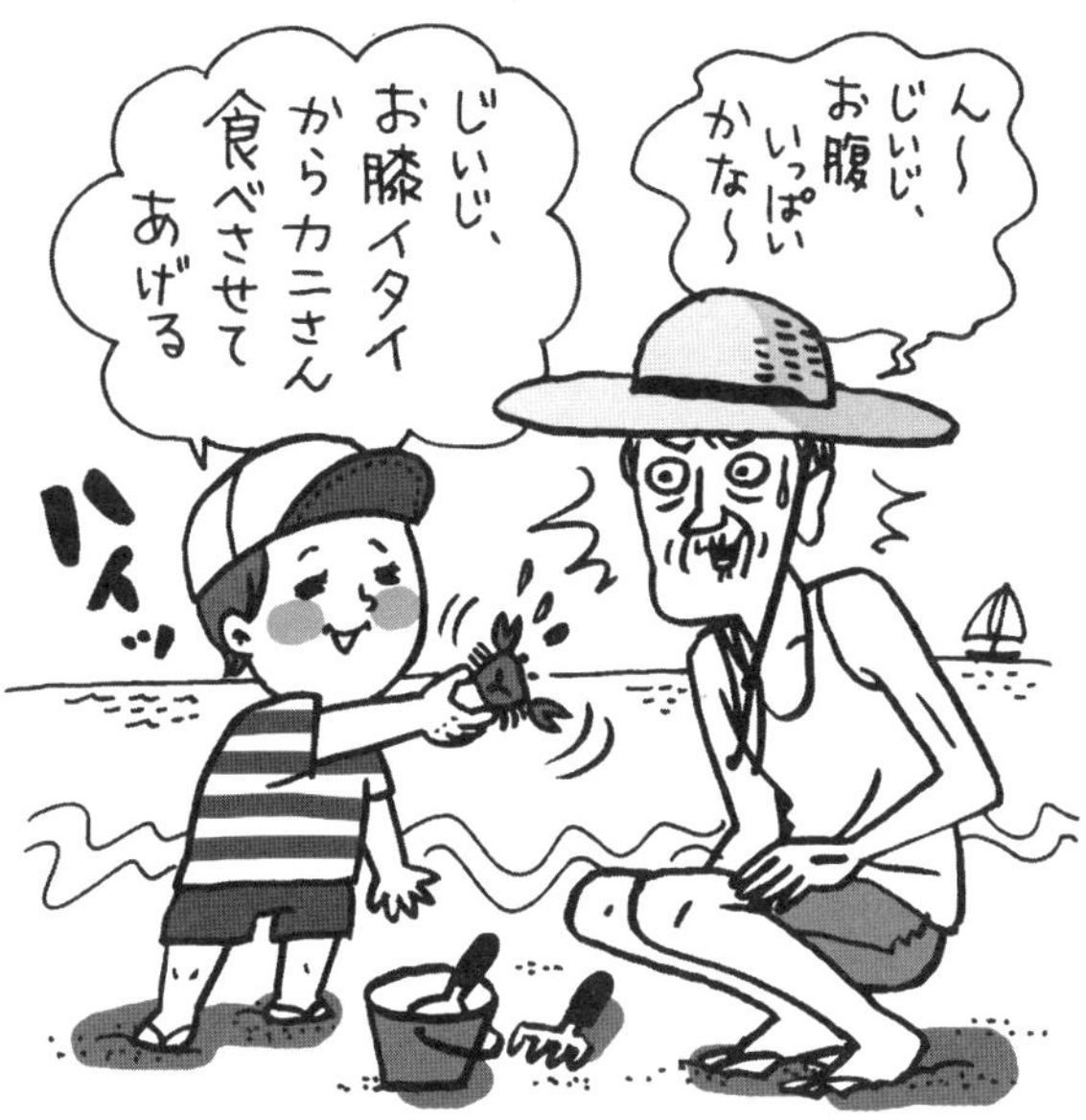
ん～
じいじ、
お腹
いっぱい
かな～
じいじ、
お膝イタイ
からカニさん
食べさせて
あげる
ハイッ

Question 47

クエン酸…すっぱくてカラダにいいイメージだけれど。

クエン酸はレモン果汁や梅干の酸っぱい味の元となっている成分で、〝有機酸〟と呼ばれる素材です。多くの飲料にも清涼感を出すために添加されていて、トレーニングなどの分野でも注目されている栄養素の一つです。

トレーニングなどで疲れたときに、甘味や酸味への欲求が高まることは経験的に知られていますが、クエン酸はエネルギー代謝の中心的な中間代謝物であり、トレーニングは筋肉内のクエン酸合成酵素活性を上昇させるので、それに伴ってクエン酸濃度も上昇することが報告されています。したがって、トレーニング中や直後にクエン酸を摂取することにより、運動パフォーマンスの向上、疲労物質の除去、グリコーゲンの合成の促進が期待できます。

これまでの研究で、数分間の短時間運動の前にクエン酸を摂取すると、血液のpH（ペーハー）の低下を抑制するなどの作用により、パフォーマンスを改善することがヒトにおいて明らかにされています。また、ラットに持久的運動（水泳）を負荷して肝臓と筋肉のグリコーゲンを低下させた後、クエン酸とグルコースを併用投与すると、グルコースの単独投与よりも両組織のグリコーゲンの合成が促進されることが分かっています。

ヒトにおける持久系トレーニング後の代謝に対しても、クエン酸摂取の影響が明らかにされています。疲労困憊《こんぱい》になるほどの運動負荷により、血中乳酸濃度は上昇し、運動後徐々に低下しますが、グルコースだけを摂取するよりも、グルコースとクエン酸を摂取したほうが、その低下が早いことが認められました。つまり摂取したクエン酸により筋肉中の乳酸が代謝されやすい状況がつくられたと考えられるのです。

また、クエン酸は抗疲労効果を有する食品素材の一つとしても期待されています。日頃の業務で疲労を感じている健常者を対象に、クエン酸を含む飲料を摂取させ、ＡＴＭＴ（精神作業効率を客観的に測定する装置）を使用して、疲労感検査（ＶＡＳ検査）を行った結果、ＡＴＭＴによるパフォーマンス評価で有意な試行数の増加、ＶＡＳによる主観的評価で疲労感の軽減傾向が確認されています。

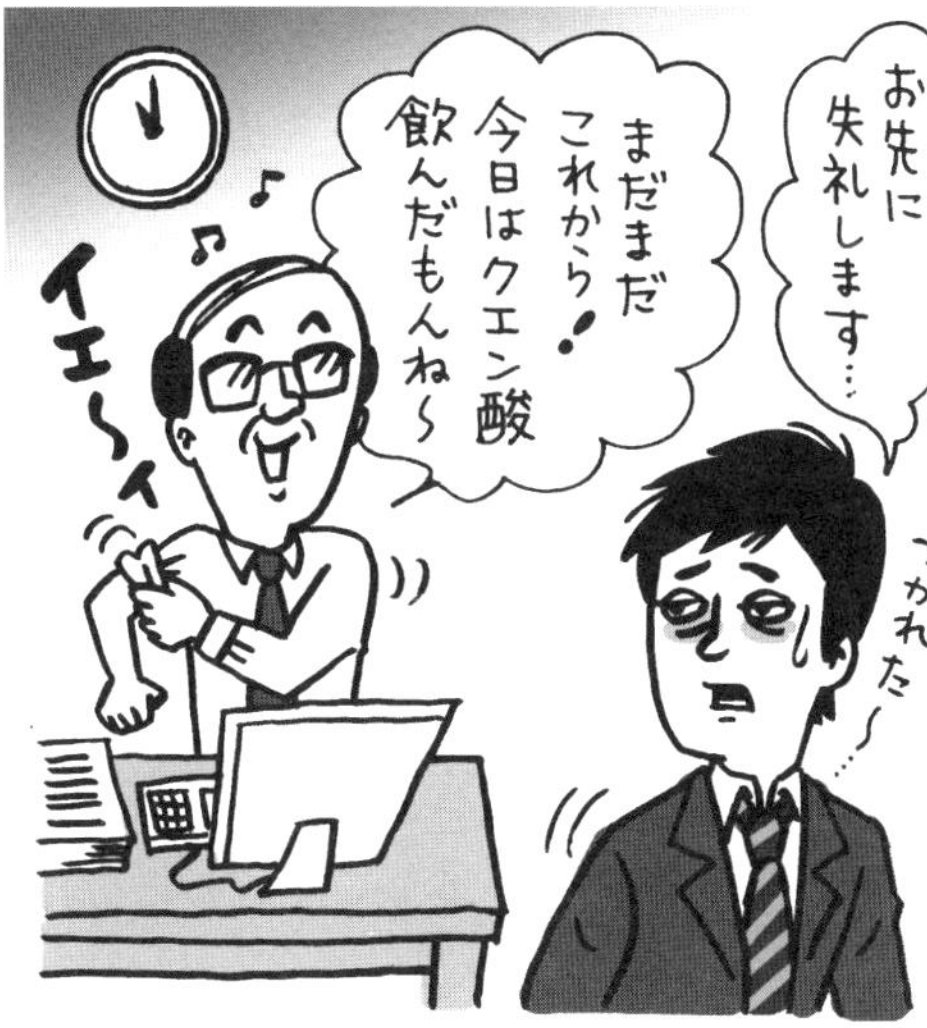
お先に失礼します…
まだまだこれから！今日はクエン酸飲んだもんね～
イエ～イ
つかれた～…

Question 48

トレーニング時におけるクエン酸の具体的な使い方は？

食

品なので、ドリンクなどにして適宜水分補給の感覚で摂取するのがいいでしょう。比較的長時間のトレーニングや試合の場合は、ちょっと専門的な飲み方があります。

まず最初は、糖質入りのスポーツドリンクを中心に摂取していきます。水分補給とエネルギー補給を兼ねた状態です。この場合、可能であればハイポトニック（体液よりも浸透圧の低い）飲料だとお腹に溜まりにくいのでさらに好都合です。そしてトレーニングを進めるにつれて体内に乳酸が溜まり始めた頃からは、スポーツドリンクからクエン酸ドリンクへと、ドリンクの内容をスイッチするという方法です。最初はとにかくエネルギーの補充が重要となるのですが、トレーニングが進むにつれエネルギーは乳酸という物質に変わっていくようになります。そのタイミングからは乳酸の元となる糖質よりも、むしろ乳酸を除去してくれるクエン酸を中心に摂取するほうがパフォーマンスが上がりやすいというわけです。

少々、専門的になりますが、クエン酸が乳酸を除去してくれるメカニズムとしては、グルコース分解の調節酵素であり、かつ乳酸生成に強く作用するピルビン酸脱水素酵素（ＰＤＨ）の活性化が関係していると推測されます。

クエン酸摂取によりマロニル－CoAが生成され、カルニチン－パルミトイルトランスフェラーゼ－I（CPT　I）が阻害されて脂肪酸をミトコンドリアに取り込めなくなり、その結果としてPDHが活性化されます。PDHが活性化されると、乳酸はピルビン酸を経由してクエン酸回路に入りやすくなるのです。

さらに、クエン酸は解糖系のホスホフルクトキナーゼを阻害するので、グルコースからの乳酸生成も低下するはずです。この二つの作用により、クエン酸摂取が乳酸の除去を促進すると考えられています。

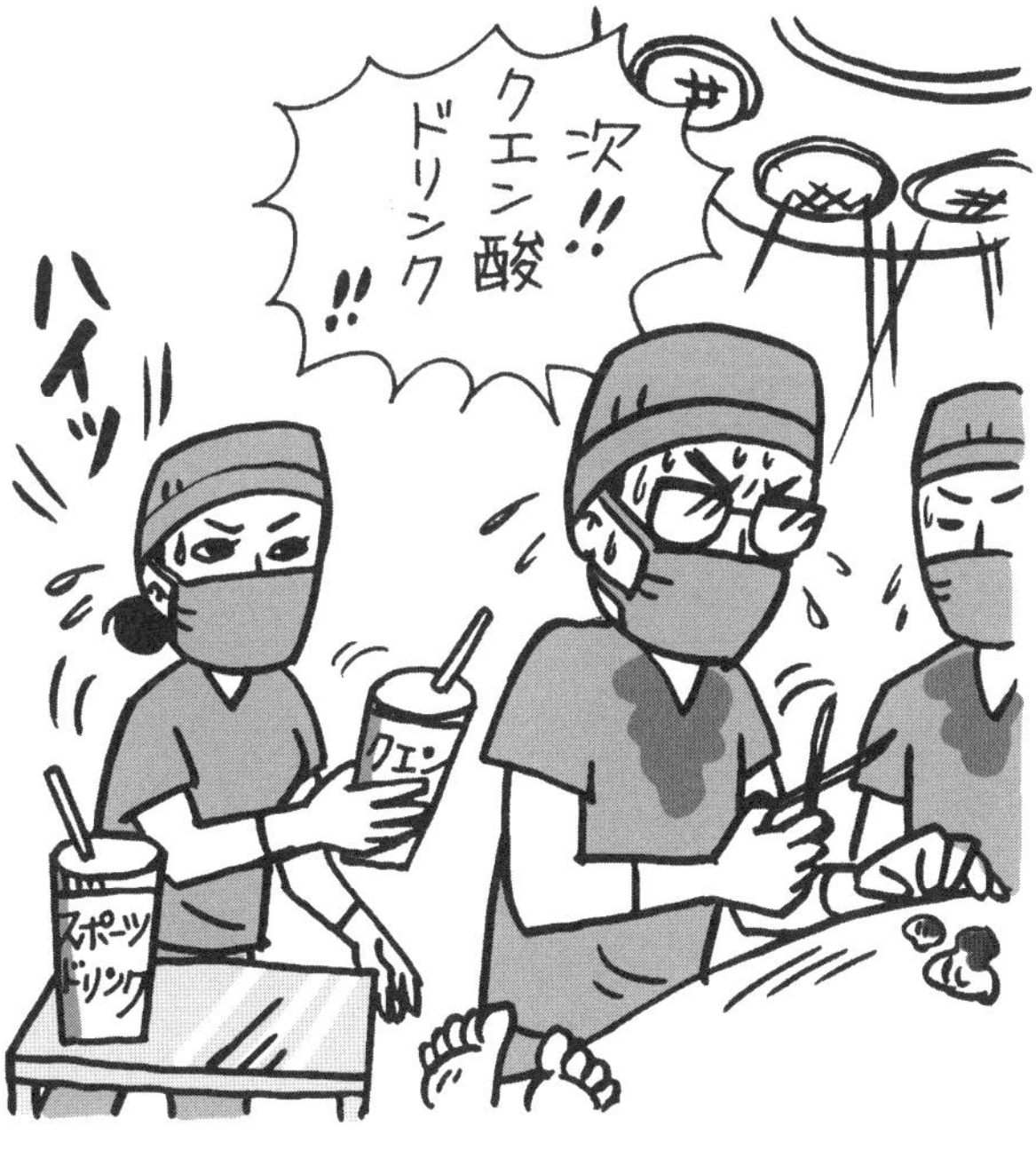
次!! クエン酸ドリンク!!
ハイッ
クエン
スポーツドリンク

Question 49

アメリカのサプリメントは進んでいるの?

アメリカがサプリメントに関しても大国であることは、疑いの余地がありません。何故、これほどまでにサプリメントが人気なのでしょうか? 栄養学が進んでいるからでしょうか? 健康意識が強いから? それらも理由の一つですが、実は何より「お金のない人は病院に行けない」という経済事情によるところが大きいと思われます。日本では、多くの病気の治療に関しては保険が適用されます。その結果、保険証さえあれば自由に安価で診療を受けることができます(最近は医療費の自己負担も3割となり安価ともいえませんが…)。

一方、アメリカでは、日本のような医療保険制度が確立しておらず、加入している保険会社によって行ける病院が限られたり(それ以外の病院では保険が適用されません)、保険の適用金額に上限があったり、さらに保険に入るにも厳しい条件が課せられたりするので、「誰でも自由に安く」というわけにはいかないのです。

このためアメリカでは「病院に行かずにすませたい」という風潮が高まり、70年代にはサプリメントを専門に取り扱う「ビタミンショップ」が次々に登場しました。そしてスーパーマーケットでも広く扱われるようになり、大量に出回ることで価格も下がり、アメリカの人たちの必需品となったのです。

その後、1994年にダイエタリーサプリメント教育法（DSHEA）が制定され、ビタミン、ミネラル、ハーブ、アミノ酸などについて、科学的根拠に基づいていれば、FDA（Q28参照）への通知だけで人体の構造と機能に関する効果を表示できるようになりました。しかし表現に行き過ぎる傾向が見られたので、2000年1月にFDAにより、表現に関しての細則が公表され、疾病を「治療する」や「予防する」といった内容の表現は使えなくなりましたが、疾病改善の役に立つといった表現は認められるようになりました。

例えば、「軟骨と関節の機能をサポートするのに役立つ」「心臓血管系の機能と健康な循環器系を維持するのに役立つ」といった表現は可能になったのです。

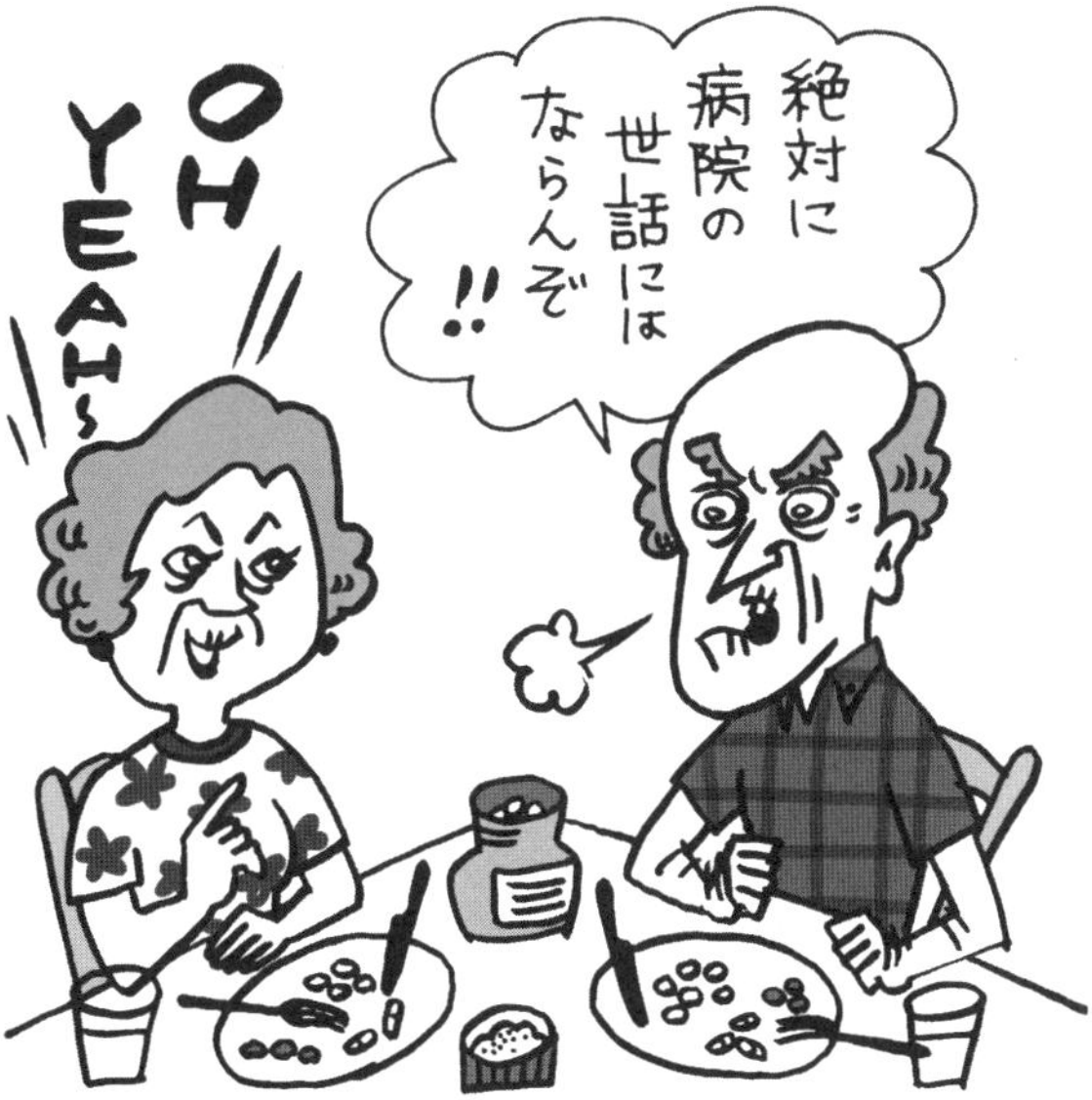

Question

50

アメリカでは日本で買えないサプリメントが購入できるの？

Q

49で述べた通り、アメリカでは健康の維持増進に役に立つサプリメントに関してはある程度の表現を可能にする一方で、健康を害する恐れのあるサプリメントに関しては厳しく取り締まるようになりました。一番よく知られている例では、エフェドラの流通禁止です。

エフェドラは、食欲を減退させる効果がある物質で、マオウと呼ばれる植物に多く含まれる物質です。日本では、マオウは医薬品成分であるため、サプリメントには使用できませんが、アメリカでは、サプリメントに盛んに配合されていました。このエフェドラは、確かに食欲を減退させ、ダイエットには効果的ではありましたが、副作用として肝硬変を起こすことが知られていました。アメリカでも実際にエフェドラを含むサプリメントで肝硬変になったという被害が相次ぎ、ＦＤＡ（Q28参照）ではこのエフェドラを使用した製品を使って健康被害に遭った場合の治療に対しては保険適用外とすることを決め、市場への流通禁止措置を行いました。

さらに、最新の情報では、２００４年3月11日にＦＤＡはアンドロステンジオンなどのプロホルモンを製造する23の業者に対し警告を発し、彼らに製造中止を指示しました。この条件を受けなければ業者を逮捕し、刑事訴訟をするという厳しい措置でした。

　次に、プロホルモンが公に不法になりました。2004年6月4日、アメリカの議会はこれらの製品を、つくる、販売する、所有する、使用することを不法とする法案を可決しました。

　プロホルモンは、科学的に合成されたホルモンで、ドーピング禁止薬物にも指定されている成分です。パフォーマンスは向上するかもしれませんが、人体に影響を及ぼす恐れがあります。ちなみに日本ではプロホルモンは元から医薬品扱いのため、サプリメントとして販売することはできません。

　今後も、アメリカにおいても健康被害の観点からドーピング禁止薬物がサプリメントショップから消えていく可能性は十分に考えられると思います。

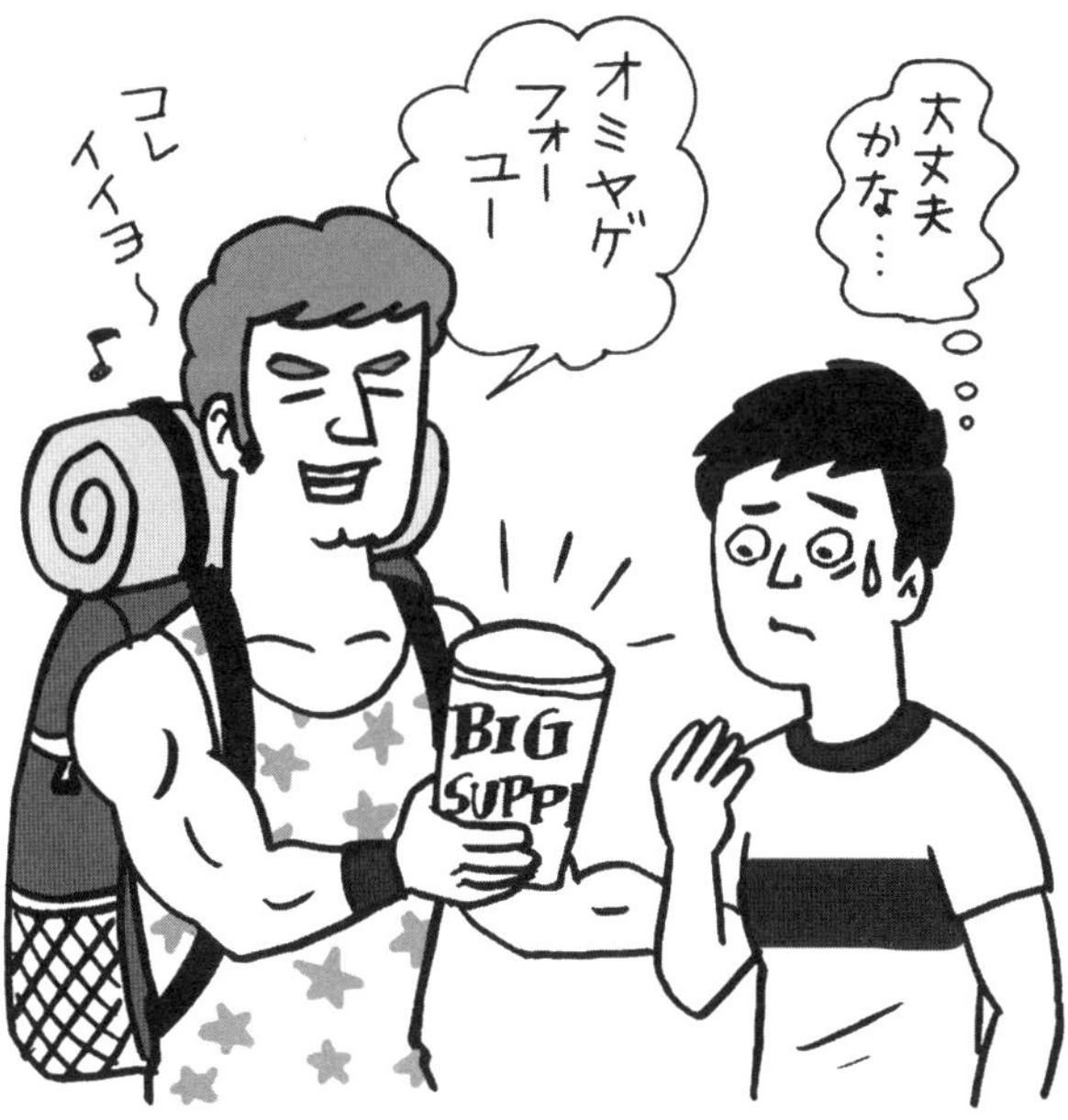
大丈夫かな…
オミヤゲフォーユー
コレイイヨ〜
BIG SUPP

どう摂る？サプリメント
シーン別活用術

健康的でスリムなカラダに！
ダイエットしたい人に
効果的なサプリメントの摂り方

朝食は果物を中心にしっかりと食べ、そして昼食、夕食と徐々に食べる量を減らす努力をしましょう。朝は10分だけ早起きして、空腹の状態でグルタミンを5g程度、水200㎖で飲みます。

基本的に、高タンパクで低脂質の食事を心がけ、就寝2時間前からはエネルギーのあるものは口にしてはいけません。運動を積極的に行うのが好ましいですが、時間がない場合は、駅までのウォーキングやお風呂掃除、洗車など、積極的にカラダを動かす習慣を身につけるようにするといいでしょう。

サプリメントの素材としては、「フォルスコリン」「カルニチン」「HCA（ハイドロキシクエン酸）」が代表的です。運動の前に適量を摂取しておくといいでしょう。体重が増えるからといって水分を控えるのはタブーです。むしろ積極的な摂取を心がけましょう。

上級編

レベルアップのヒントが満載！

もっと知りたい、カラダづくり

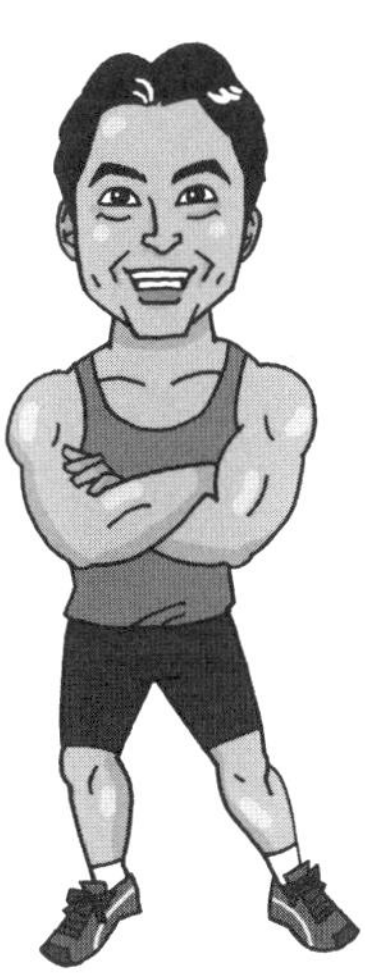

Question 51

とにかくカラダを大きくしたい！裏ワザってあるの？

カラダを大きくするにはいろいろな方法があります。MRP（代替食、Q43参照）を利用して一日の食事の回数を増やすのも有効な方法ですし、単にプロテインだけを飲むのではなく、デキストリン入りのプロテインを飲むようにするのもいいでしょう。そんな中、一つ面白い方法として、「血中のアミノ酸濃度を常に高い状態にしておく」というやり方があります。アミノ酸は、脂質や糖質のように体内に長期間蓄えておくことができません。「アミノ酸プール（いつでも必要なときに取り出せるよう、血液中で他のアミノ酸と結合していないフリーの状態）」という言葉がありますが、ある一定期間血液中を循環して利用されないものは排泄されてしまうのです。

そこで、いかにこまめにアミノ酸を補給して、血中のアミノ酸濃度を高い状態で維持しておくかがポイントとなります。ここで、〝プロテインとアミノ酸の使い分け〟が効果を発揮するのです。

プロテインは吸収してアミノ酸になるまでに数時間かかり、その後も徐々に体内に吸収されていきます。一方、アミノ酸は30分ほどで血中に現れ、すぐに減っていきます。食後にプロテインを飲んで、その後、空腹時には必須アミノ酸を少しずつ補充するというやり方をしておくと、日中はアミノ酸濃度を維持することができます。

また就寝の1～2時間前にプロテインを飲み、就寝直前にアミノ酸を補給しておくというのも効果的でしょう。中には夜中に起きたついでにアミノ酸を飲む人もいるくらいです。さらに、プロテインはホエイ、カゼイン、大豆と吸収スピードが異なりますから、プロテインの原料の違いまで計算して摂取すると、これはもう立派なサプリメントマニアといえるでしょう。

もちろん、カラダを大きくするのはサプリメントだけではありません。しっかりとした食事とトレーニング、睡眠は必須ですよ！

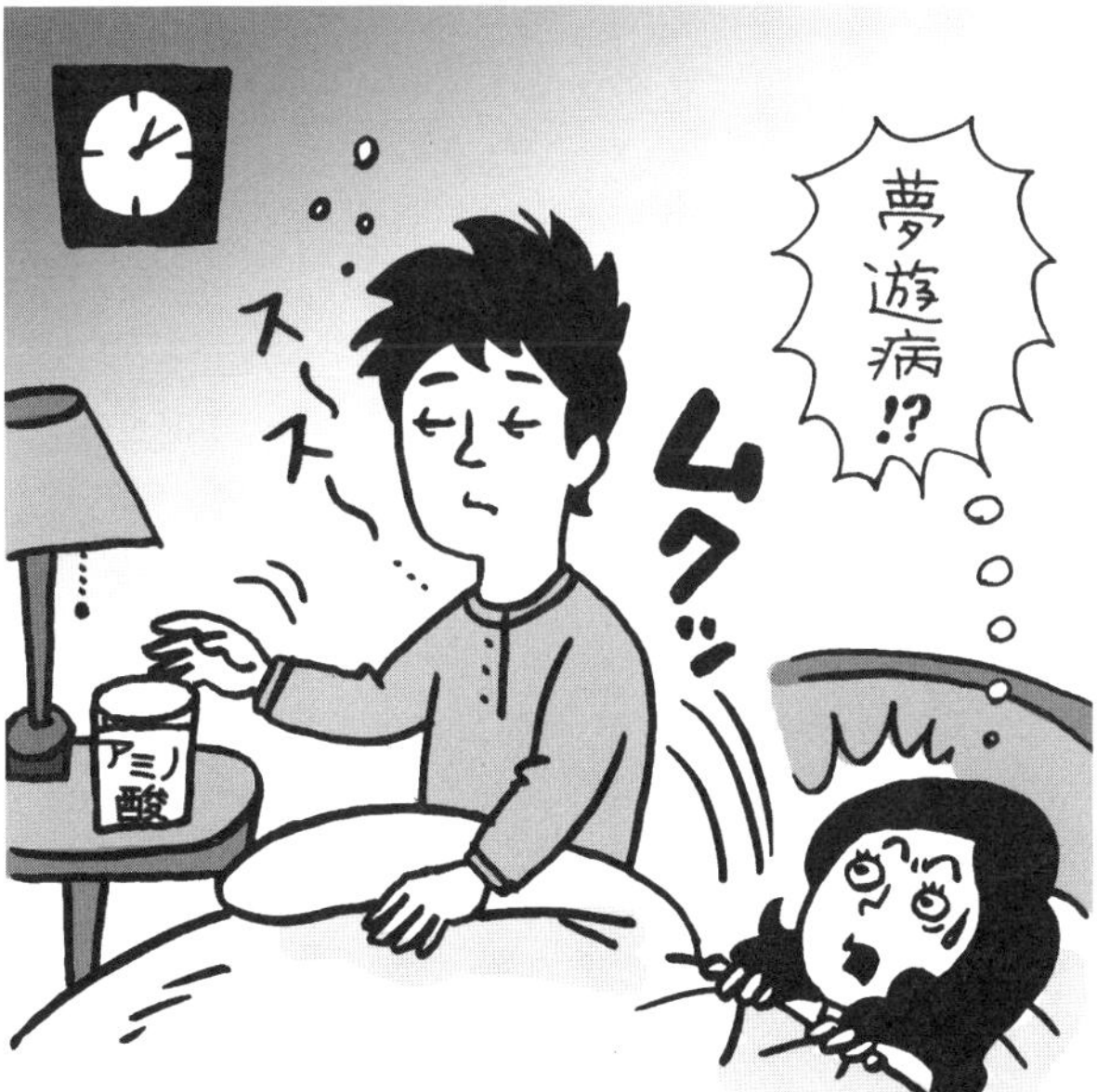

Question 52

成長ホルモンは増やせるの？

成長ホルモンは脳下垂体から分泌されるホルモンで、血液中を経由してあらゆる代謝に影響を及ぼします。特に、血中のアミノ酸のタンパク合成を高める働きをもつため、速やかな筋肉の修復に効果を発揮します。しかしこの成長ホルモンは、10代後半をピークに分泌が低下していきます。分泌のピークを過ぎたアスリートの中には、この成長ホルモンの分泌を促す物質が欲しくて、プロホルモンなどを利用したというケースも過去にありました。

プロホルモンとはホルモンの前駆物質（その物質の前段階のもの）で、その使用によって成長ホルモンのレベルやテストステロンレベルの上昇が見られます。しかし、同時に女性ホルモンであるエストロゲンレベルも上昇させるため、乳房の肥大化などの副作用もあります。その他にもホルモン代謝の異常が起こる可能性もあるので、日本ではもっぱら医療目的にのみ使用され、サプリメントとしての販売は禁止されています（アメリカでも禁止されている）。

そこで注目されるようになったのが、ホルモンそのものではなく、ホルモンの分泌を促すような食品です。その中でも特に注目されているのが、アミノ酸です。アミノ酸にはいろいろな機能がありますが、ある種のアミノ酸には成長ホルモンや男性ホルモンの分泌を促すような効果をもつものもあります。

代表的なものは、リジン、オルニチン、アルギニン、グルタミンといったアミノ酸です。これらのアミノ酸は単体では1回に数g～数10g摂取することにより、成長ホルモンの血中濃度が数倍に上昇したという科学的データがこれまでにも多数発表されています。

例えば、運動をしている成人にオルニチンを170mg／kg（70kgの人で12g）与えたところ、成長ホルモンの濃度が4倍になったとの報告などもあります。ただしこの量を一度に摂った場合、一過性の下痢を起こしたことが同時に報告されていました。

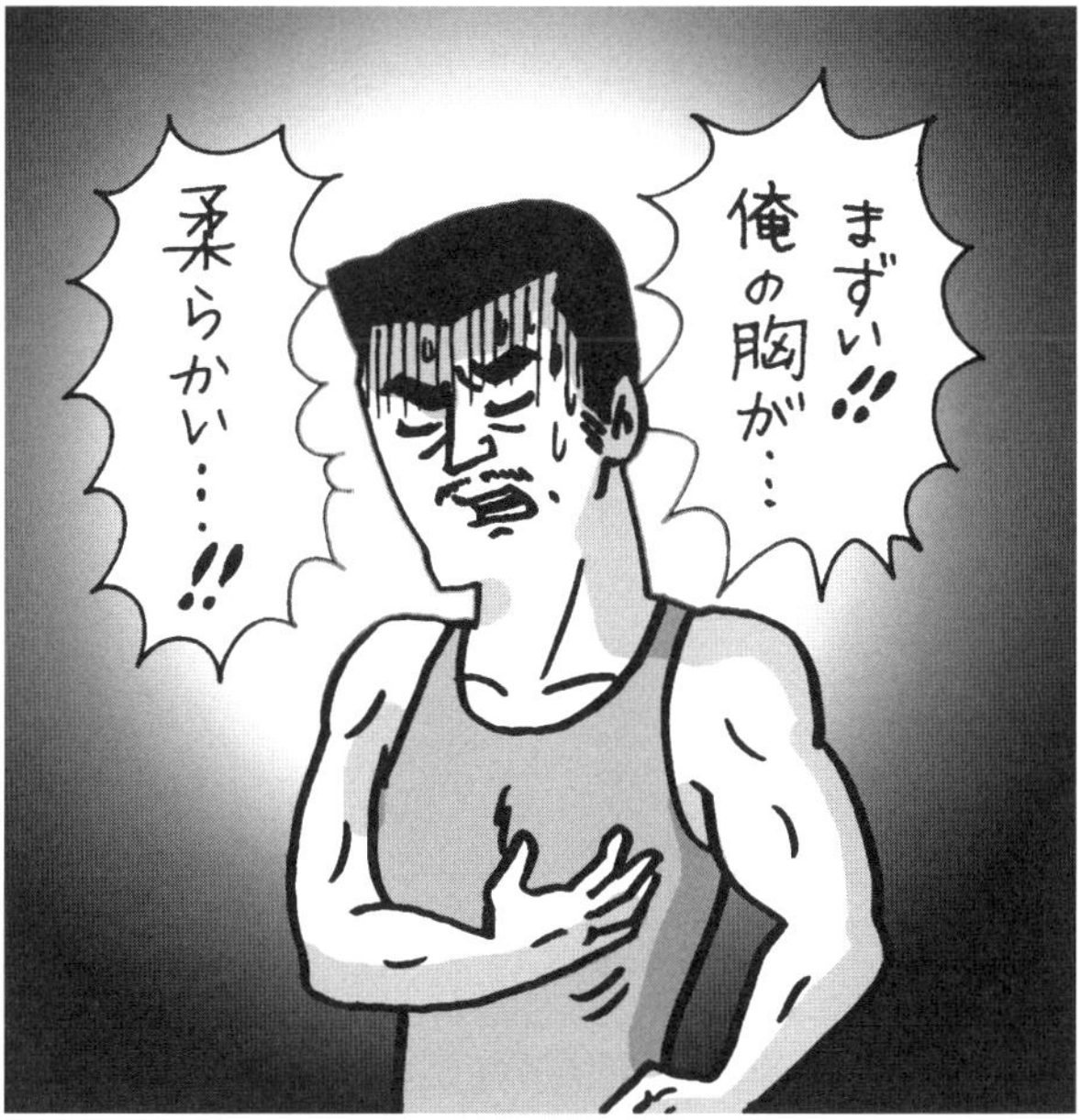

Question
53

成長ホルモンを増やすには、どういった素材の組み合わせが考えられる？

Q

52で述べたように、大量にアミノ酸を摂らなくても成長ホルモンが分泌されるよういろいろな組み合わせを検討した結果、リジン、アルギニン、オルニチンを特定の比率でブレンドし、さらにビタミンB6、亜鉛、アシュワガンダと呼ばれるハーブを組み合わせると、少量でも成長ホルモン分泌作用が生じることがわかってきました。

ちなみにアシュワガンダは、インドの伝統的民間療法であるアーユルベーダにも記載されているナス科のハーブの一つで、インドジンセン（インドの朝鮮人参）とも呼ばれています。このハーブにもタンパク質同化作用が確認されており、男性ホルモンの分泌促進や成長ホルモンの分泌を促進する効果があるといわれています。

また亜鉛にも精巣や前立腺で男性ホルモンの合成を助ける働きがあるといわれていますし、ビタミンB6はビタミンの中でもタンパク質の合成を助けるビタミンです。

実際にこの組み合わせで摂取すると、およそ90分後に成長ホルモンの分泌がピークになることがわかりました。したがって、成長ホルモンが多く分泌される運動後や就寝中に合わせて摂取すると、より効果が上がると推測されます。

実際に私がそれらのサプリメントを就寝前に摂取して、週3～4回のウエイトトレーニングをしたところ、1ヶ月で1・4kgの体重増が見られました。そのうち実に1・0kgが筋量の増加として表れました。体重増分に対し、71・43％を筋肉に変換することができたのです。これは、摂取しなかった1ヶ月前（トレーニングの内容と、他に摂取するサプリメントは同じ）の体重増0・8kgで筋肉増0・47kg（筋肉増加率58・75％）と比較すると、非常に効果があったと考えられます。

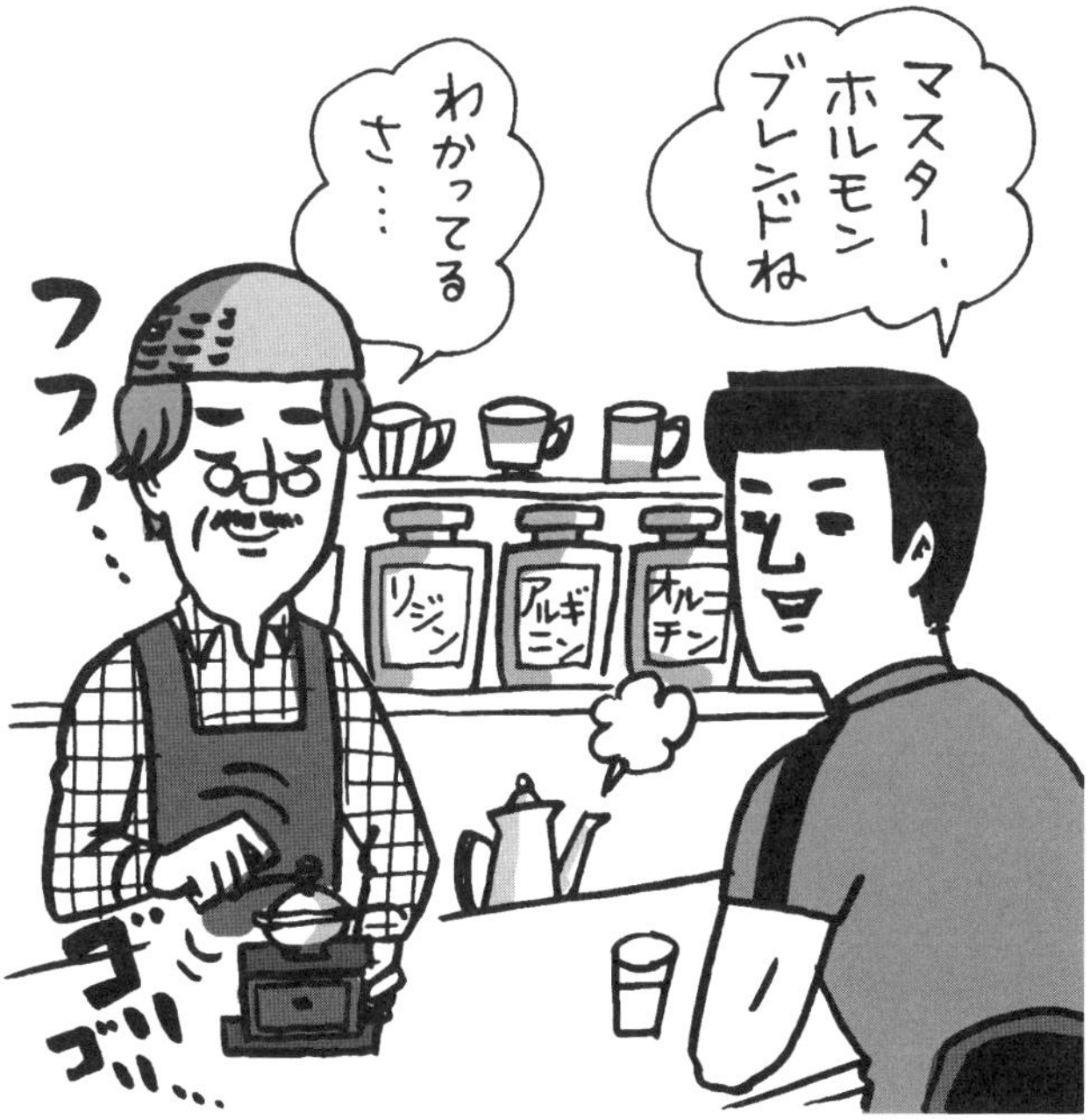
マスター、ホルモンブレンドね
わかってるさ…
フフフ…
リジン
アルギニン
オルニチン
ゴリゴリ…

Question 54

アミノ酸はどうやってつくられているの？ その❶

アミノ酸は肉などのタンパク質から抽出して製造されていると思われている方も多いようで、BSE（狂牛病）問題が取り沙汰された時期には、「アミノ酸の起源物質は何ですか？」という質問が多く寄せられました。

確かに動物の肉や皮からもアミノ酸を抽出すること（抽出法）は可能ですが、抽出法の場合は動物性タンパク質よりも植物性タンパク質を使用することが多いのです。さらに現在においては、工業的には「醗酵法」と呼ばれる方法でアミノ酸を製造することが主流となっています。ちなみに、その他には「酵素法」や「合成法」というものもあります。

抽出法は、動物や植物のタンパク質を塩酸などで分解し、得られたアミノ酸の混合物を分離精製する方法です。この方法は、アミノ酸製造の歴史の初期には広く用いられてきましたが、一つひとつのアミノ酸を分離して純粋な結晶を得るためには高度な精製技術が必要であることや、原料コスト、収率の問題もあり、あまり用いられなくなってきました。タンパク質に比較的多く含有される、L－ロイシンやL－チロシンなどは植物性タンパク質を由来とする抽出法でつくられています。

醗酵法とは、トウモロコシやタピオカ由来のデンプンを酵素分解して得られるグルコースや、サトウキビの糖蜜などを糖源として、「無機窒素源（硝酸塩や亜硝酸塩など）」を加えた培地中で微生物を培養してアミノ酸を蓄積させ、これを分離精製して結晶を得る方法です。この醗酵法で得られるアミノ酸はすべてL体で、合成法のようにDL体がつくられることがないため、L体のみを分離する必要はありません（Q55参照）。多くのアミノ酸はこの醗酵法でつくられています。

したがって、タンパク質とアミノ酸は親子か兄弟のような密接な関係ではありますが、実は製造方法に関してはまったく関連のない方法によって製品化されているのです。

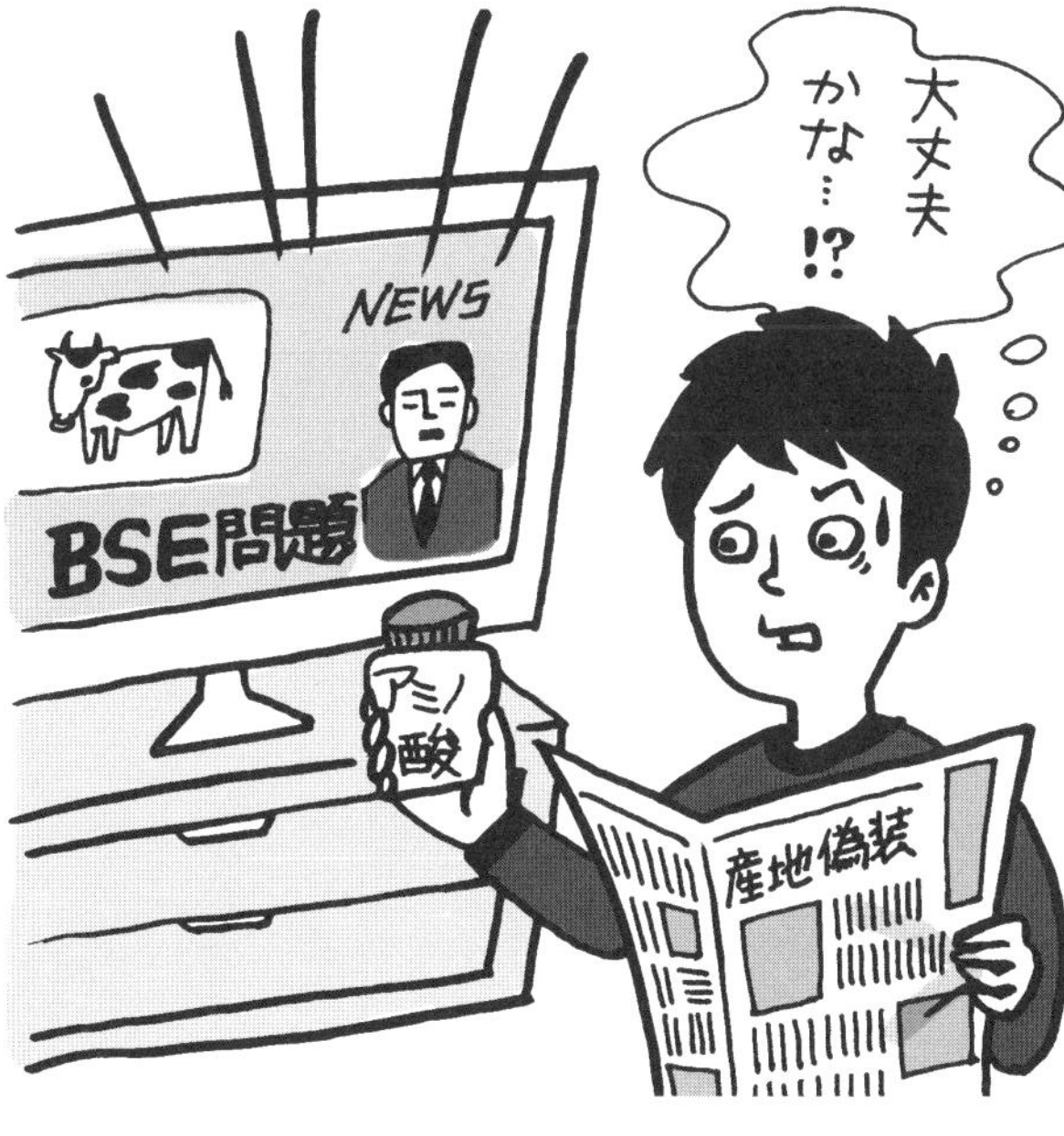

Question 55

アミノ酸はどうやってつくられているの？ その❷

Q

54で解説した方法以外には、「酵素法」と「合成法」とがあります。

まず酵素法とは、目的とするアミノ酸に構造のよく似た前駆物質を原料に、1～数段階の酵素反応を経て、一気にアミノ酸に変換する方法です。醗酵法と異なり、酵素反応時に微生物の増殖を伴わないため、起源となるアミノ酸の前駆物質が安価に入手できれば、効率のいい方法といえます。L-アスパラギン酸はアスパルターゼという酵素を用いて、フマル酸から製造されています。

そして最後は、合成法と呼ばれる方法です。これは化学的に「アミノ化」「ハロゲン化」などを行い、アミノ酸の構造に合わせて化学的にアミノ酸を合成する方法です。この方法は、起源となる原料が比較的安価で、さらに大量にある際には非常に有効な手段ですが、合成法ではL体だけでなく、D体もできてしまうため、分離精製が必要になります。DL体が存在しないグリシンや、家畜用の飼料として大量需要が存在するDL-メチオニンなどは合成法で製造されています。

いずれにしてもアミノ酸の製造方法においては、日本の食品衛生法により、製造方法も規格化されており、決まった製法でないと製造できないようになっていますので、安全性に関しては心配無用でしょう。

また、一般にアミノ酸レベルになると食物アレルギーはないと考えられています。ですから、アミノ酸の起源が大豆であっても、大豆アレルギーは起こさないといわれています。これに対し、タンパク質やペプチドでは起源の物質にアレルギーを持つ場合は、摂取に注意が必要です。

　アミノ酸の製造には日本の技術が多く活用されています。サプリメントといえばアメリカという印象があるかもしれませんが、ことアミノ酸に関しては日本が一番進んだ国かもしれません。

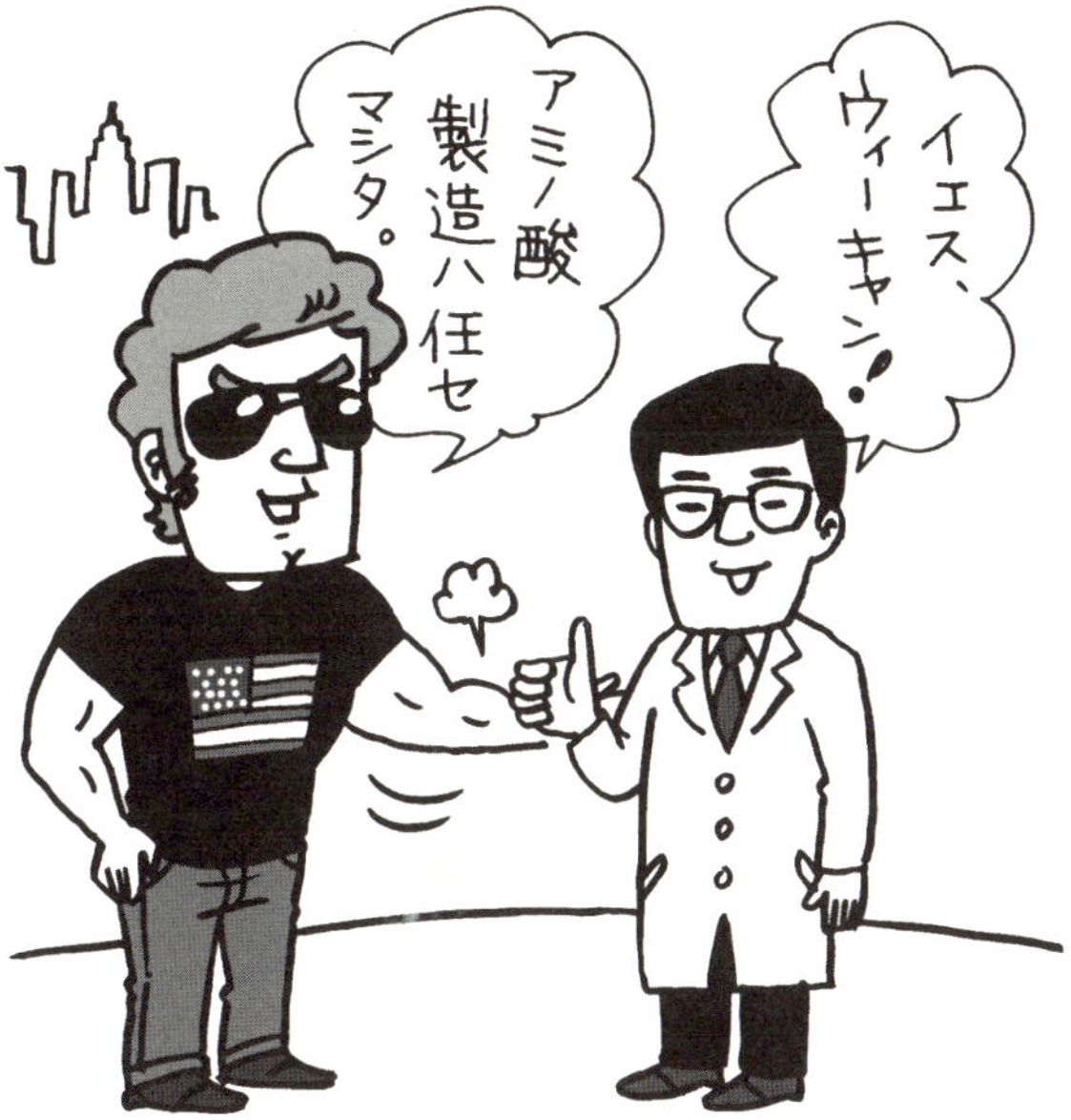
イエス、ウィーキャン！
アミノ酸製造ハ任セマシタ。

Question

56

ペプチドの製造方法についても教えて！

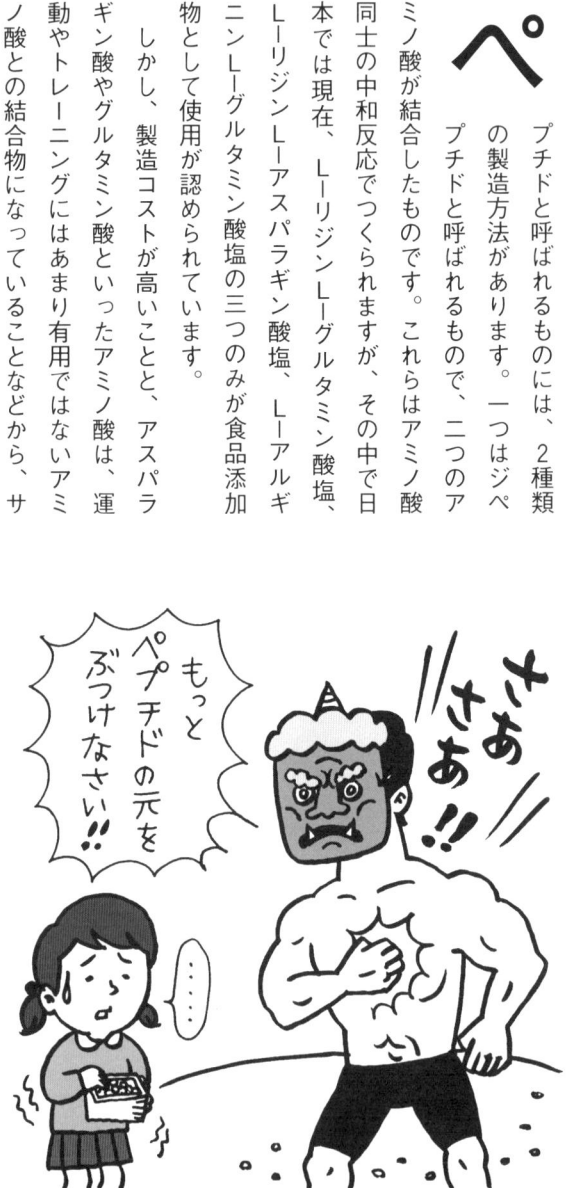

ペプチドと呼ばれるものには、2種類の製造方法があります。一つはジペプチドと呼ばれるもので、二つのアミノ酸が結合したものです。これらはアミノ酸同士の中和反応でつくられますが、その中で日本では現在、L―リジンL―グルタミン酸塩、L―リジンL―アスパラギン酸塩、L―アルギニンL―グルタミン酸塩の三つのみが食品添加物として使用が認められています。

しかし、製造コストが高いことと、アスパラギン酸やグルタミン酸といったアミノ酸は、運動やトレーニングにはあまり有用ではないアミノ酸との結合物になっていることなどから、サ

プリメントとしての使用は見かけたことがありません。

その他にペプチドと呼ばれるものでは、タンパク質を加水分解したものがあります。これには原料に応じてホエイタンパクを分解したものや大豆タンパク、小麦タンパクを分解したものなどがあります。注意すべきは、これらのペプチドはタンパク質を分解したものですので、単一のアミノ酸のみで構成されるわけではないということです。例えば、グルタミンペプチドといってもグルタミンばかりでペプチドが構成されているわけではなく、多くて30％くらいがグルタミンで、残りの70％は別のアミノ酸で構成されています。

プロテイン、アミノ酸、ペプチドはそれぞれの特徴をもっていますので、価格や風味や吸収性などの面から、それぞれをうまく使い分けるのが上級者の使い方です。

Question 57

食べもので免疫力を高めることは可能？

免疫ミルクという面白い素材があります。免疫ミルクとは読んで字のごとく、免疫力を高めることを目的につくられた牛乳です。

生まれたばかりの赤ちゃんは、母親の母乳で育ちます。中でも一番重要なのが、初乳母乳だと言われています。この初乳が重要な理由は、母親の免疫（抗体）が初乳に非常に多く含まれており、その初乳を飲むことで赤ちゃんにも抗体が取り込まれ、赤ちゃん自身の免疫力が強化されるからです。事実、母乳で育つ赤ちゃんは半年間くらい風邪などの感染症にはかかりません。

このように母から子へと受け継がれる母子免疫の仕組みは、近年の免疫学の発達によって大きく進歩しました。例えば、母子免疫を支える母乳に、低下した免疫力を補い、健康回復を高め、自己免疫疾患の発症を遅らせるなどの効果が期待できます。

そして、アメリカのスターリ研究所で実用性のある免疫ミルクが開発され、母乳に近い効果をもつことが確認されました。この免疫ミルクは、ヒトに感染する可能性の高い26種類の病原性細菌を無毒化してワクチンにし、乳牛に継続的に注射することから生まれます。ワクチンを投与された乳牛は、この26種類の病原性細菌（抗原）に対して抗体をつくります。つくられた抗体は牛乳へと移行します。この抗体入りのミルクが免疫ミルクで、ヒトが摂取することで免疫力を強化することができます。

免疫ミルクのヒトへの効果は、アレルギーの予防と改善、高コレステロールや高血圧の改善、腸内環境の改善、自然治癒力の増強など多岐にわたりますが、一番効果が得られるのは炎症の改善効果です。リウマチなどの、細菌感染が引き金になる自己免疫疾患性のものや、局所的に炎症を起こす関節炎などに効果があることが確認されています。これは、免疫ミルク中に含まれる抗体（ＩｇＧ）や各種の生理機能活性因子の働きで、炎症の元になるＴＮＦ－αの発生を抑えるからではないかといわれています。

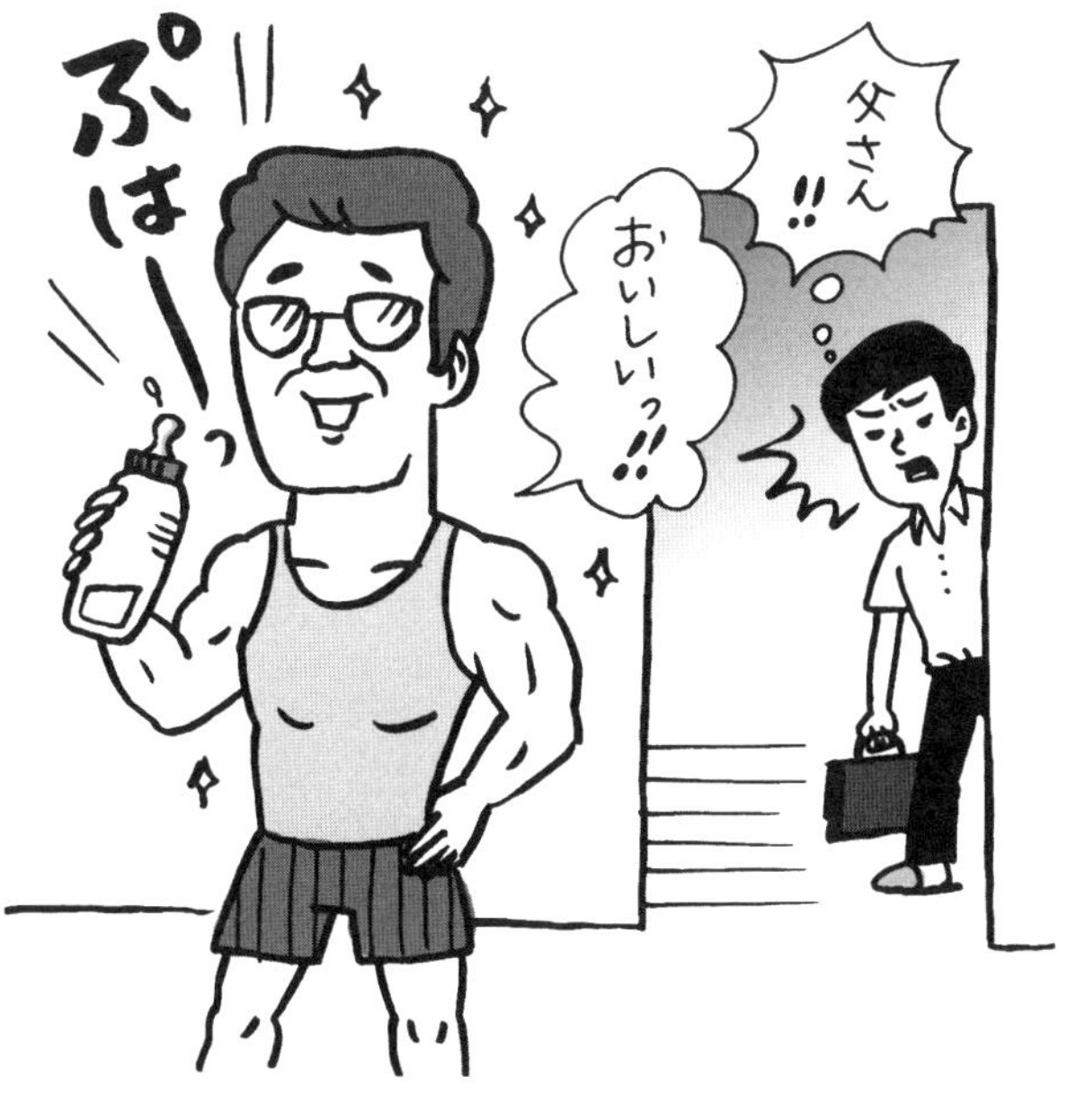

Question 58

運動・栄養・休息の3条件を満たすには、睡眠も大切だと聞くけれど…。

一般に睡眠のリズムは90分サイクルであるといわれています。覚醒（覚めている状態）から徐々に熟睡状態に近づいていき、40～50分で眠りの深さは最深部まで到達し、そしてちょっとした刺激で目覚めてしまうほど眠りの浅い状態が20分ほど現れます。通常はこれを5回ほど繰り返したところで目覚めを迎えます。

睡眠中に数回出現する眠りの浅い状態をレム睡眠といい、夢を見たり目を閉じたまま眼球が活発に動いたりするのが特徴です。それ以外の部分をノンレム睡眠といい、その深さレベルによってステージ1（眠っている人が容易に目覚める最も浅い眠り）からステージ4（起こすことが難しい深い眠り）に分類されます。とくにノンレム睡眠の中でもステージ3、4の状態を徐波睡眠といいます。

では、理想的な睡眠とはどのようなものでしょうか？　それは、ただ「睡眠量が多い」のではなく、「睡眠の質が高い」ことです。睡眠の質とは、簡単にいえば熟睡できたかどうかということですが、①眠りの深い徐波睡眠が長時間あり、睡眠前半に集中していること、②レム睡眠時にすっきりと目覚めることができること、の条件を満たすことが必要です。

睡眠の質を高める方法の一つに、運動を挙げることができます。運動を実施した日の徐波睡眠量は、運動しない日に比べて増加し、それは入眠してから2〜3時間のうちの増加であることが分かっています。また運動の種類については、筋トレよりも持久力走などの有酸素運動のほうが睡眠の質が高くなるという報告があり、筋トレに有酸素運動を取り入れることで睡眠の質が高まるようです。

　これらの理由としては体温との関係が考えられます。すなわち、体温を上げることで入眠時の深い眠りを得ることができるというわけです。よって、筋トレ時に有酸素運動ができない場合も、入浴などで体温を上げるといいかもしれません。

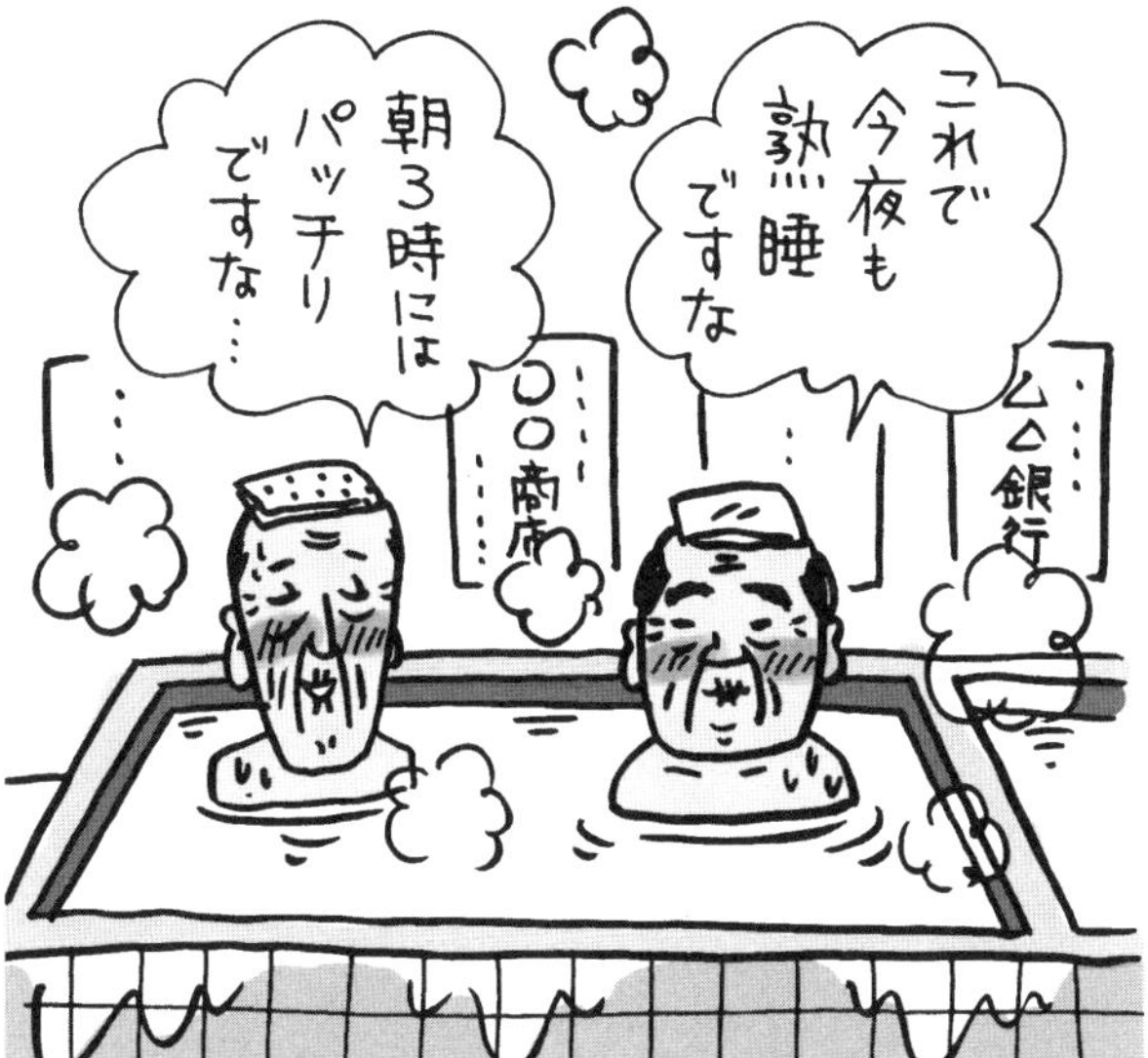
これで今夜も熟睡ですな
朝3時にはパッチリですな…
△△銀行
○○商店

よく眠るためのサプリメントはあるの？

Question 59

睡眠に深くかかわる「メラトニン」というホルモンがあります。このメラトニンは、睡眠のみならず生体リズムとも関係の深いホルモンで、通常は体内で合成されていますが、メラトニンそのものを補給した場合にも入眠促進作用が起こります。アメリカでは、メラトニンはサプリメントとして販売されており、時差ボケや不眠の改善などに使われていますが、日本では食品としては認められていないため、サプリメントとしては製造も販売も禁止されています。

そこでメラトニンに代わるものとして考えられる食品に、トリプトファンというアミノ酸が

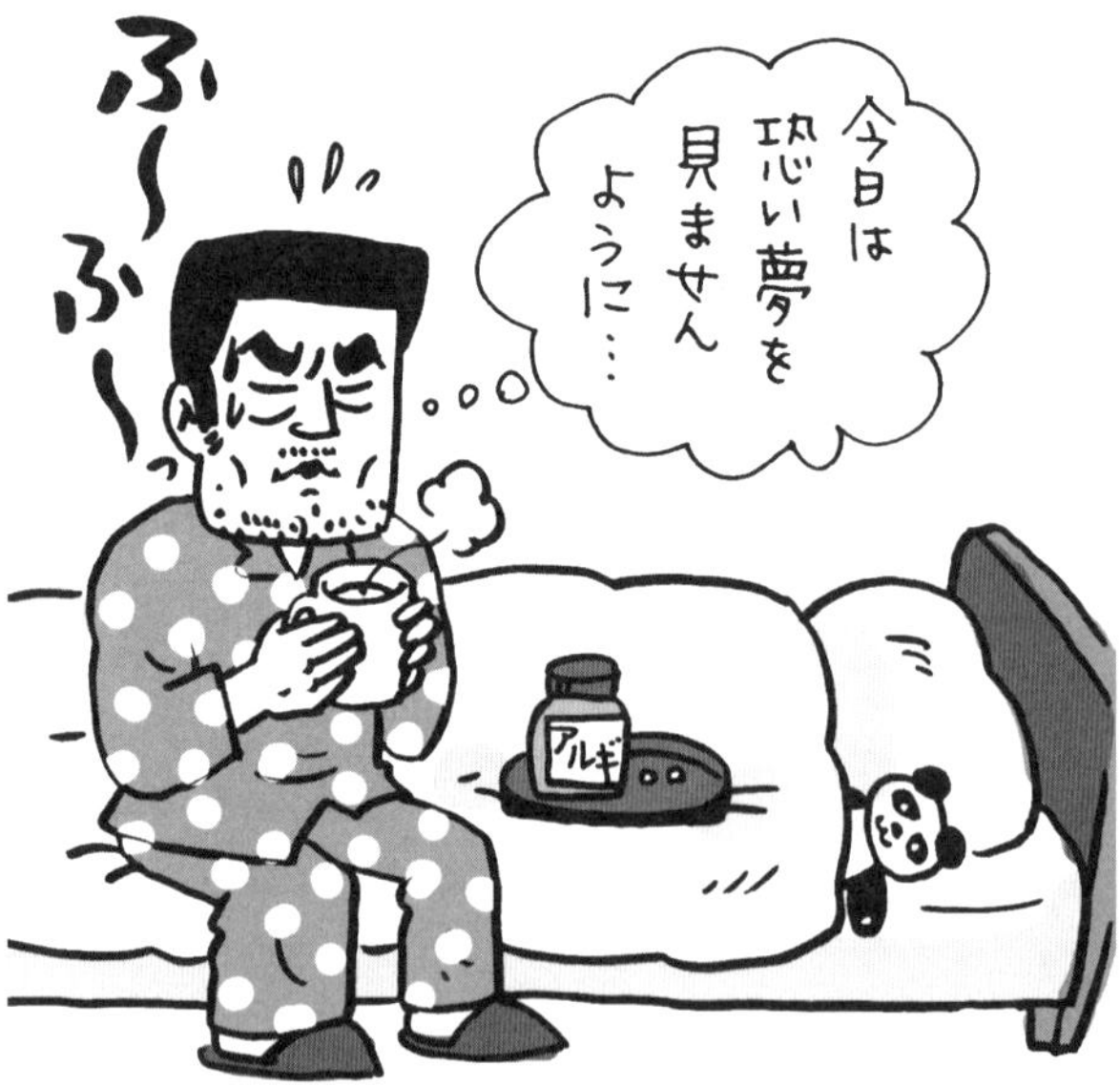

ふ〜ふ〜っ
今日は恐い夢を見ませんように…
アルギ

あります。これは必須アミノ酸の一つでもありますが、セロトニン（神経の働きを弱めて睡眠をもたらす神経伝達物質）やメラトニンの元となるアミノ酸です。トリプトファンを摂取した約1時間後には脳に到達するので、睡眠前にはトリプトファンを多く含むホットミルクを飲んだり、サプリメントなどを摂取したりするといいでしょう。

また、入眠時の徐波睡眠では、成長ホルモンが大量に分泌されています。この成長ホルモンはカラダのさまざまな代謝に関与しており、疲労回復などの観点からも睡眠時にいかに成長ホルモンを多く出すかが重要なポイントとなります。成長ホルモンを促す素材としては前述したリジン、アルギニン、オルニチンなどのアミノ酸や、アシュワガンダというハーブが挙げられます。徐波睡眠を増加することに加え、これらの食品をうまく利用することもお勧めです。

Question 60

睡眠の質を高める方法を教えて!!

眠りの質を上げるための要素には「光」と「音」と「香り」が挙げられます。

睡眠と光はかかわりが深く、生体リズムに最も影響を及ぼす刺激は光であると言われています。光の単位としては照度（単位：ｌｘ、ルクス）と色温度（単位：K、ケルビン）が使われます。照度は照らされる場所の明るさのことで、色温度は光の色を表すのに使用される値です。就寝直前は照度10～30ルクス、色温度は３０００ケルビン以下が理想的で、さらに局部照明で陰影を付けることも効果的ですので、ダウンライトなど間接照明を利用するといいでしょう。

睡眠中は、安定した睡眠を確保するために照度は10ルクス以下を目安に、できるだけ暗くしますが、起床前後は睡眠から覚醒をタイミングよく行うために、１０００ルクス程度の光量が必要です。そのためにカーテンは完全な遮光にせず、自然な太陽の光を取り込めることが好ましいでしょう。

次に音の要素ですが、眠りにつくために音楽も有効な方法の一つです。入眠のための理想的な音楽とは、弦楽器や木管楽器などやわらかい響きで、「ゆっくりしたテンポのハーモニー」であること。途切れた音ではなく持続的な長い音が続くことで、脳波はリラックスを示すα波が増えてきます。

もう一つの特徴は、「細やかなリズム反復音」です。単調なリズムの反復音はやがて心的飽和（飽き）

を生じ、無意識のうちに体が眠る態勢に向かうといった効果が報告されています。眠れないときに「羊が1匹、2匹、3匹…」と数えるのは、この反復による心的飽和の原理を応用したものです。さらに、「波」や「せせらぎ」のような自然環境音楽は、よくリラクゼーションの音楽として入眠効果も期待されますが、実際には好みによって効果にバラつきがあるようです。

最後に香りの要素ですが、香り物質には心身に対して興奮的に作用するものと鎮静的に作用するものがあり、鎮静効果を持つものは、睡眠への効果も期待できます。マウスを被験体として10種類の香りの刺激が睡眠時間に与える影響について調べた結果、睡眠時間を延長させるものは、バレリアン、バイソニードル、ローズであり、短縮させるものはジャスミン、レモン、あまり影響がない香りはイランイラン、ペパーミント、サンダルウッド、ラベンダー、クローブでした。

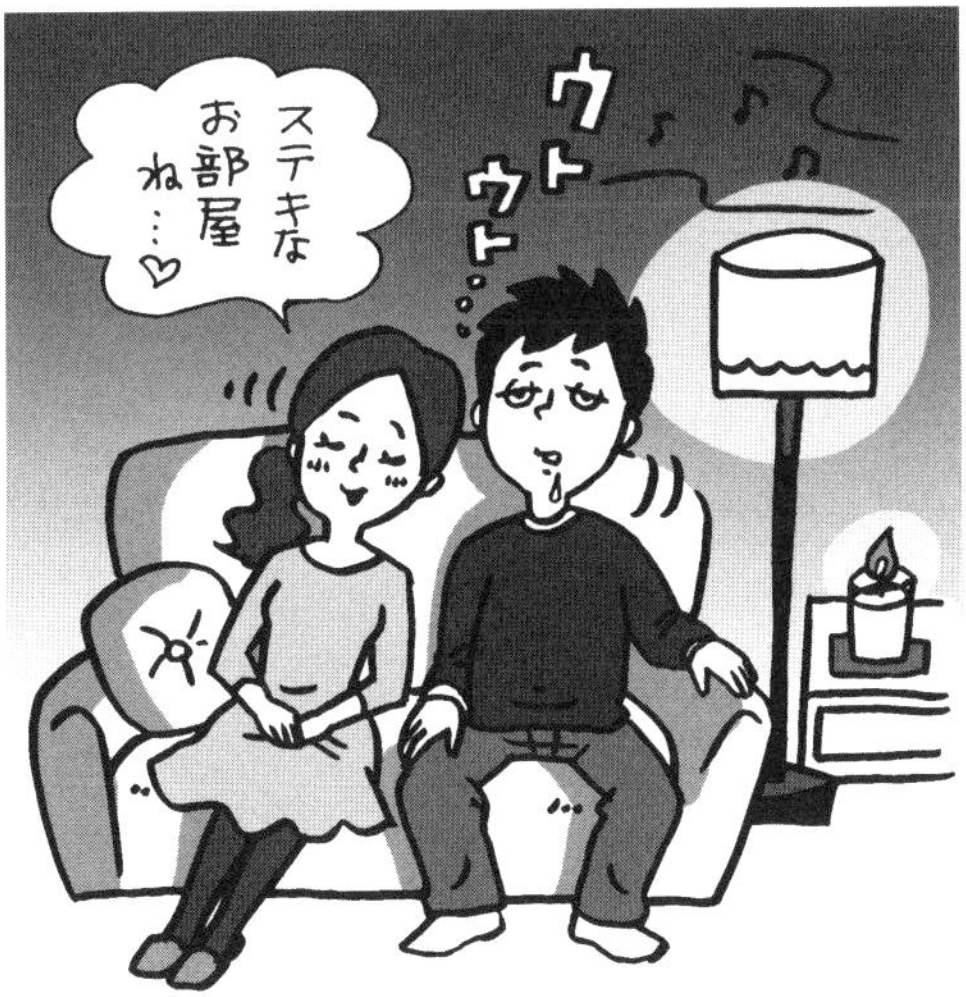

Question

61

中鎖脂肪酸などの脂肪について知りたい！

脂肪は主に脂肪酸という成分で構成されています。この脂肪酸は炭素が鎖状につながった形をしており、その長さによって短鎖脂肪酸、中鎖脂肪酸、長鎖脂肪酸の三つに分類することができ、それぞれ性質や特徴が異なります。通常の食用植物油のほとんどは、炭素が12個以上連なった長鎖脂肪酸で構成されています。一方、中鎖脂肪酸からなるトリグリセリド（ＭＣＴ）は、炭素が8～10個で構成されており、母乳、牛乳、乳製品の脂肪分に3～5％、ヤシ油、パーム核油などにも5～10％程度含まれています。

長鎖脂肪酸はカラダに吸収された後、リンパ管、静脈を通って脂肪組織、筋肉、肝臓に運ばれて蓄積され、必要に応じて分解されエネルギーとなります。しかし消化吸収に時間がかかるため、摂り過ぎると体脂肪として蓄積されやすい傾向にあります。それに比べて中鎖脂肪酸は、消化吸収が速く、肝臓へ通じる門脈を経て直接肝臓に運ばれ、脂肪燃焼の場であるミトコンドリアへ容易に運ばれるので、エネルギーになりやすいという特徴があります。これを利用して、１９６０年代から未熟児の栄養補給や術後の治療食など医療用途に活用されてきました。

実際に、長鎖脂肪酸と中鎖脂肪酸を摂取した後、分解された脂肪酸の量を測定したところ、中鎖脂肪酸では摂取後約3時間で分解のピークが訪れ、10時間以内に摂取した中鎖脂肪酸はほとんど分解されたことがわかりました。一方、長鎖脂肪酸では、約5時間でピークが訪れ、そのピークの山も小さくほとんどが分解されずに体内に体脂肪として蓄積されていました。最近では、この中鎖脂肪酸を利用したサラダ油なども多く市販され、「カラダに脂肪がつきにくい」と訴求をした、特定保健用食品も販売されています。

このように中鎖脂肪酸は、運動する際にもエネルギー源として速やかに消費されることが明らかになっており、エネルギーを消費する際の基質として供給することができるため、サプリメントとしても利用価値の高い脂質であるといえると思います。ちなみに短鎖脂肪酸は、中鎖脂肪酸同様、消化吸収が早くエネルギー源として速やかに消費される可能性はありますが、劣化しやすいため、サプリメントなど食品に使用することはなかなか難しそうです。

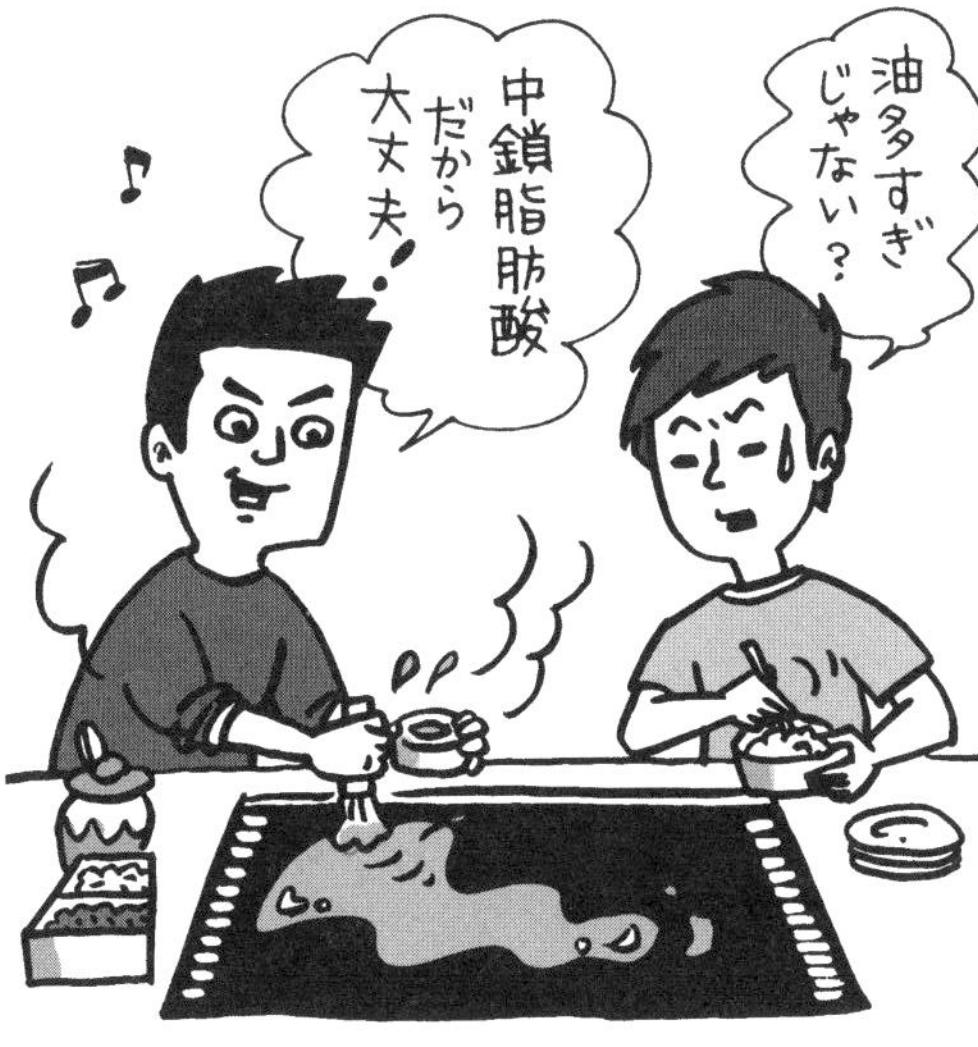

Question 62

立ちくらみや貧血を防ぐ方法はあるの？

スポーツやトレーニングをする人の隠れた悩みとして、立ちくらみや貧血が挙げられます。目眩《めまい》や立ちくらみの症状を感じた場合、多くの方が貧血を疑われるかもしれません。アスリートに見られる貧血は、スポーツ貧血（運動性貧血）といわれており、その中でも鉄欠乏性貧血は最も多く観察されています。これらは、鉄摂取不足によって酸素を運搬する赤血球の原料となるヘモグロビンの合成能力が低下することが大きな原因で、主な症状として、目眩や立ちくらみのほか、頭痛、腹痛、慢性疲労などを伴います。

スポーツ貧血は、男性より女性に多く、また競技では瞬発系より持久系に多いとされており、慢性的な症状を伴うことから、運動直後の目眩、立ちくらみの原因としては考えにくいかもしれません。しかし、急激な減量などを行った場合には、鉄欠乏状態に陥りがちなため、注意が必要です。

スポーツ貧血の予防は、まず血液検査によって貧血かどうかを診断してもらうことから始まります。そして、貧血と診断された場合、大半は鉄を補給することで改善されていきます。食品中の鉄は、肉類、魚介類、レバーなどの動物性食品に多く含まれるヘム鉄と、野菜や穀類、豆類、種実類などに含まれる非ヘム鉄があります。非ヘム鉄の吸収率がわずか数％であるのに対し、ヘム鉄は20〜30％と高いため、できるだけ動物性食品から鉄補給を行うことが効率的です。

その他、貧血以外でも目眩や立ちくらみが起こることが考えられます。トレーニング中、私たちのカラダには血管を広げるようなホルモン物質が出ており、これによって末梢血管が開き、カラダの隅々まで血液が行き届いています。そのため全身の血液循環がよくなり、運動後しばらくしてから血圧を測ると運動前よりも下がっていることがしばしば見られます。これを〝運動後低血圧〟といいます。これ自体は問題ありませんが、血圧を調整する機構が十分に働かない場合に症状は重くなります。高齢者やオーバートレーニング時（慢性疲労時）によく見られます。

これらを感じた場合は、横になる、休むなどして体調が回復するのを待ちましょう。そしてトレーニング中は息を止めず、ゆっくりと呼吸をしながら実施するなどの予防も大切です。高重量のスクワットなどのようにどうしても息を止めた状態を伴うときは、セット間などでの呼吸が特に重要になります。

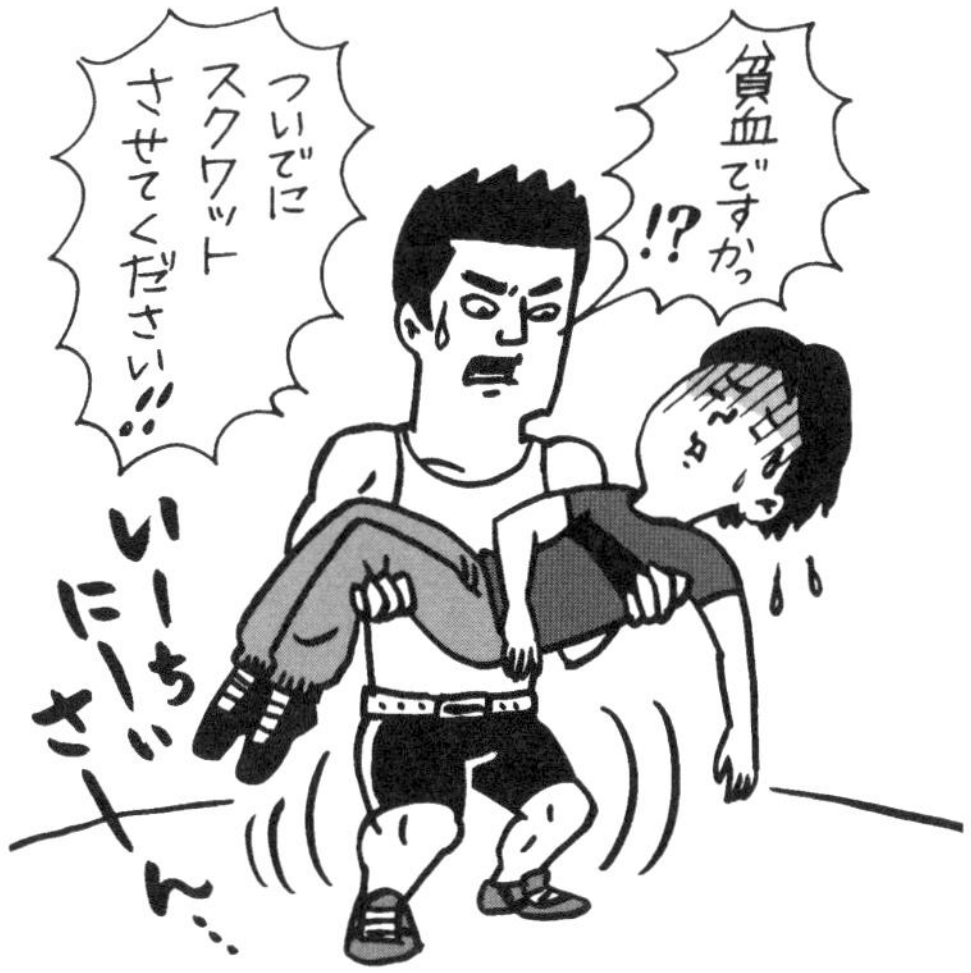
貧血ですかっ!?
ついでにスクワットさせてください!!
いーち
にーい
さーん…

α－リポ酸って何？

Question 63

α－リポ酸は糖質をエネルギーに変換する際に必要になる補酵素です。逆にいうと、α－リポ酸がないと、ブドウ糖から変換されたピルビン酸が次のステップであるアセチルＣｏＡに変換できなくなってしまいます。ブドウ糖は、アセチルＣｏＡに変換されて初めてＴＣＡ回路に入ることができるため、エネルギー源をＴＣＡ回路に送り出すことができなくなってしまうわけです。

また、α－リポ酸は、脂肪の蓄積の場となる脂肪細胞の成長を抑制するという報告があり、ダイエットに有効な素材でもあります。ただし、α－リポ酸だけを摂取したからといって即ダイエットができるわけではなく、エネルギー産生のために共同してかかわるビタミンB群やカルニチン、コエンザイムQ10などといった成分も必要になりますし、有酸素運動などをして、エネルギーを消費しないと、ダイエット効果はないものと考えられます。

ダイエット効果の他にα－リポ酸の効果で注目されるのは、万能の抗酸化剤であるという点です。そう呼ばれる理由は二つあります。一つ目は、α－リポ酸は水にも油にも溶けることができるので、カラダの中の水の多い部分でも油の多い部分でも抗酸化力を発揮できるという点です。二つ目は、活性酸素を除去する効果が非常に強いという点です。

活性酸素といっても、その性質や構造上から約8種類の酸化物質に分類されます。抗酸化機能を有する物質はたくさんありますが、8種類の酸化物質をすべて除去できる物質はなかなかないのが現状なのですが、α—リポ酸は酸化物質のほとんどを除去できる効果を有しているのです。さらにビタミンCやビタミンEの約400倍の抗酸化力を有するため、生体内で酸化されたビタミンCやビタミンEまで再活性化させる働きがあります。

α—リポ酸の3番目の効果として、注目を集めているのが解毒という効果です。α—リポ酸は分子構造に硫黄（S）を二つ持っています。硫黄化合物であることで、細胞内のグルタチオンのレベルを上昇させ肝機能の保護機能を有することや、有害金属を体外に排出する効果があるとされています。

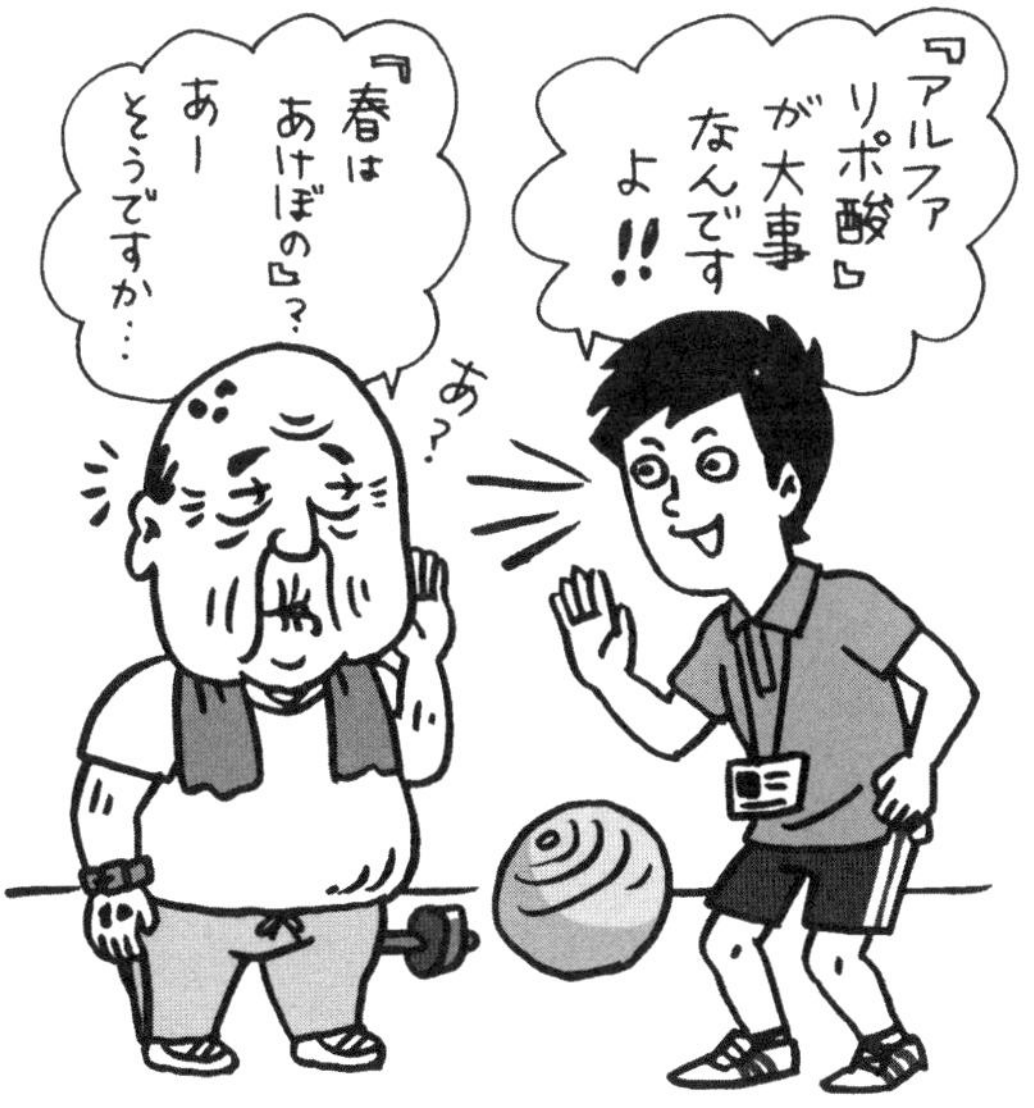
『アルファリポ酸』が大事なんですよ!!
あ？
『春はあけぼの』？
あーそうですか…

Question 64

最近発見された、「シトルリン」ってどんな効果があるの？

「シトルリン」とは日本では2007年より食品素材として新たに使用が認められた成分で、アミノ酸の一種です。1930年にスイカ果汁中から発見され、スイカの学名〝Citrullusvulgaris〟から〝Citrulline〟と命名されました。

カラハリ砂漠の野生スイカに多く含まれており、光が強く乾燥した過酷な環境で生きていくために、重要な役割を果たしている成分だと考えられています。海外では以前から使用されており、米国では血流改善、動脈硬化予防、精力増強などを目的としたサプリメントとして、欧州ではシトルリン－リンゴ酸塩が疲労回復の医薬品として販売されています。

アミノ酸の一種ではありますが、タンパク質の合成には使われず、主に遊離した状態で、血液や尿、細胞中などに存在しています。食品ではスイカのほか、ニガウリやキュウリ、メロンなどのウリ系に多く含まれ、肉や魚、卵など代表的な高タンパク食品にはあまり含まれないのが特徴です。

シトルリンにはNO（一酸化窒素）サイクルという、代謝にかかわる重要な働きがあります。NOは血管の筋肉を緩ませて動脈を拡張させ、血流量を増やす働きがあります。また、NOは血球が血管壁に接着するのを抑制したり、血管の肥厚抑制、悪玉コレステロール（ＬＤＬ）の酸化を抑制することで動脈硬化予防・抑制にも重要な働きをしています。

シトルリンから体内で変換されたアルギニンは、体内でＮＯの生成を高め、血管を拡張する作用があることが解明されており、カラダの隅々まで栄養素を運搬してくれます。またＮＯは神経伝達にも関与していることから、シトルリン摂取により集中力やヤル気などの精神的な面もコントロールしてくれることが期待されます。

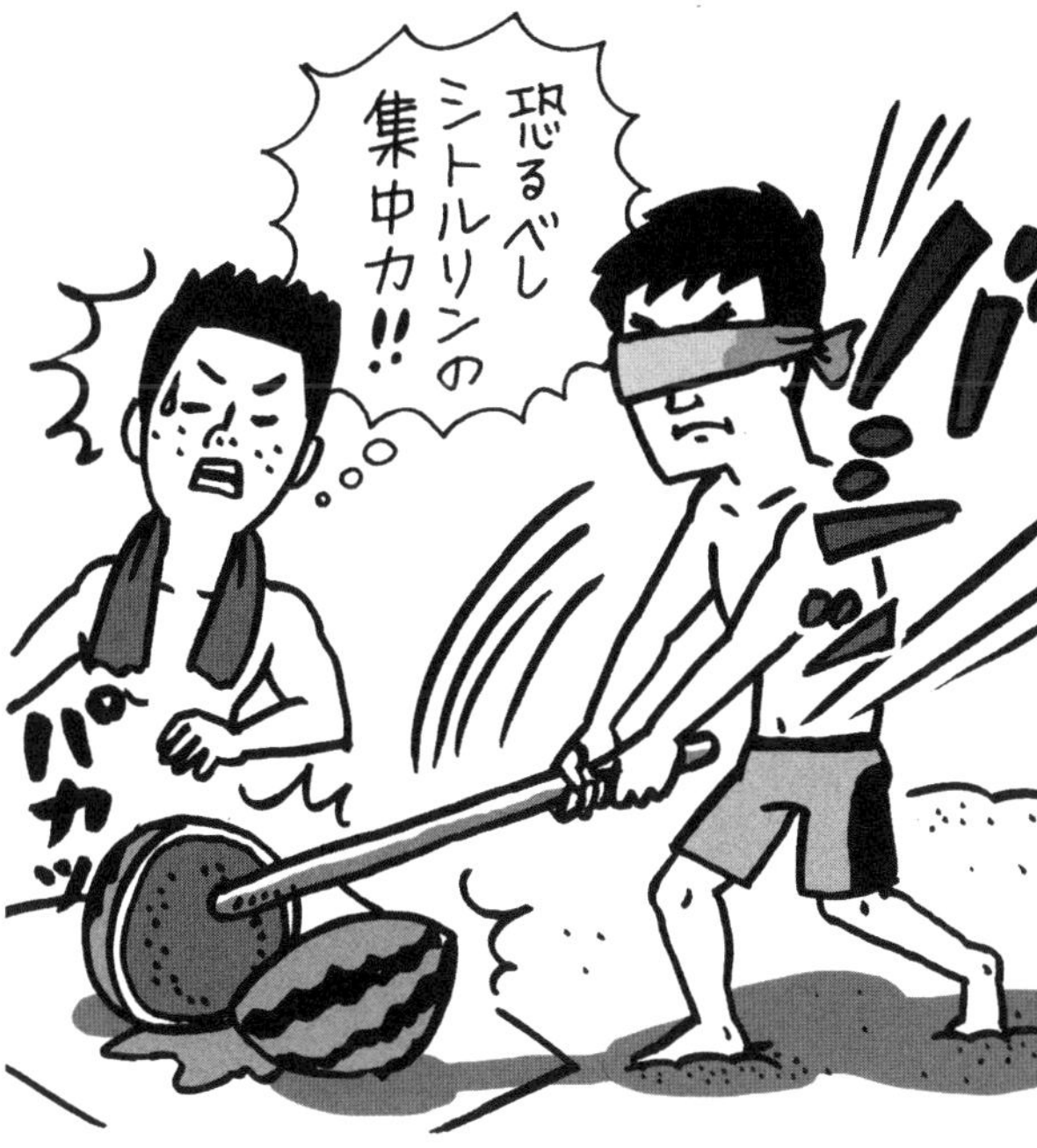

Question

65

パフォーマンスが下がるので、乳酸が出ないようにしたいのだけれど…。

トレーニングをする際に筋肉が必要とするエネルギーは、食事から摂取した炭水化物や、脂質のような栄養素からつくられています。高強度での筋トレのように、素早く大きなパワーを必要とする場合は、食事から摂取したグルコースがピルビン酸に分解されて、どんどん筋肉中に溜まっていき、酵素の力を借りて、乳酸が生まれます。その乳酸が筋肉に蓄積すると、通常中性である筋肉は急速に酸性に偏ってしまいます。筋肉が酸性に偏ることで、筋肉の働きが悪くなり、パフォーマンスが低下していきます。したがって、長い間、運動選手にとって乳酸は悪者だと考えられてきました。

しかし、ここ数年の研究により、乳酸の新しい役割が明らかになってきました。それは乳酸がエネルギー源になるということです。無酸素パワーを必要とする際には、まず速筋線維内でグリコーゲンがピルビン酸を介して乳酸に産生されます。この乳酸は、蓄積されるだけではなく、いったん筋肉から血中へ排出され、今度は遅筋線維に取り込まれます。そこで乳酸はミトコンドリアでエネルギー源として利用されるというのです。乳酸がエネルギー源として使われている間、食事から摂取したグリコーゲンの利用は後回しとなるため、エネルギー源として保存されます。つまり、より長い時間エネルギー源が維持できるというわけです。例えばマラソン選手が42・195㎞を走りきれるのも、遅筋運動の割合が高く、乳酸を溜めず上手にエネルギーとして利用し続けることができるためだと考えられます。

また、適度な乳酸の蓄積は成長ホルモンの分泌を促進して、筋肥大にもつながるといわれていますが、乳酸が多量に蓄積されると筋肉が酸性となり疲労感が溜るため、トレーニングの効率はあまりよくありません。効果的にウエイトトレーニングを行う方法として、無酸素パワーで乳酸が産生されたあと、軽いウエイトトレーニングや有酸素運動などを取り入れる工夫をするといいでしょう。

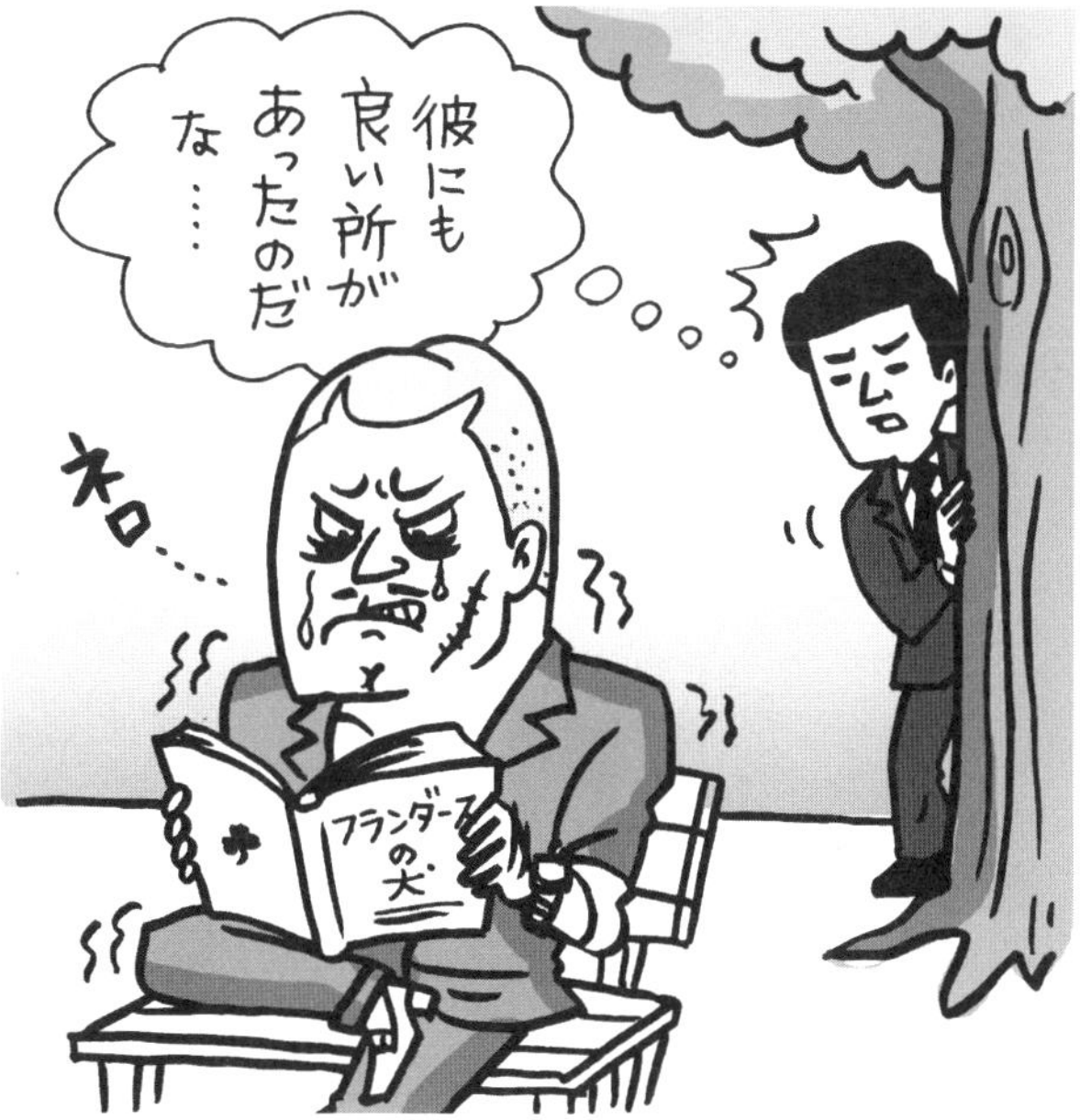
彼にも良い所があったのだな……
ネロ……
フランダースの犬

Question

66

サプリメントの摂取上限ってあるの？

サプリメントは食品であるため、薬のように上限の摂取量が規定されていません。要は各自の判断で必要な量を摂ればいい、ということです。しかし一般の食品とは異なり、場合によっては異常な量を摂取してしまう危険性があることも否定できません。

栄養素の摂取量の参考に、タンパク質やビタミン、ミネラルなどの必須栄養素について、日本人の食事摂取基準としてまとめられたものがあります（P220、221参照）。そこには、健康維持・増進を目的として、不足しても摂り過ぎても障害が生じるという値を導き出し、その範囲内で推定平均必要量、推奨量、目安量、目標量、上限量という指標が具体的に示してあります。ここでいう推定平均必要量とは、摂取不足によって50％の確率で何らかの健康障害が生じる可能性があるラインで、推奨量とはそのリスクが2～3％になるラインと考えます。アスリートの場合は、一般の人に比べて体格も大きく、激しいトレーニングをするため、推奨量のラインが高くなることが予想されます。

そして上限値は、健康障害をもたらす危険がないとみなされる習慣的な摂取量の上限のラインと定義されています。上限値の設定には、人を対象とした過去の研究で「健康障害が発現しないことが知られている量」の最大値（健康障害非発現量：NOAEL）と、「健康障害が発現したことが知られる量」

の最小値（最低健康障害発現量：ＬＯＡＥＬ）を根拠にして、研究の確実性などを考慮して算定されています。

しかし、これらの研究は非常に少ないため、栄養素によっては上限値が設定されていないものもあり、現在も検討されています。サプリメントを摂取する際には、自らの生活強度、運動強度、性差、食事の内容、体重、骨格筋の量など、総合的に判断をして、食事摂取基準の上限量を上回らないようにする必要があるでしょう。また、上限値がない栄養素もリスクがゼロではないため極端な過剰摂取には同様の注意が必要です。

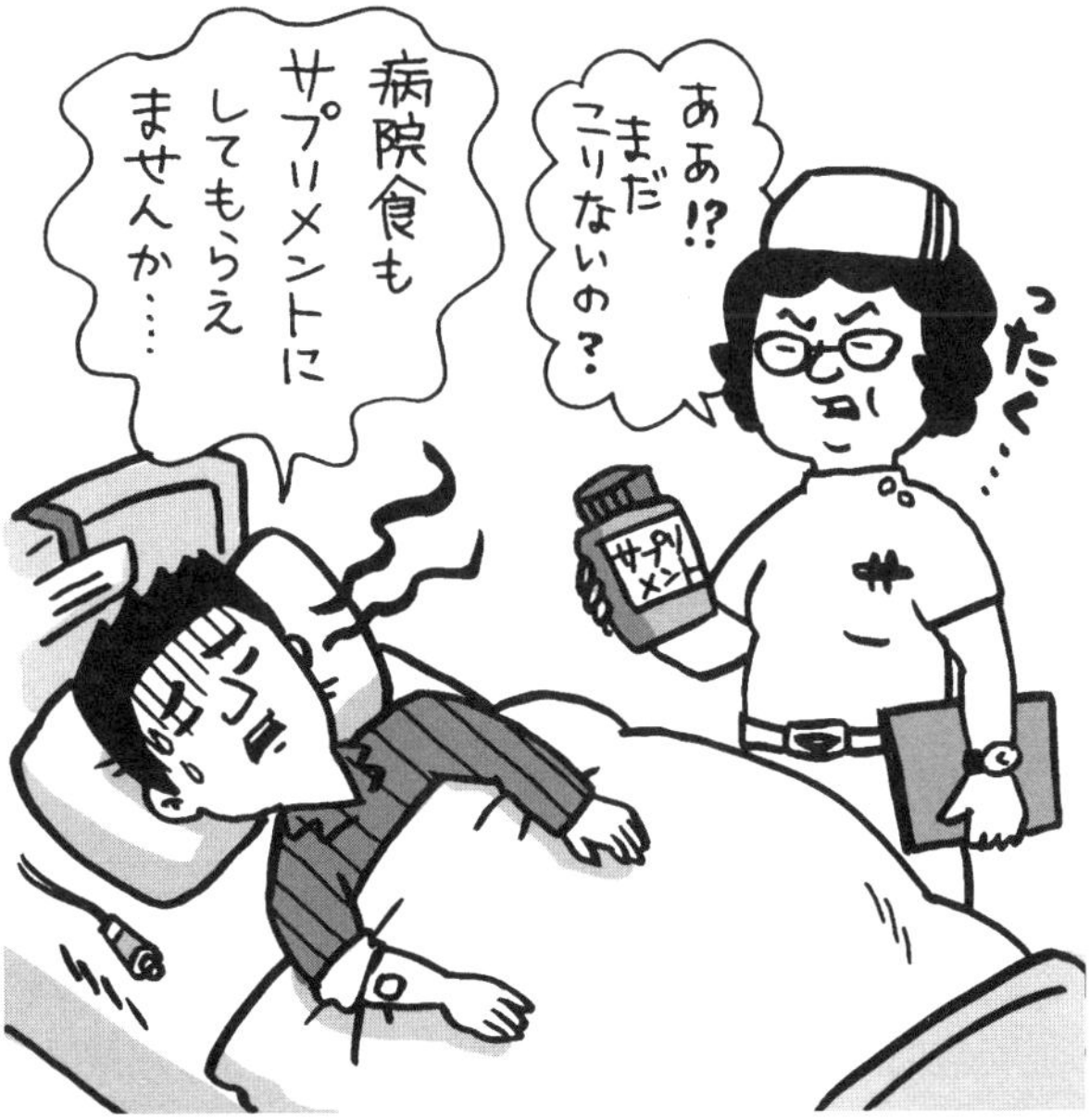
ったく…
ああ!? まだこりないの?
病院食もサプリメントにしてもらえませんか…
サプリメン

Question 67

痩せるための裏ワザって本当にあるの？

「〇〇を飲んだら、あっという間に劇的に痩せた！」なんていうのはうさん臭い広告のコピーだけで、逆にそんなサプリメントがあっても使うのは恐いですよね。ですから、短期間に激痩せするというのは期待しないほうがいいかと思います。

しかし、苦労を苦労と思わないようにする裏ワザはあります。例えばお腹が空いてガマンができないときにゼロカロリーと呼ばれるような炭酸飲料を飲むとか、朝にフルーツをたくさん食べるとか、週に1食だけは自由に好きなものを食べるチャンスをつくるとかいったことです。要はライフスタイルをどうやって設計するかということになります。そしてとても大切なことは、「筋肉をつける」ということです。

「筋肉をつける＝マッチョ＝太い」といったイメージをもってしまうかもしれませんが、筋肉こそがまさに楽して痩せるための最大の武器といえるでしょう。眠っている間に、どんどん脂肪が燃焼してくれたら…、どんどんカロリーを消費してくれたら…、ダイエットを目指す者にとっての夢のような希望は、実は筋肉によって実現可能なのです。「筋肉をつける＝基礎代謝を上げる＝どんどんエネルギーを消費する」といったイメージこそ正しいのです。

ただ、筋肉はすぐにはついてくれないため、どうしても途中で挫折してしまう人が多いもの。その場合は、3ヶ月とか半年とかの期間の目標を立てて、さらにその期間を細分化した目標を立てると、継続しやすくなります。

3日続いたら1週間続き、1週間続いたら1ヶ月続き、そうやって1年続いたら間違いなくカラダは進化しているでしょう。最近は携帯電話でも簡単に画像が撮れますから、画像として残しておき、微妙な進化の過程をチェックするのも続けるコツの一つです。

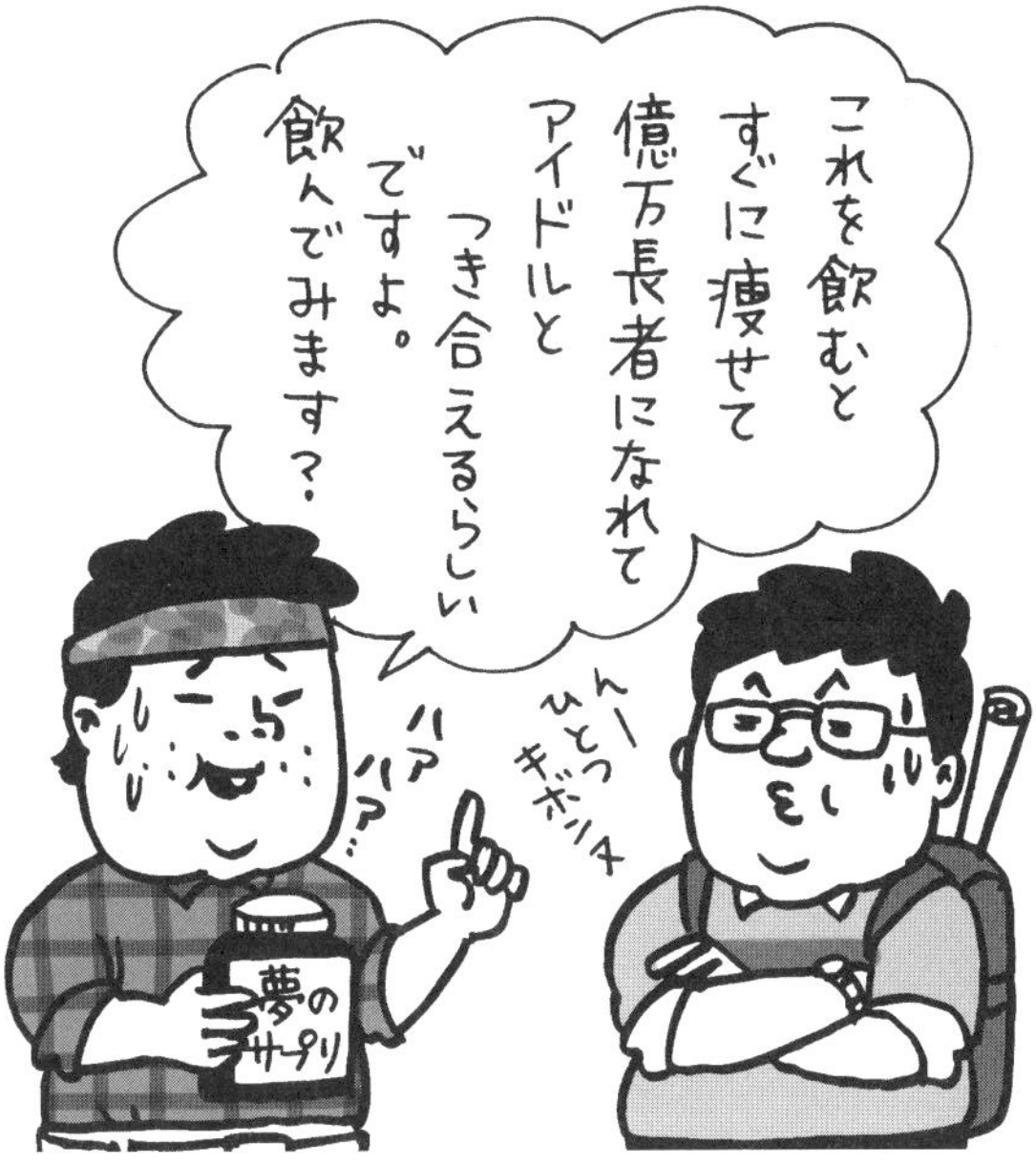
これを飲むと
すぐに痩せて
億万長者になれて
アイドルと
つき合えるらしい
ですよ。
飲んでみます？
ハアハア…
んー
ひとつ
キボンヌ
夢のサプリ

Question 68

効果的な水分補給のコツは？

水分は栄養素ではありませんが、優先順位でいくと3大栄養素よりも重要かもしれません。何故ならば人間のカラダは60％以上が水分ですから、筋肉の収縮や脂肪の燃焼などは、すべてこの体内の水タンク内で行われているようなものだからです。

問題はこのタンクには無数の穴が開いていて、常に水が抜けていってしまう点にあります。特に夏季の運動は、水の消費と供給の競争のようなものです。消費が勝ってしまうと、脱水症状や熱中症になる危険が高まり、パフォーマンスアップどころか、健康自体が危なくなります。つまり水分補給は、絶対に欠かせない要素である、ということです。

ちなみに運動をしない人でも1日で2・5ℓくらいの水分は消費しています。運動をする人の場合は、その状況や運動強度にもよりますが、1時間あたりに0・5～1ℓあたりの水分が失われていきます。そして、もしも体重全体の約3％の水分が失われると、脱水症状、熱中症などのさまざまな障害が生じてきます。

水分補給のコツは、とにかく早め早めの対応です。喉の渇きは危険信号ではなく、すでに赤信号が点滅している状態と考えてください。試合や練習の前から水分補給を積極的に行い、常に体内の水のタンクを満タンに保ちたいものです。グリコーゲンローディングやクレアチンローディングといった言葉を聞いたことのある方はいらっしゃるかと思いますが、夏季は試合や練習前に「ウォーターローディング」を心がけてみてください。

試合中や練習中には、できれば水分以外にもエネルギーやミネラル（電解質）を補給したいものです。その場合には糖質の入ったハイポトニック（体液よりも浸透圧の低い）飲料がお勧めです。もしも通常のスポーツドリンクしかない場合は、少し水で薄めるといいでしょう。

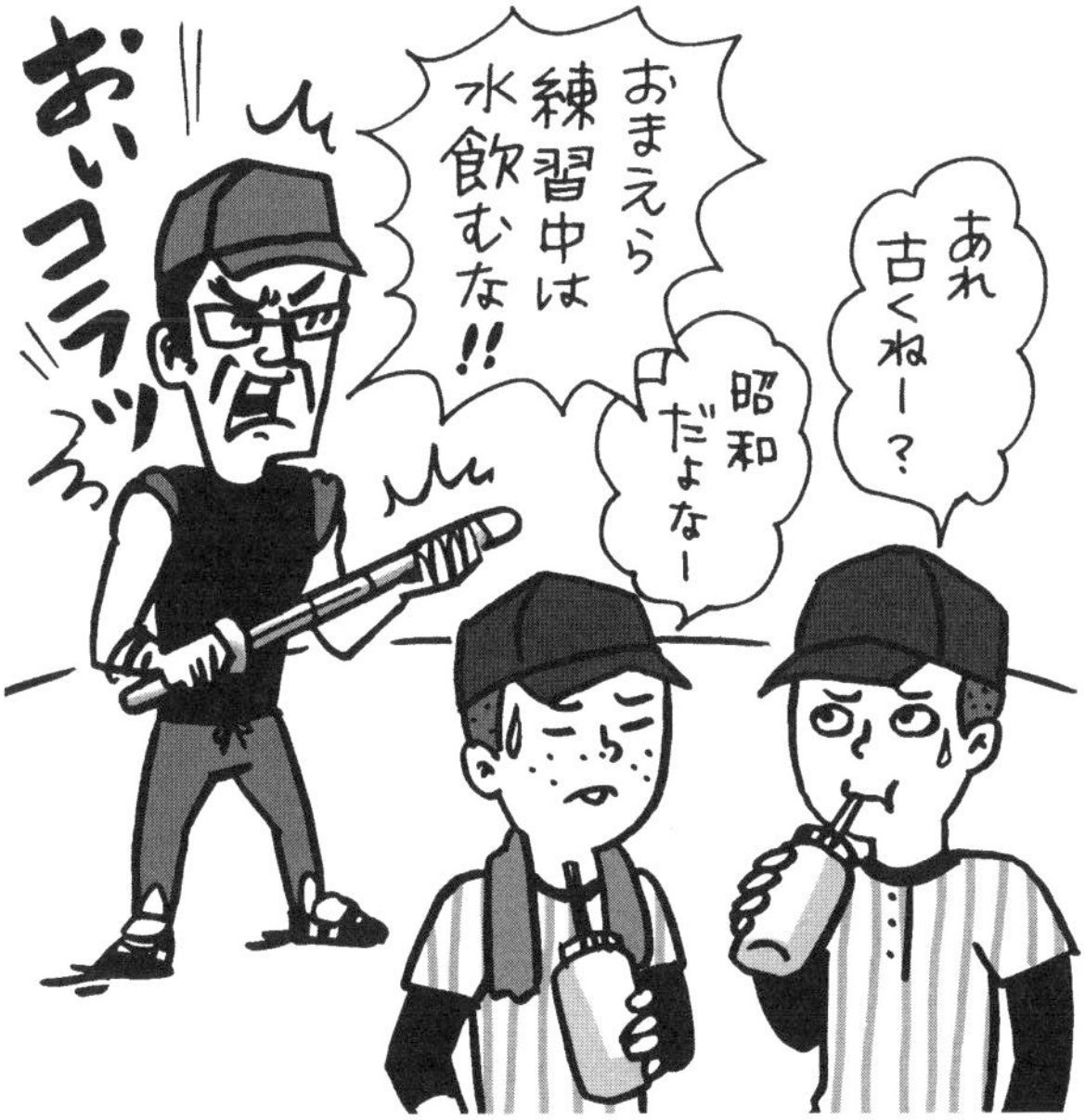
おいコラッ
おまえら練習中は水飲むな!!
あれ古くねー？
昭和だよなー

Question 69

競技力をアップさせる裏ワザはないの？

競技力とは、「体力＋技術＋戦術」の3要素で成り立っています。通常、どんなスポーツでも一番力を入れているのは技術の要素でしょう。この要素の大きい人は言葉で表現するならば「上手」というニュアンスかと思います。しかし競技力とは、単に上手なだけではパーフェクトではありません。うまいに加えて「強い」といったニュアンスが必要となってきます。

そこで一つ考えられるのは、技術を支えている「体力」という要素をいかに大きくするかということです。体力は「運動」「栄養」「休息」の3要素で成り立っていますから、この

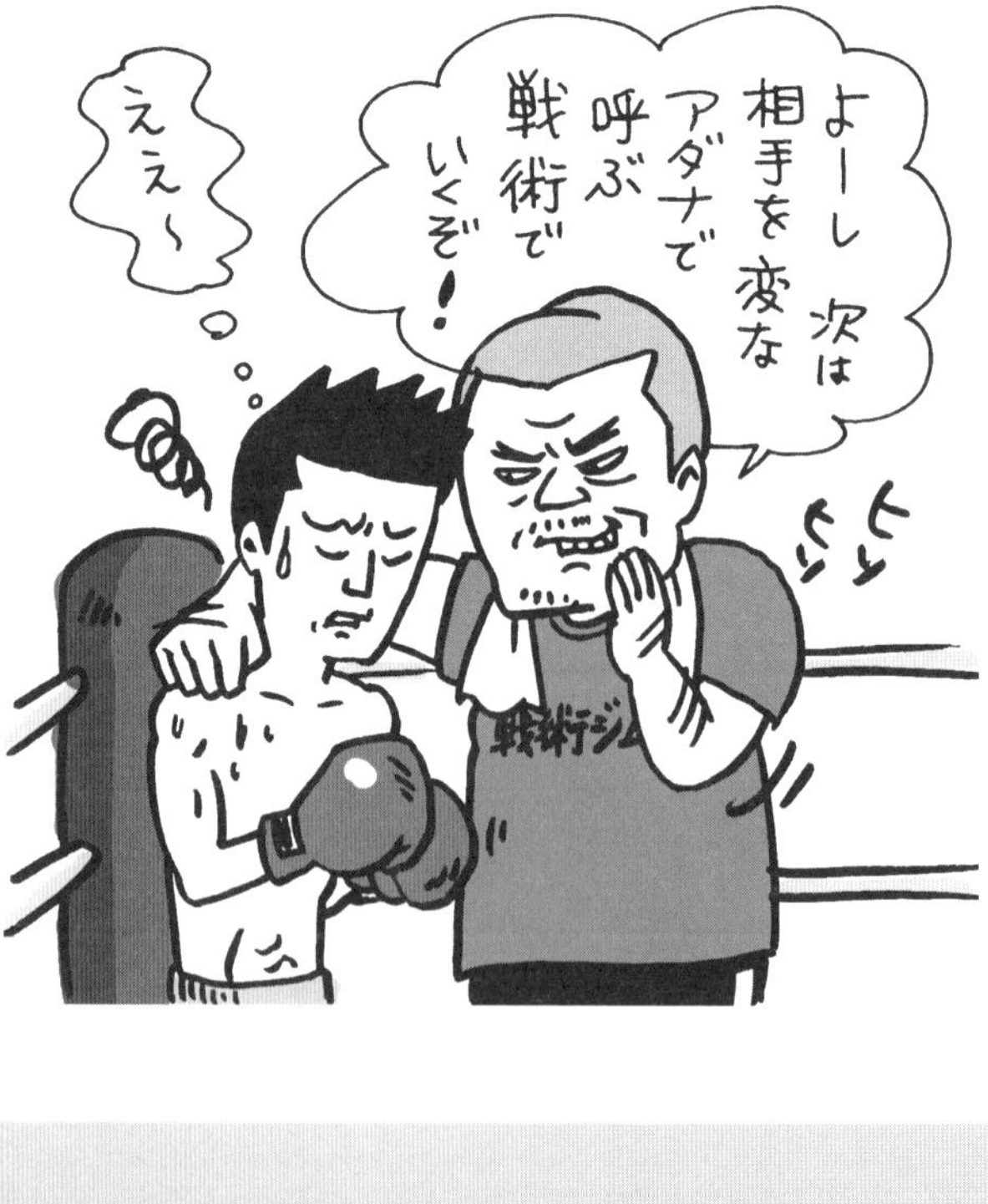

よーし 次は相手を変なアダナで呼ぶ戦術でいくぞ！
ええ〜
戦術ジム

栄養と休息の要素はこれまでレクチャーしてきた箇所を参考に向上させるといいでしょう。

さらに、裏ワザ的にこの体力の要素を大きくするために私が教えているのは「4つのローディング」です。これは実際に、ゴルフ、テニス、格闘技などでかなりの成果が上がっています。

ローディングとは溜め込むといった意味ですから、ある4つの栄養素（成分）をカラダに溜め込んで競技中の体力を向上させましょうということです。具体的には、①水（ウォーターローディング）、②グリコーゲン、③BCAA、④クレアチンの4つとなります。最後のクレアチンは場合によっては使わないこともありますが、少なくとも①～③までは試合に絡めてカラダにたくさん補充しておくことで体力の要素が大きくなり、結果として技術の要素が十分に発揮でき、高度な戦術も立てられるという好循環につながっていきます。

Question 70

4つのローディングの方法について教えて！

クレアチンについては前述した通り（Q38参照）ですから、他の三つのローディングについてご紹介します。

まず、ウォーターローディングの方法ですが、試合開始の1時間ほど前から、喉が渇いていなくても500cc程度をチビチビ飲んで補充します。そして途中に水分補給のチャンスがある競技の場合は、これも喉が渇いていなくても100cc程度の補充をしていきます。そうすることで、水のタンクがいつもフルの状態に近くなってくれるのです。

次にグリコーゲンローディングですが、失敗しない簡単なやり方としては、試合の3日前からご

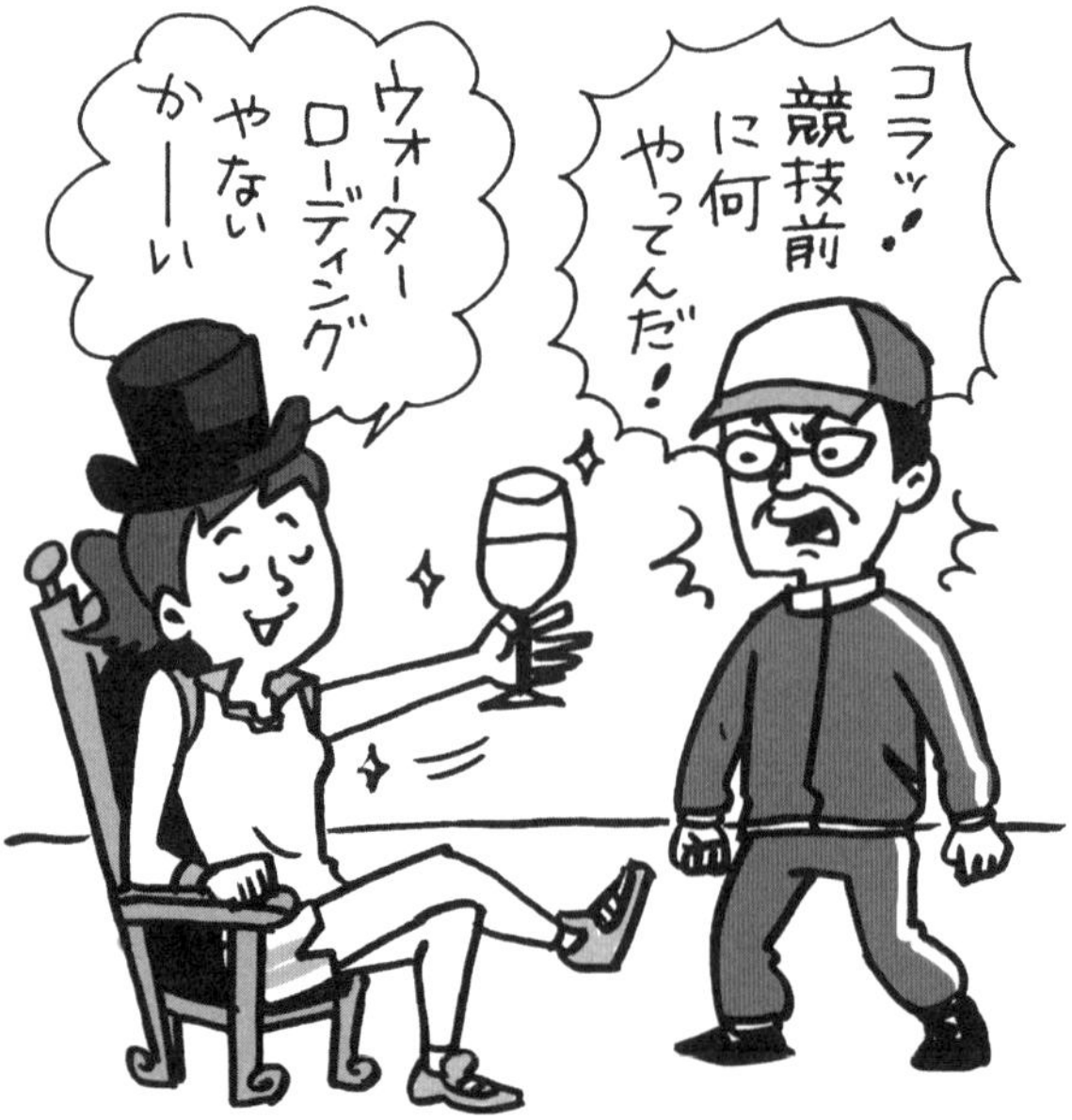
コラッ！競技前に何やってんだ！
ウォーターローディングやないかーーい

飯（お米、パスタ、めん類、いも類）を多めに食べるようにします。カロリーオーバーが気になる場合は、おかずの量を減らして調整するといいでしょう。もう少し厳格にする場合は、さらにその3日前は「ご飯は少なめ、おかずは多め」という逆パターンを行います。そして試合当日は、朝からパスタ→カステラ→バナナ→ゼリードリンク→スポーツドリンク、といった具合に、徐々に固形物から流動食へと変えながら糖質を補充していきます。

最後にBCAAですが、これは試合の1時間ほど前から試合直前までに合計で10g程度のBCAAを飲みます。そして試合中にも補充可能な競技の場合は、少しずつ補充するというやり方です。ゴルフなどのように比較的自由に摂取ができる競技の場合は、ラウンド前に4g、ハーフ終了時に4g、後半15ホールあたりで4gといった具合に摂取するよう勧めています（Q36、86参照）。

もちろん、それぞれの運動強度や体格に応じて増減は調整する必要がありますが、ざっとこのようなイメージで試合に絡めてカラダに溜め込む作業をしていくと、試合時の体力の要素がグッとアップしてくれるでしょう。

どう摂る？サプリメント シーン別活用術

マッチョな筋肉をつけたい！

バルクアップしたい人に

効果的なサプリメントの摂り方

食事は「少量多頻度」で、トータルでのカロリーアップを心がけます。

3度の食事の間に、MRP（ミール・リプレイスメント・パウダー、Q43参照）を使うと効果的です。

トレーニングの前、中、後にわたってBCAAを摂取し、トレーニング後のプロテインには糖質（デキストリン）入りのものを選んで、量も多めに飲むようにしましょう。デキストリン入りのプロテインがない場合は、通常のプロテインにバナナを加えるなどの工夫でもOKです。

バルクアップの場合でも、夜遅くの食事は避けるようにして、なるべく朝食をたくさん摂るようにしましょう。

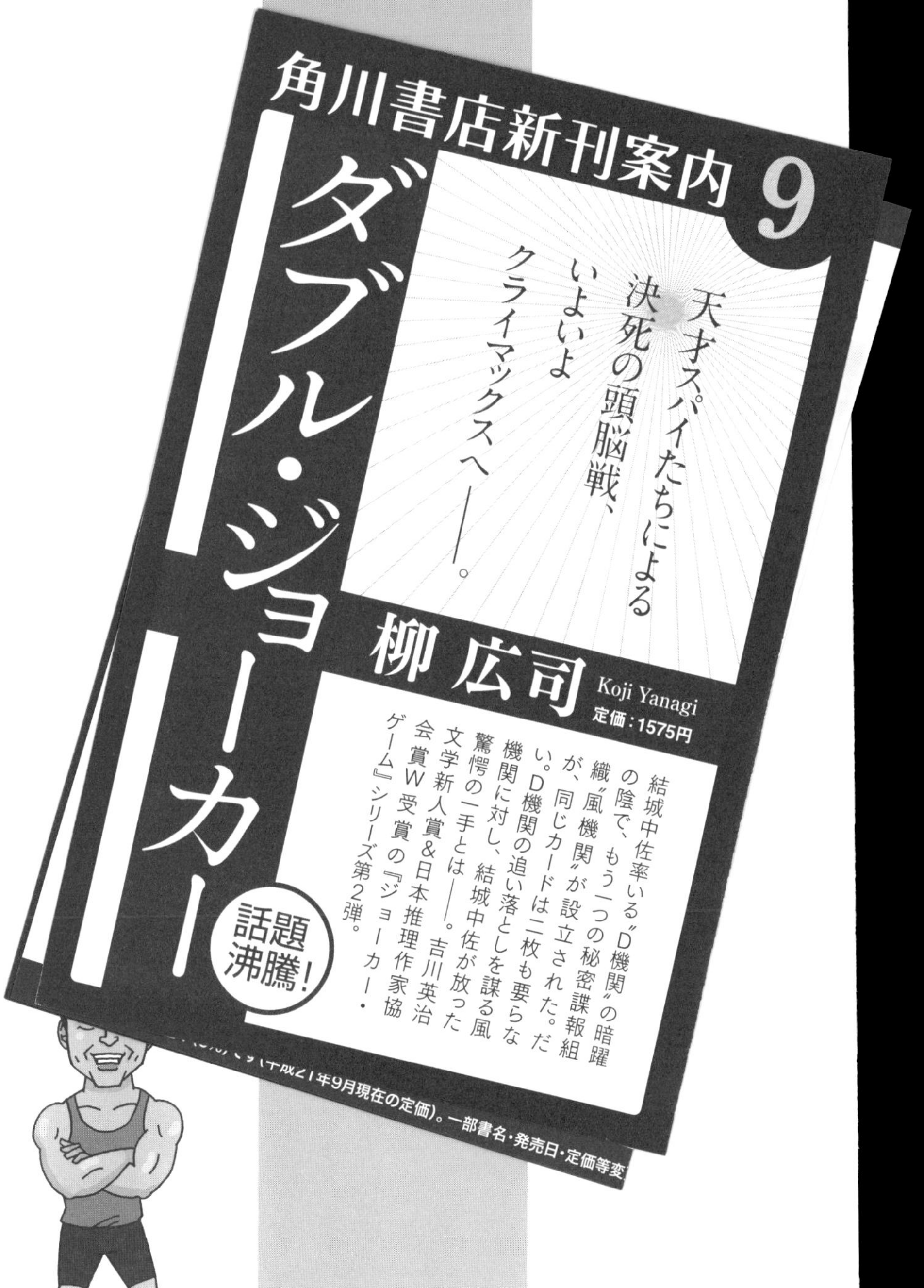

角川書店新刊案内 9
ダブル・ジョーカー
天才スパイたちによる
決死の頭脳戦、
いよいよ
クライマックスへ——。
柳 広司
Koji Yanagi
定価：1575円
結城中佐率いる"D機関"の暗躍の陰で、もう一つの秘密諜報組織"風機関"が設立された。だが、同じカードは二枚も要らない。D機関の追い落としを謀る風機関に対し、結城中佐が放った驚愕の一手とは——。吉川英治文学新人賞&日本推理作家協会賞W受賞の『ジョーカー・ゲーム』シリーズ第2弾。
話題沸騰!
平成21年9月現在の定価)。一部書名・発売日・定価等変

Question 71

筋トレは、スポーツの上達にはマイナスってホント？

これは筋肉に関してのもっとも多い誤解の一つかと思います。

マラソンランナー、プロゴルファー、サッカー選手、格闘家…。競技によって体型はさまざまです。これは、それぞれの競技特性に応じて理想とされる体型があるからですが、筋肉が不要ということとはまったく別の話となります。そもそも筋肉のないところに力は生まれないわけで、どんな競技にしても、力を必要としない競技がない以上は、筋肉を必要としない競技もないというわけです。

「筋肉がつきすぎると、動きが鈍くなる」とか、「私はすぐに筋肉がついてしまう体質だから」といった会話も耳にしますが、筋肉がつきすぎて動きが鈍くなるのではなく、ウエイトトレーニングの動きと実戦の競技の動きがまったく異なり、ウエイトトレーニングをやり込んで実戦での動きから遠ざかっていることによって、動きが鈍くなるのです。

また、動きが鈍くなるほどの筋肉など、そう簡単につくものではありません。筋肉のスペシャリストともいうべきボディビルダーは、〝1年間ひたすら筋肉づくりに専念して、ようやく薄皮1枚分程度〟と表現します。確かにオフには体重を増やして、見た目には大きなカラダになったように見えますが、減量して無駄な脂肪を取り除いた状態で比較したとき、わずか薄皮1枚程度の筋肉量増加にすぎないというわけです。

ここで大切なのは、「筋肉をつける作業と実戦での動きの練習は別モノ」として取り扱うということ。ボディビルダーやプロレスラーが野球をしたときに、なんとなくぎこちなく感じるのは、野球に必要な動きの練習をしていないからです。

最近はプロゴルファーの間でも、筋トレは当たり前になりつつあります。オフの一番最初の段階では、ゴルフの動きから離れてひたすら筋肉を強くする作業（練習）を行い、次にそこにスピードの要素や筋肉と筋肉を連動させる要素などを加味していき、さらにシーズンが近づくにつれて、実戦での動き（スイングなど）に重点をシフトしていくのです。

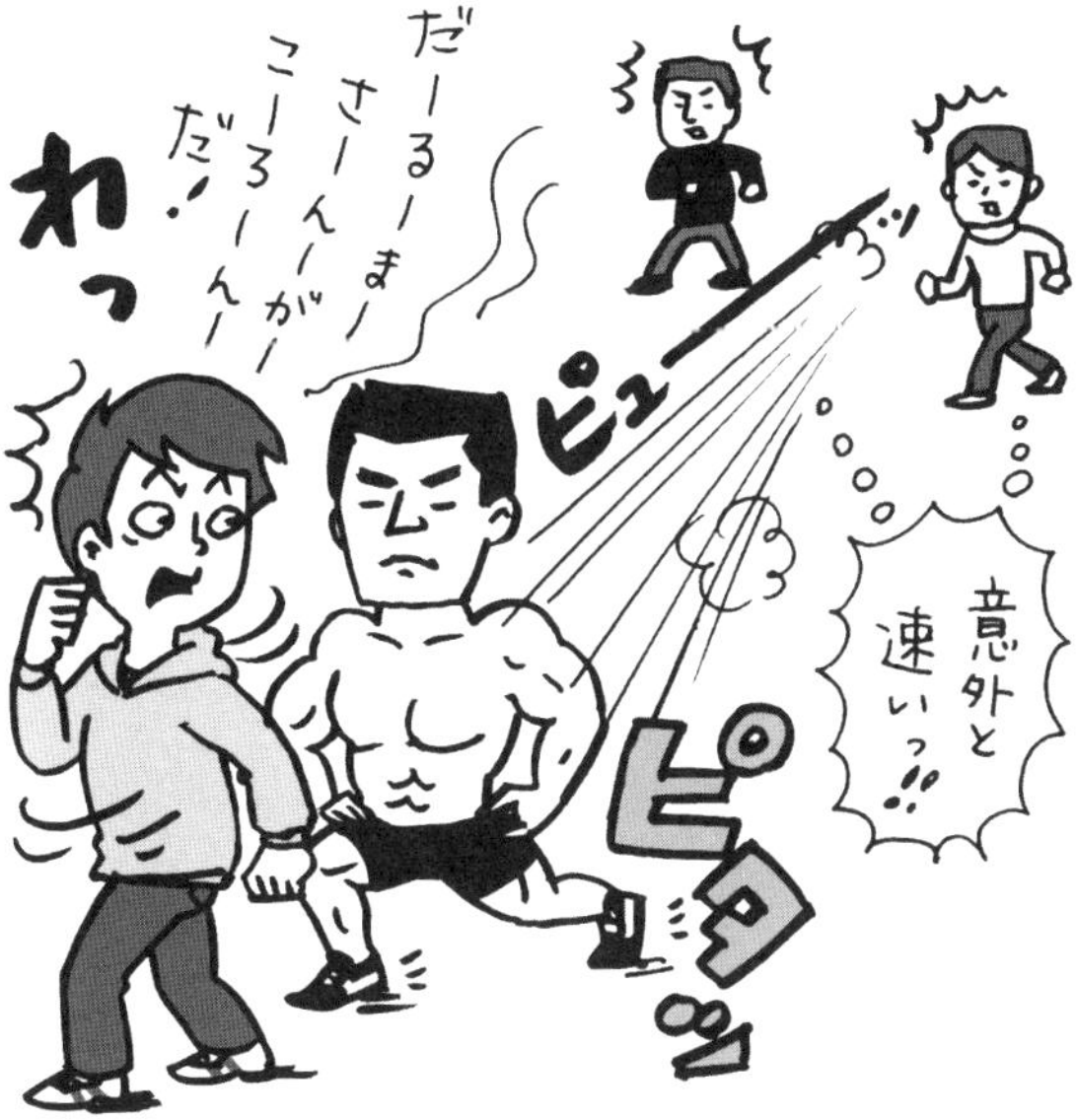
だーるーまーさーんーがーこーろーんーだ！
わっ
ピュー
意外と速いっ!!
ピタ

Question 72

筋トレの極意があれば教えて！

筋トレの方法もさまざまで、唯一絶対のトレーニング方法はありません。いろいろなやり方を覚えておくことは、間違いなく財産になるでしょう。一つ、筋トレの極意というならば、「ウエイトトレーニングは力を不合理に使え！」ということではないでしょうか。

例えば、アームカールをする場合、重さは一つの刺激ですから、重ければ重いほど刺激は強いということになります。しかし、ある一定以上の重さを超えると、人間は本能的に合理的にその重さを挙げようとするため、腕以外の筋肉を動員して挙げるようになります。そうなると、本来刺激を与えたい上腕二頭筋以外の筋肉が働くこととなり、本人が注いでいるエネルギーの割には、鍛えたい部位への負荷が軽くなってしまうのです。つまりウエイトトレーニングの場合は、鍛えたい部位に大きな負荷を与えるために、なるべくそれ以外の筋肉は動員させないというのが基本となります。

もっとも、わざとこの反動を使って、さらに重いものを挙げる方法もあります。これを、専門用語では「チーティング」といって、トレーニング手法の一つでもあります。チーティングは比較的上級者が使う手法で、他の筋肉を動員してでもさらに重いものを挙げることで、目的である筋肉に、より強い負荷を与えようとするものです。

ベンチプレスは人気のあるトレーニング種目ですが、たまに、エビ反りになって腰を浮かせながらでも、重いものを挙げようとしている光景を見ます。パワーリフティングなどのように重量を挙げることを競う競技であれば、規定の範囲内のフォームで合理的に力を使って挙げるのが正しいのですが、大胸筋を鍛えるという目的でベンチプレスをする場合は、やはり力を不合理に使って、なるべく大胸筋以外に負荷が逃げないようにするのがポイントです。ですから、何kgを挙げられるなどといった競争はあまりしないほうがいいかもしれませんね。

　ウエイトトレーニングでは力を不合理に使い、実際の競技では力は合理的に使え！　というのが鉄則です。

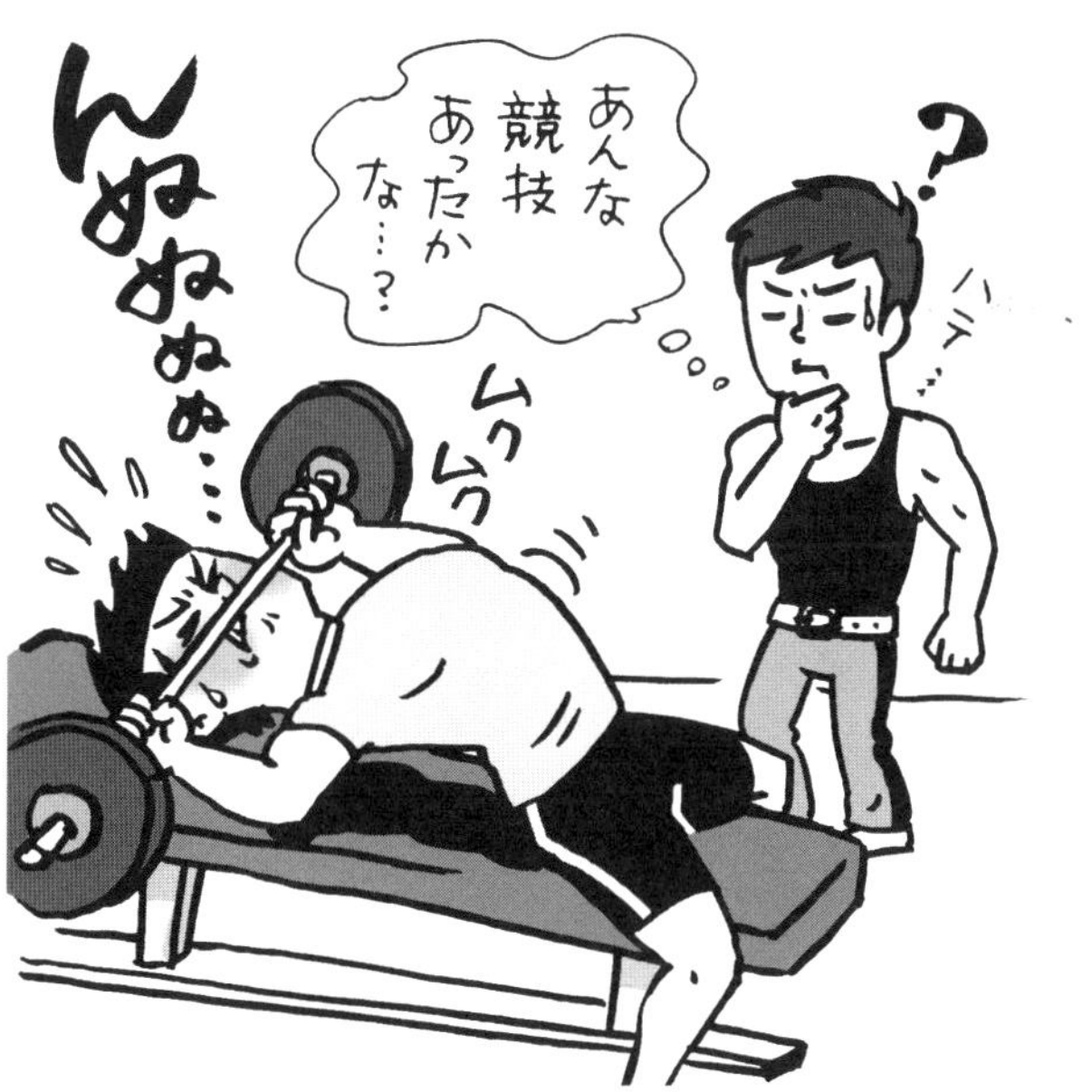
あんな競技あったかな…？
?
ハテ…
んぬぬぬぬ…
ムクムク

Question 73

筋肉はどうして大きくなるの？

私たち人間は、環境に適応して生きています。寒い地域の人は寒さに耐えられるよう、また暑い地域の人は暑さをしのげるように、適応していきます。

筋肉もそういった意味においては、負荷に対して適応した結果、大きくなっているのです。例えば、宇宙飛行士は無重力の状態にしばらくいるだけで、帰還した際には一人で立てないほど筋力が弱り、フラフラの状態になってしまいます。そのために、事前に相当なトレーニングを積んで筋肉を強くして備えておきます。

あるいは、入院して2週間寝たきりの生活をしただけで、足どりはおぼつかなくなります。これはたった2週間でも、立つということがないだけで、寝ている状態にカラダが適応してしまうからです。つまり、「足を使わなくてもいい」という状態に適応したことになります。

この場合はあまり好ましくない適応ですが、逆に筋肉に負荷を与え続けると、筋肉はその負荷に適応していきます。与えられた負荷に適応するということは、負荷に耐えられるだけの強い筋肉になるということ。つまりこれが、トレーニングなどで筋肉が強くなったり太くなったりする理由なのです。トレーニングの専門用語では、〝過負荷の原則〟と呼んでいます。ですから、トレーニングもカラダが慣れてきたら、少しずつ負荷を強くしてやる必要があるというわけです。

　ここで気をつけたいのは、いきなり「必要以上の過負荷」としないことです。適応は、「少しずつ少しずつ」行われているのです。数ヶ月単位でプランをつくって、適応がなされたと感じたら負荷を上げるというやり方が好ましいでしょう。これを〝漸進《ぜんしん》性の原則〟と呼んでいます。徐々に徐々に、少しずつ少しずつ、ですよ！

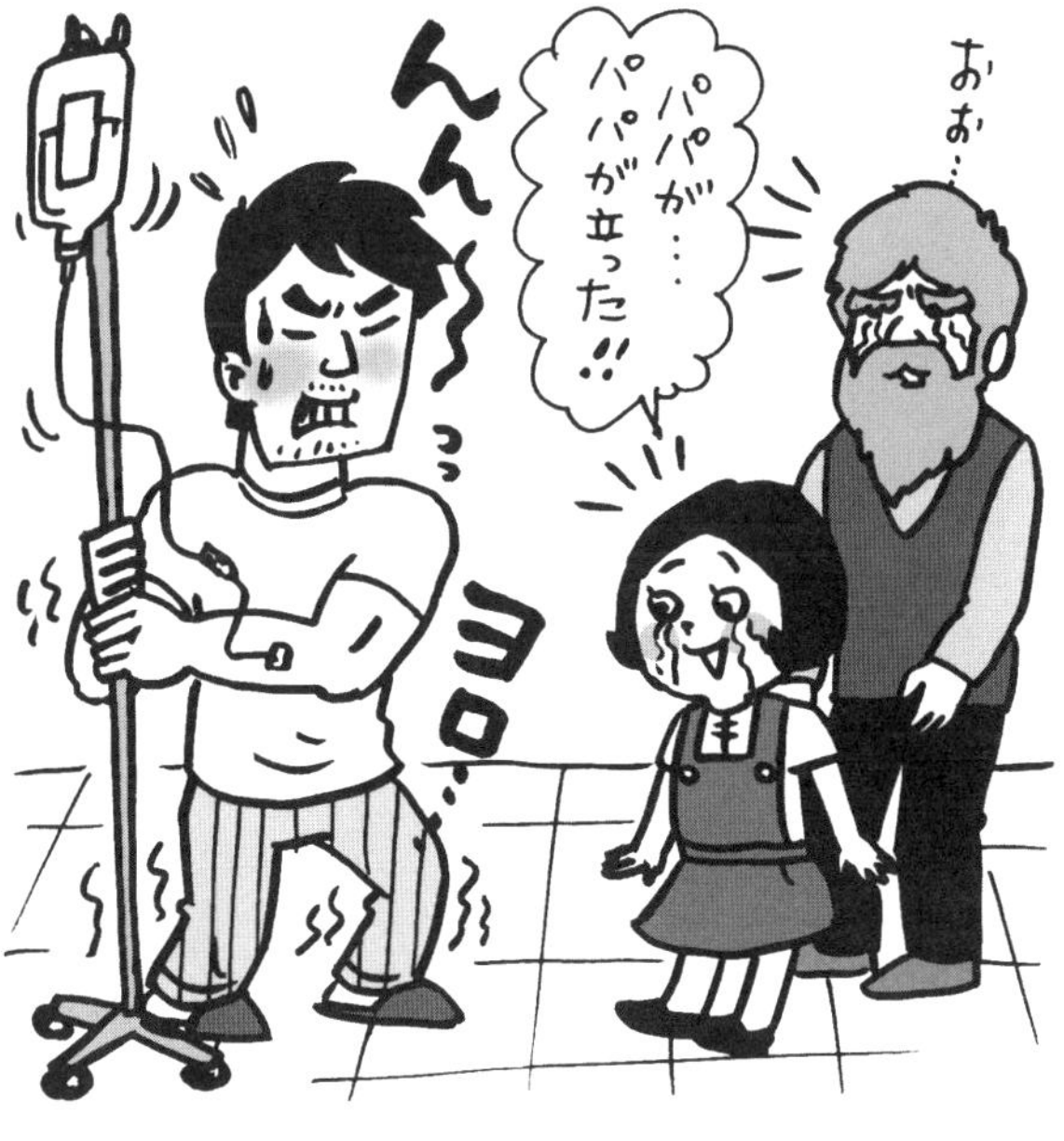

Question

74

トレーニングによる、メンタル面の効果ってあるの？

トレーニングのメンタル的な効果はいくつか検証されているようですが、実際、集中してトレーニングをしているときは日中のわずらわしいできごとなどから解放された感覚になります。脳内のさまざまな物質が活性化され、気持ちがリフレッシュしたり、リラックスできたりします。長期間トレーニングを続けている人は、おそらくトレーニングによる、この爽快感を知っている人ではないでしょうか。

私は、トレーニングとは小さな成功体験の積み重ねだと思っています。自分で決めた重量のバーベルを自分で決めた回数挙げる。これは自分で設定した課題をクリアするという意味で、小さな達成感を味わうことができます。この小さな成功体験の積み重ねの先には、やがて今まで挙がらなかった重量のバーベルが挙がるようになるという、もう少し大きな成功体験へと発展していきます。この効果がメンタル面にも、とてもいい影響を及ぼしているのではないでしょうか。

子供の頃の、嫌々ながらも宿題やドリルをやらされて、しかしながらやり遂げた後には達成感が少しだけあり、やがて成績が上がる、という成功体験と似ているかもしれません。大人になると、そう毎日成功体験などできるものではありません。しかし、トレーニングでは、自分で設定した課題を自分でクリアするという、まさに小さな成功体験を味わえるのです。そしてその最大のご褒美《ほうび》は、自らの肉体が進化していくということに他なりません。

成功体験は自信につながります。その一方で日々のトレーニングは、自らの限界も示してくれます。ここからは、謙虚さを学ばざるをえません。小さな成功体験の積み重ね。そして自信と謙虚な気持ち。これらは、トレーニングがメンタル面に及ぼす大きな効果といえるでしょう。

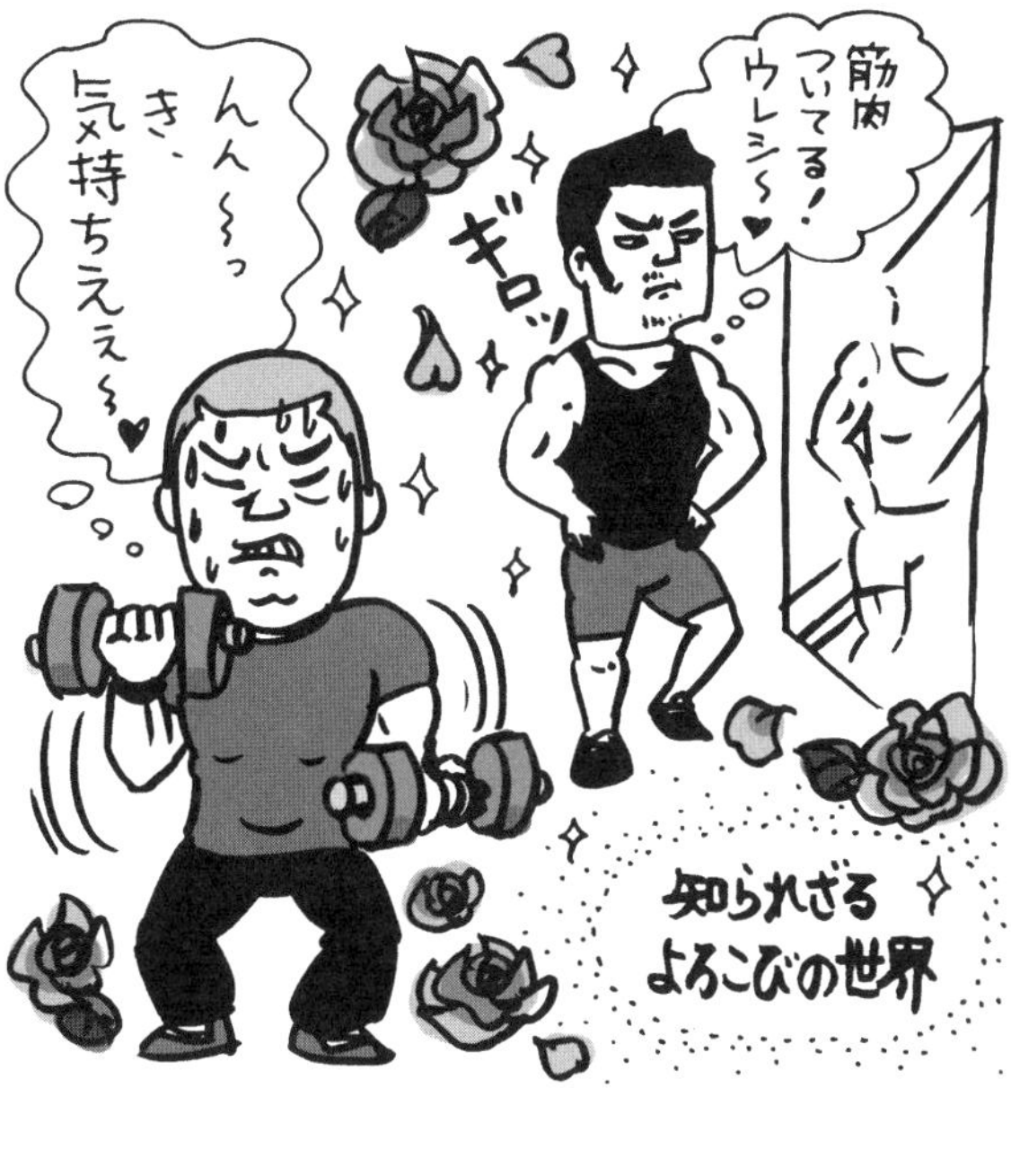
筋肉ついてる！ウレシ～♥
ギロッ
んん～っ き、気持ちええ～♥
知られざるよろこびの世界

Question

75

メンタルトレーニングをやりたいのだけれど、いい方法ってあるの？

これまでにプロゴルファーや、プロの格闘家などに、私なりのメンタルトレーニングを試してもらったことがあります。私はメンタルトレーニングの専門家ではないので、機会を見つけて専門家の先生のお話を伺ったり、参考になりそうな書籍を読んだりして、自分なりにアレンジをしているのですが、これがなかなか効果を発揮しているようです。

それは、一種のイメージトレーニングです。試合までにどれくらい日数があるのかにもよりますが、試合前や試合中の「生々しいイメージ」を思い浮かべるのではなく、試合後に自分が最高の評価を受けているシーンを思い浮かべ続けるのです。例えば、表彰台の一番上に立って観客から万雷の拍手を浴びているシーンや、優勝トロフィーをもらって勝利者インタビューを受けているシーンなどです。そして、そのインタビューの内容やトロフィーの形など、できるだけ詳細に至るまでイメージを膨らませます。勝者としてのコメントを考えてもいいかもしれません。

ここで思い描く場面は試合後を想定しているので、あまり変な緊張感はわかず、就寝前や移動時にもストレスを感じることなくできると思います。そしてこのイメージが鮮明になればなるほど、自然とやるべきことが整理でき、試合に向けてのモチベーションも、うまく上がっていくようです。

　ほとんどの競技には相手がいます。対戦相手のことを考え過ぎると、相手を過大評価してしまって自信がどんどんなくなっていきます。対戦相手の研究はもちろん必要ですが、それは別途、冷静に行うべきであって、通常の頭の中には、相手よりも最高の自分の姿をおいておくほうがよさそうです。

　一日の終わりに、お風呂の中で流行語になるくらいの格好いいコメントを考えてみるといいかもしれませんよ。

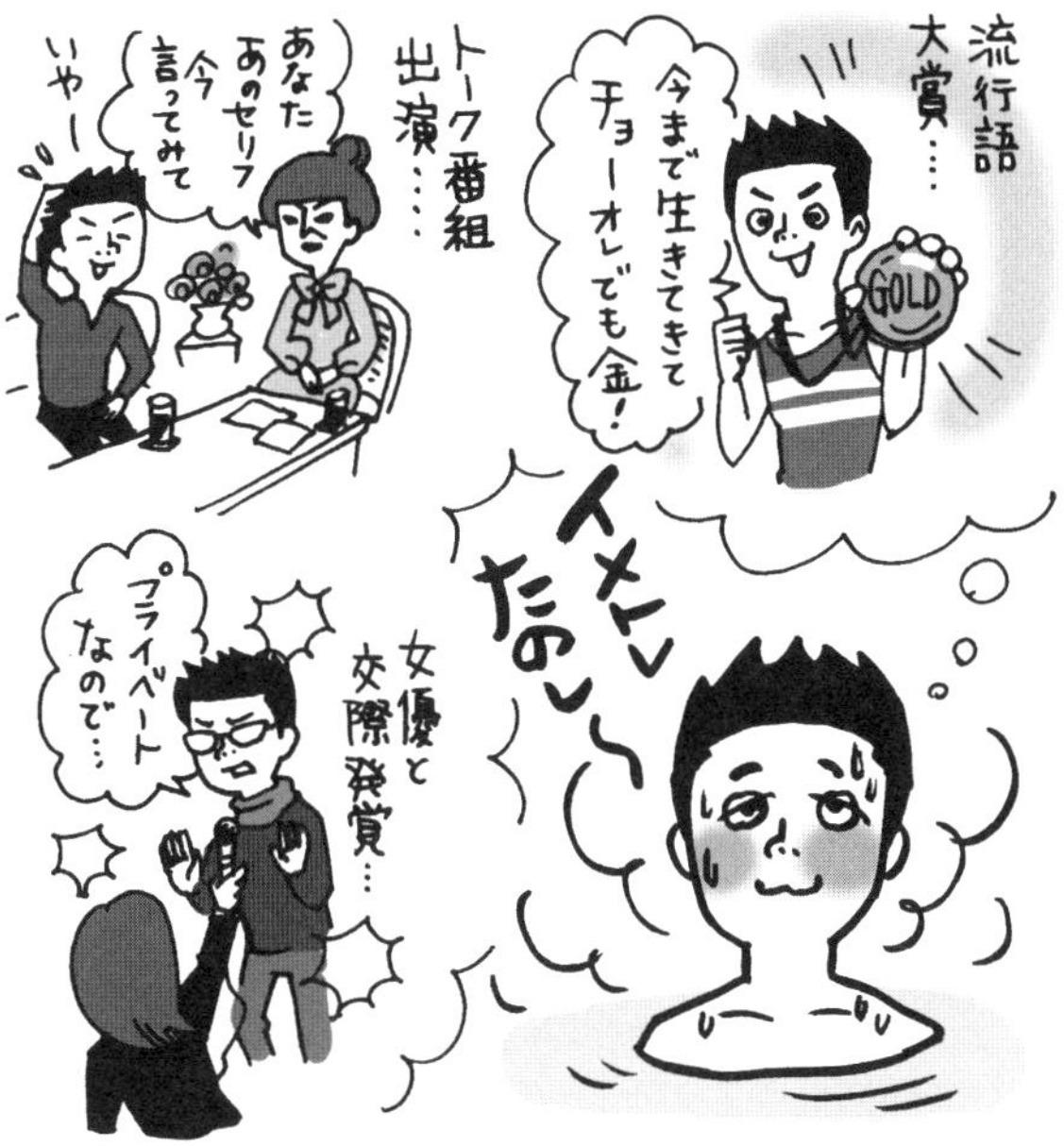
流行語大賞…
今まで生きてきてチョーオレでも金!
GOLD
トーク番組出演…
あなたあのセリフ今言ってみて
いやー
イメトレたのし〜
女優と交際発覚…
プライベートなので…

Question 76

肉体の限界と、気持ちの限界は別モノ？

実は、肉体の限界は気持ちの限界よりもずっと先（ずっと上）にあります。ですからマックスだと思っているベンチプレスの重量も、肉体的には本来はもっと挙げられるはずなのです。もしも気持ちの限界が肉体の限界よりもずっと先（上）にあったなら、気持ちの面ではまだまだイケる！　とやり込んでしまい、肉体が壊れてしまう危険性があります。おそらく神様が、二つの限界の位置関係をこのように定めたのでしょう。

カラダを壊してしまっては大変ですから、少しでもつらくなると、まずは気持ちの限界が顔を出し始めます。そうすることで、カラダを守るのです。火事場の馬鹿力といいますが、これなどはまさに、気持ちの限界が非常事態に直面することで、吹っ切れてしまった場面に起きることです。

トレーニングの際に、最後の1回とか、本当に限界に近い重量を挙げるときなどに、大声をあげる人がいます。これは大声をあげることで、一瞬気持ちの限界を吹っ切る効果を本能的に狙っているのです。実際、大声をあげるほうがより重いものが挙がったり、より多くの回数を挙げたりできます（ただし通常、ジムでは大声をあげることを禁止していますから気をつけてください）。

私は、トレーニングとは、この二つの限界の距離を縮める作業でもあると思っています。頑張れば頑張るほど、気持ちの限界がまず顔を出します。トレーニングをしていない人は、この限界に屈してしまいますが、トレーニングをしている人はこの限界を少しでも超えるように近づいていくことができるのです。

　実際には、肉体の限界を超えるということは、肉体が壊れるということですから、一般的にはありえません。しかし、気持ちの限界を肉体の限界に近づけてやることは、トレーニングによって可能となります。

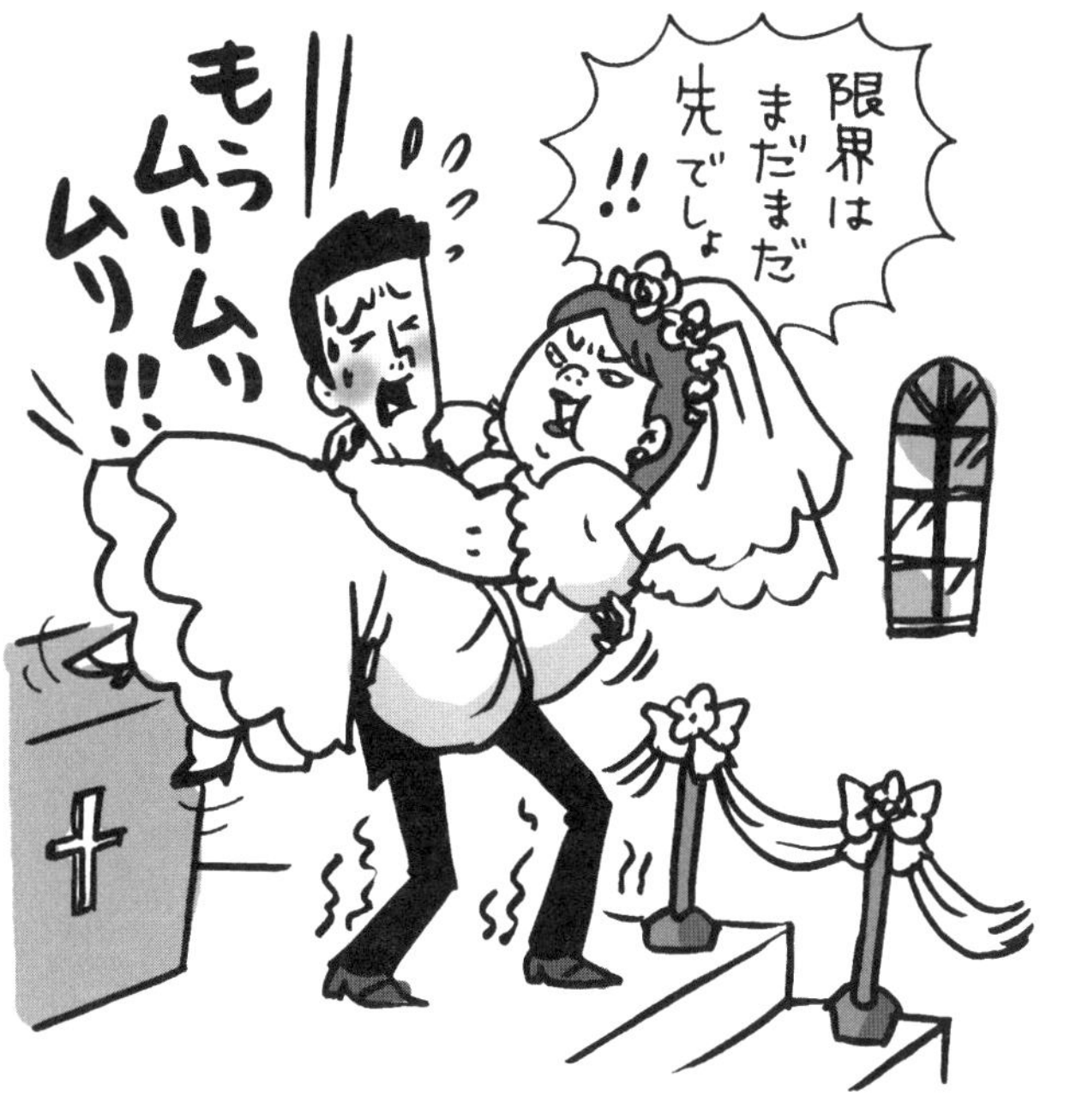

Question

77

トレーニングは、週にどれくらい行うのが効果的なの？

これはトレーニングの内容にもよるので、一概に回数を決めることは難しいかと思います。

私の知り合いのボディビルダーは、週2回（土日）しかトレーニングをしません。通常のボディビルダーのトレーニング計画からすると少し逸脱した例でしょう。しかし、その2回に関していえば、4時間以上も黙々とやり続けて、コンテストなどでも入賞するような肉体をつくっています。

前述したように、私たちのカラダは環境に適応していきます。したがって、トレーニングという要素が「その環境にいかに入り込んでいるか」が一つのポイントになります。あくまでもトレーニング内容によりますが、単純に回数だけを考えた場合、週に3回トレーニングをしているのであれば、なんとかやりくりをして4回にするメリットは大きいでしょう。何故ならば、1週間は7日であって、4日トレーニングをした場合には、トレーニングをするのが日常となり、しない日が非日常となるからです。この1日の差は大きいように思えます。

もちろん、運動（＝トレーニング）、栄養、休息の三つのバランスがとれてはじめて肉体は進化しますから、トレーニングのし過ぎによって、このバランスを崩すようなことがあれば元も子もありません。トレーニングの比重が大き過ぎると感じたときは、トレーニングを控えたり、内容を見直して運動強度を下げるのが一般的なやり方です。

しかし、私がアスリートたちに指導する場合には、時として、あえて運動強度は落とさずに、つまりトレーニング内容や日程は変えずに、サプリメントを使って栄養の要素をできるだけ強化し、また、休息面では睡眠の質を上げることで、結果として三つのバランスをとる、という方法をとることがあります。もしもこれがうまくいくと、一気に肉体が進化してくれるチャンスになるのです。

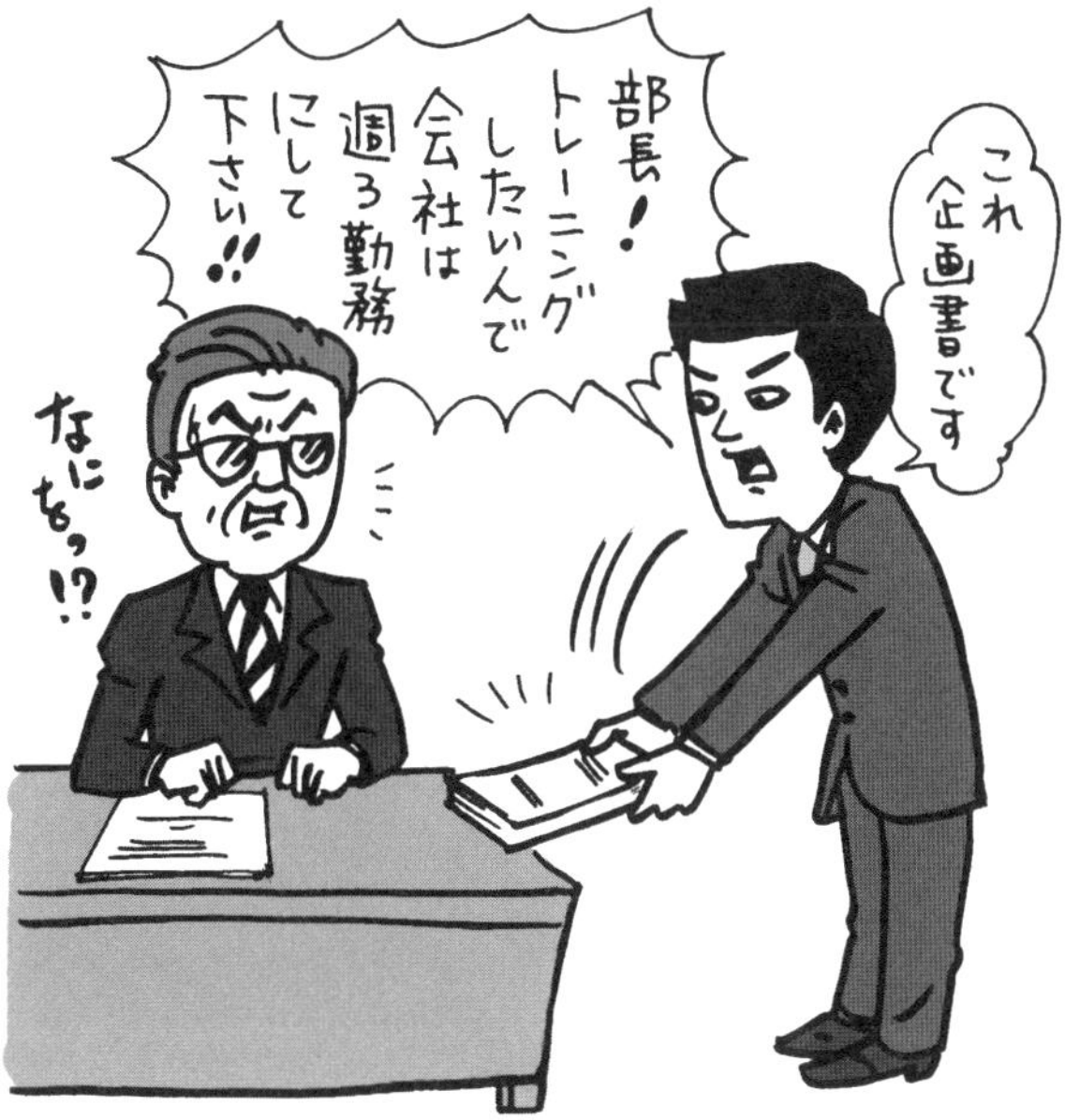
これ企画書です
部長！トレーニングしたいんで会社は週3勤務にして下さい!!
なになっ!?

Question 78

トレーニングがマンネリ化しているので、新しいトレーニング法を教えて!

ここで紹介するのは私のトレーニングの師匠でもある、1976年ミスターユニバースオーバーオール優勝の杉田茂氏(ミスターUジム会長)から教えてもらったトレーニング法です。

杉田会長は、このトレーニングを「クイック&ステディ(QUICK & STEADY)」と名づけています。まさに名前の通り、素早く(クイック)挙げて、重さを意識しながら(ステディ)下ろすというトレーニング法です。

肩のトレーニングのラテラルレイズを例にとりますと、通常使う重さの50%くらいの重さのダンベルを選び、とにかく素早く挙げ、その重さを意識しながらゆっくりと下ろします。ポイントは決して反動を使わないということ。このトレーニングの場合は、チーティングは厳禁です。

ラテラルレイズの場合、かなりストリクト(反動を使わずに行うこと)にやっているつもりでも、多少の反動は使っているケースが多いと思います。両脚を突っ張った状態にして(いわゆる棒立ち状態)、膝での反動を使えないようにします。またダンベルを完全に下ろしてしまうと反動なしでの挙上が難しくなるので、完全に下ろす手前で挙上に切り替えるとやりやすいかと思います。

また多関節運動ではどうしても、意識したい部位以外も動員してしまうため、単関節運動のほうが「クイック＆ステディ」には向いているかもしれません。胸などはベンチプレスなどよりもペックデックなど、マシンを利用した方法が行いやすそうです。

筋肥大を起こすのは速筋と呼ばれる筋肉です。ところがウエイトトレーニングでは、通常の挙上時においては、遅筋から動員されていきます。一方で、素早く筋肉を動かした場合は、遅筋ではなくいきなり速筋が動員され、またエキセントリックな動き（筋肉が伸張しながら力を発揮すること。主に負荷がかかった状態から元に戻すときに行う運動）の場合も優先的に速筋が動員されます。つまり「クイック＆ステディ」は、速筋を常に意識したトレーニング方法でもあるのです。

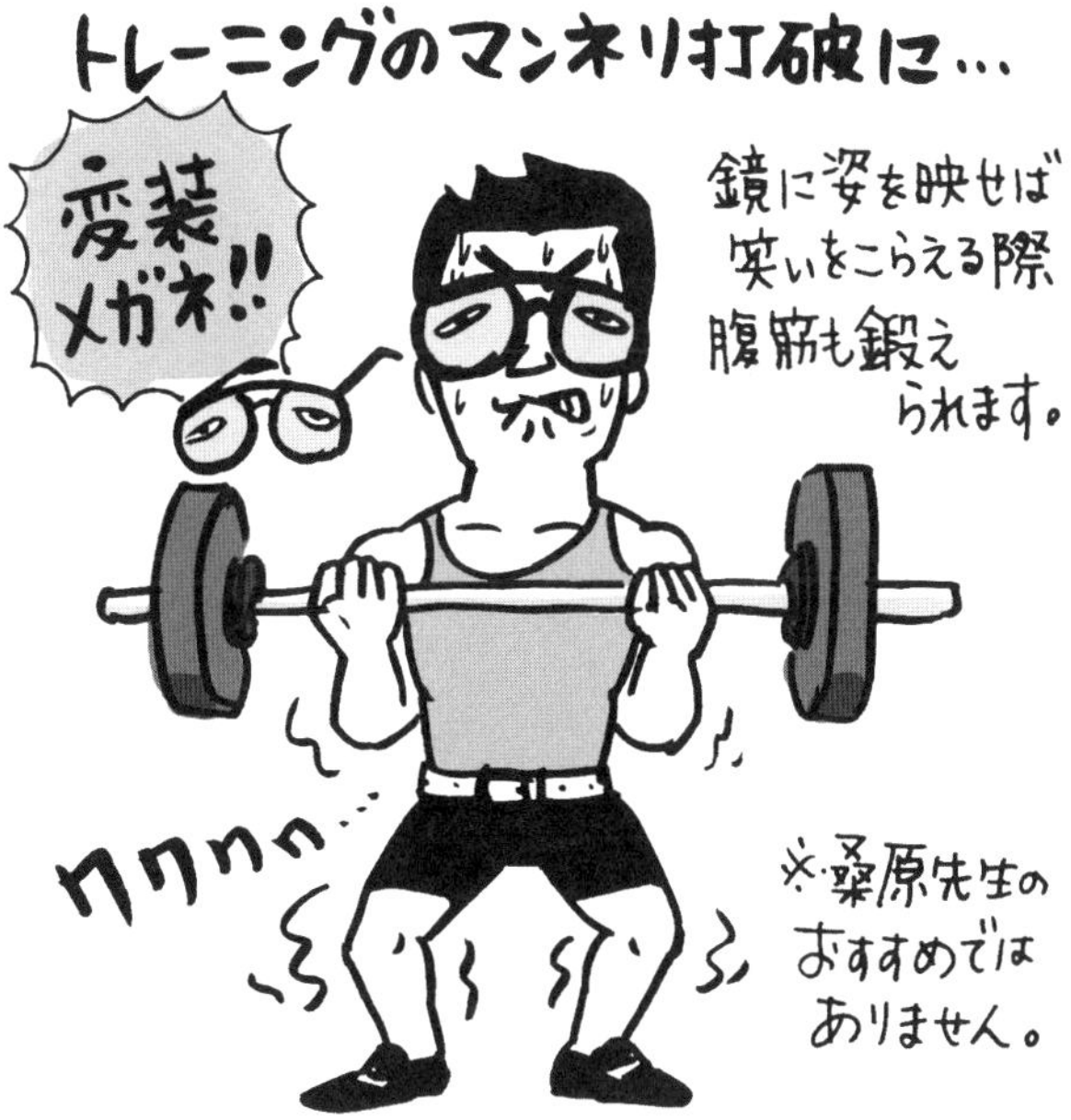
トレーニングのマンネリ打破に…
変装メガネ!!
鏡に姿を映せば笑いをこらえる際腹筋も鍛えられます。
ワワワヮ…
※桑原先生のおすすめではありません。

初級編
中級編
上級編
＋α編
特別講座①
特別講座②

Question 79

脚を鍛えるユニークなトレーニング法が知りたい。

足に限ったトレーニング法ではありませんが、これも前述の杉田会長直伝のトレーニング法で、名前を「マックスロード（MAX LOAD）」といいます。

まず、重量は普段6〜8回を行っている重量の70〜80％程度に設定します。重量よりもフォームとスピード重視（ゆっくりとしたスピード）ということです。

重量設定が決まったら、最初に3秒かけてしっかりと挙上していきます。挙げた状態で2秒止めます。そして今度は4秒かけてしっかりと、部位を意識しながら下ろしていきます。これを8回を目標に行います。

最近、一般的にも広く浸透してきた、「スロートレーニング」にも似ています。ただ、マックスロードは短時間、高強度なので、起源は「ヘビーデューティートレーニング」に近いかと思います。ポイントは高強度＝高重量としていない点です。高強度＝筋肉内の無酸素状態（乳酸の溜まった状態）としている点が新しい発想かと思います。この点でいうと、加圧式トレーニングの要素も含まれているような気もします。

さて、もう少し分かりやすくするために、具体的にレッグプレスを例にとってみましょう。

仮に普段プレートを左右合計で16枚付けている人の場合、目安として10～12枚程度になります。まずしっかりと下げきった状態から、3秒かけて挙げていき、挙がったところで、膝をロックせずに2秒止めます。そして今度は4秒かけてゆっくりと下ろしていきます。おそらく4回目くらいまでは軽すぎたかな？　といった印象を持つかもしれませんが、5回目あたりから大腿四頭筋に乳酸が溜まり始め、最後はかなりきつい状態に追い込めるはずです。

ここで留意したいのは、一人でやる場合、どうしても数える秒数が速くなってしまうので、しっかりと1秒を数えることです。もう一つは、しっかりと下げるということ。挙がったところではロックしない状態を維持し、下では可能な限りしっかりと下げましょう。

要はきつく、つらいフォームを、設定重量が軽く、回数も少ないが故に意識して行うトレーニングです。セット数はアップ1セットプラス本番1～2セットで十分だと思います。

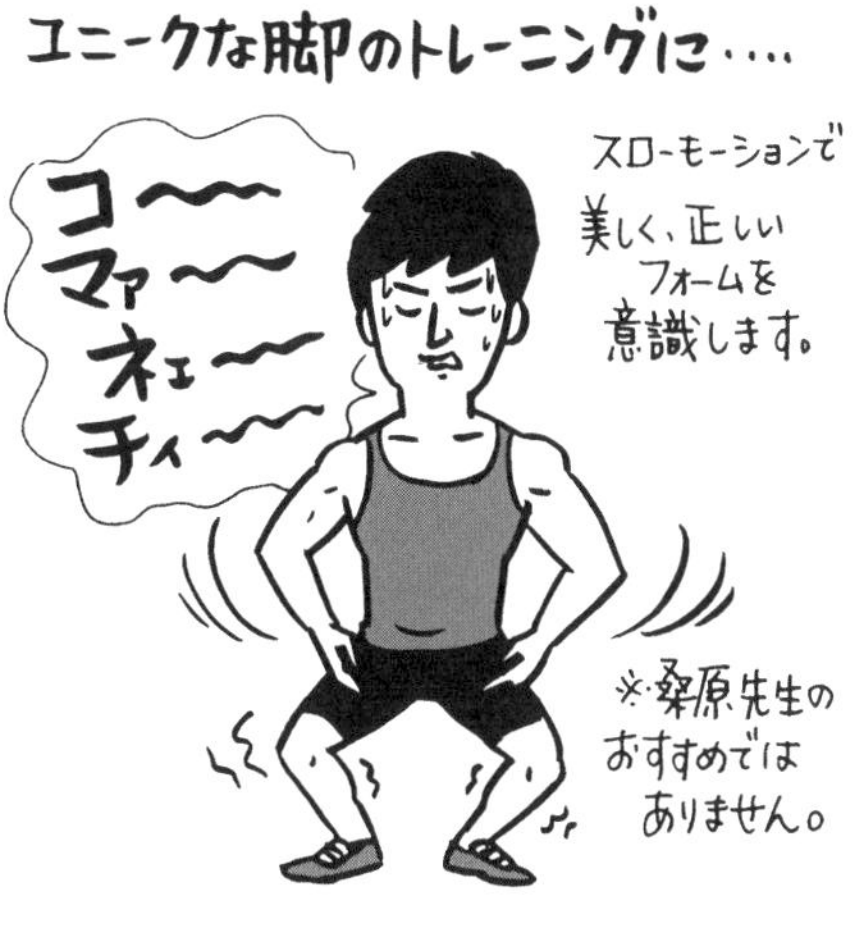
ユニークな脚のトレーニングに・・・・
コ〜〜
マァ〜〜
ネェ〜〜
チィ〜〜
スローモーションで
美しく、正しい
フォームを
意識します。
※桑原先生の
おすすめでは
ありません。

Question 80

トレーニングを続ける秘訣ってあるの？

これにはいくつかの秘訣があるかと思います。まず、正しいトレーニング方法を身につけること。注いだ労力に対してのリターンが少ないとヤル気も萎《な》えてしまいますから、そのためにも正しいトレーニング方法を身につけることは必須でしょう。

次に、いろいろなトレーニングの種類を覚えるのもお勧めです。どんなトレーニングでも、数ヶ月続けるとどうしてもマンネリ化したり飽きてきたりします。そんなとき、ちょっと違うトレーニングを取り入れることで、気持ちがリフレッシュしてモチベーションも上がってきます。重さにこだわって、少し気持ちが疲れてきたら、次は回数にこだわったり、同じ脚のトレーニングでもメインの種目を変えてみたり…。変化は気持ちの上だけでも、大きな刺激となります。前述の「クイック＆ステディ」（Q78参照）や「マックスロード」（Q79参照）も含め、トレーニングの引き出しが多いほど、継続力につながるのです。

続いて、オフを上手にとるのも大切な要素です。休息をとることは、時として勇気のいる決断かもしれませんが、カラダだけではなく気持ちも休めてやるということが、継続させる上で大切になってきます。

最後に、具体的な目標を立てることをお勧めします。「ベンチプレスで１００kg挙げる」でもいいし、

「体重を○kgにする」でもいい。「ボディビルの大会に出場する！」でもいいでしょう。具体的であればあるほど、継続へのモチベーションに効果的です。

目標はこっそりと頭の中で立てるだけではなく、手帳の裏表紙などに書いておくと常に意識が保てます。そして月単位で自分のカラダを画像として残しておき、進捗《しんちょく》（変化）を比較してみてください。もし、ほんの少しでも進化が自分で確認できたらしめたものです。

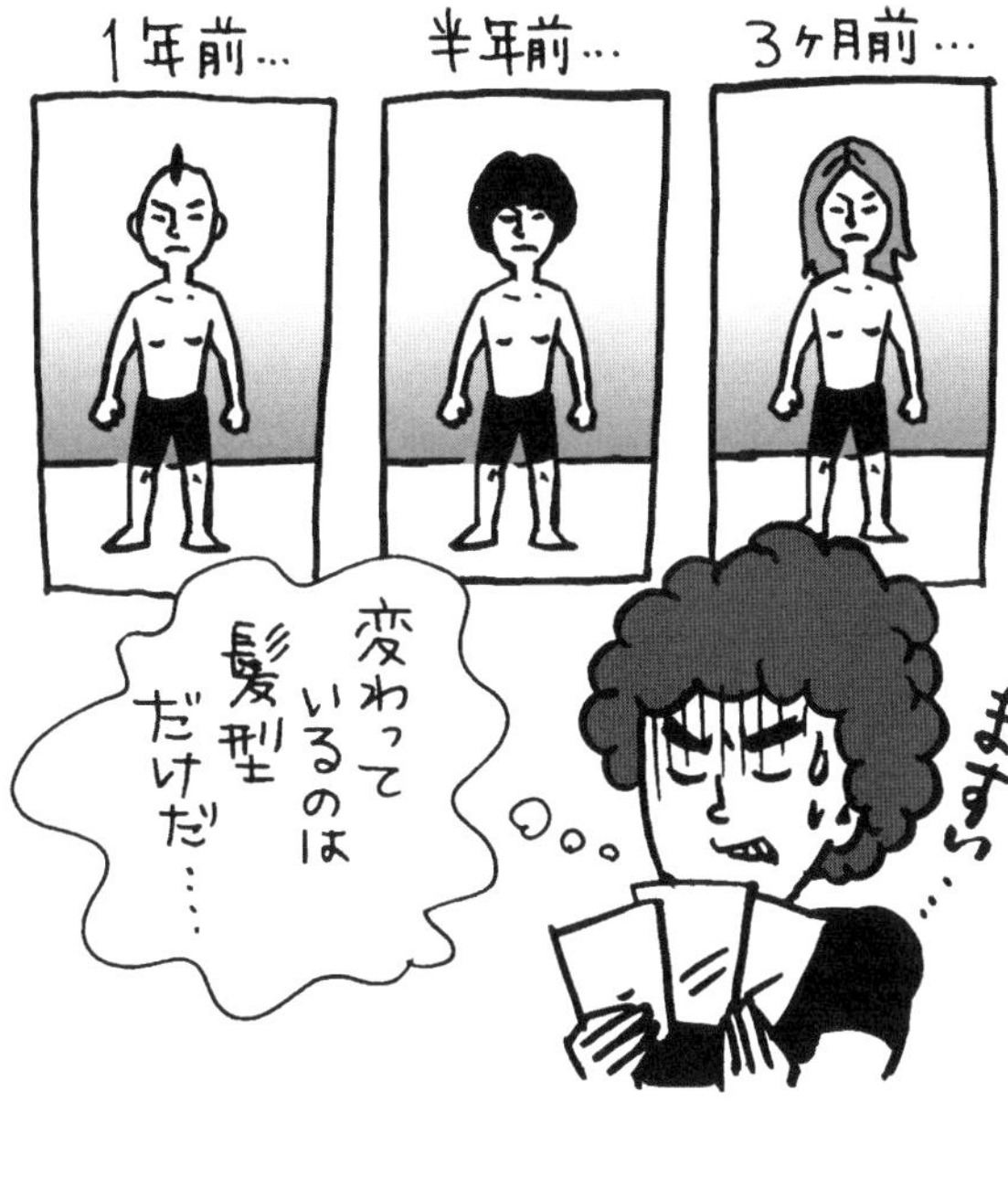

1年前…
半年前…
3ヶ月前…
まずら…
変わっているのは髪型だけだ……

Question 81

肉体改造のコツを教えて！

人の体型は、その人のライフスタイルの鏡です。良いか悪いかは別として、太っている人は太るライフスタイルを、そして痩せている人は痩せた体型になるライフスタイルを送っているのです。したがって、体型を変える、肉体改造をするということは、ライフスタイルを変えるということになります。

私たち人間は、環境に適応しながら日々を生きているのですが、急激な環境の変化には大きな抵抗を感じてしまいます。例えば転職とか引っ越しとか、やがては新たな生活に馴染んでいくものの、当初は相当なストレスを

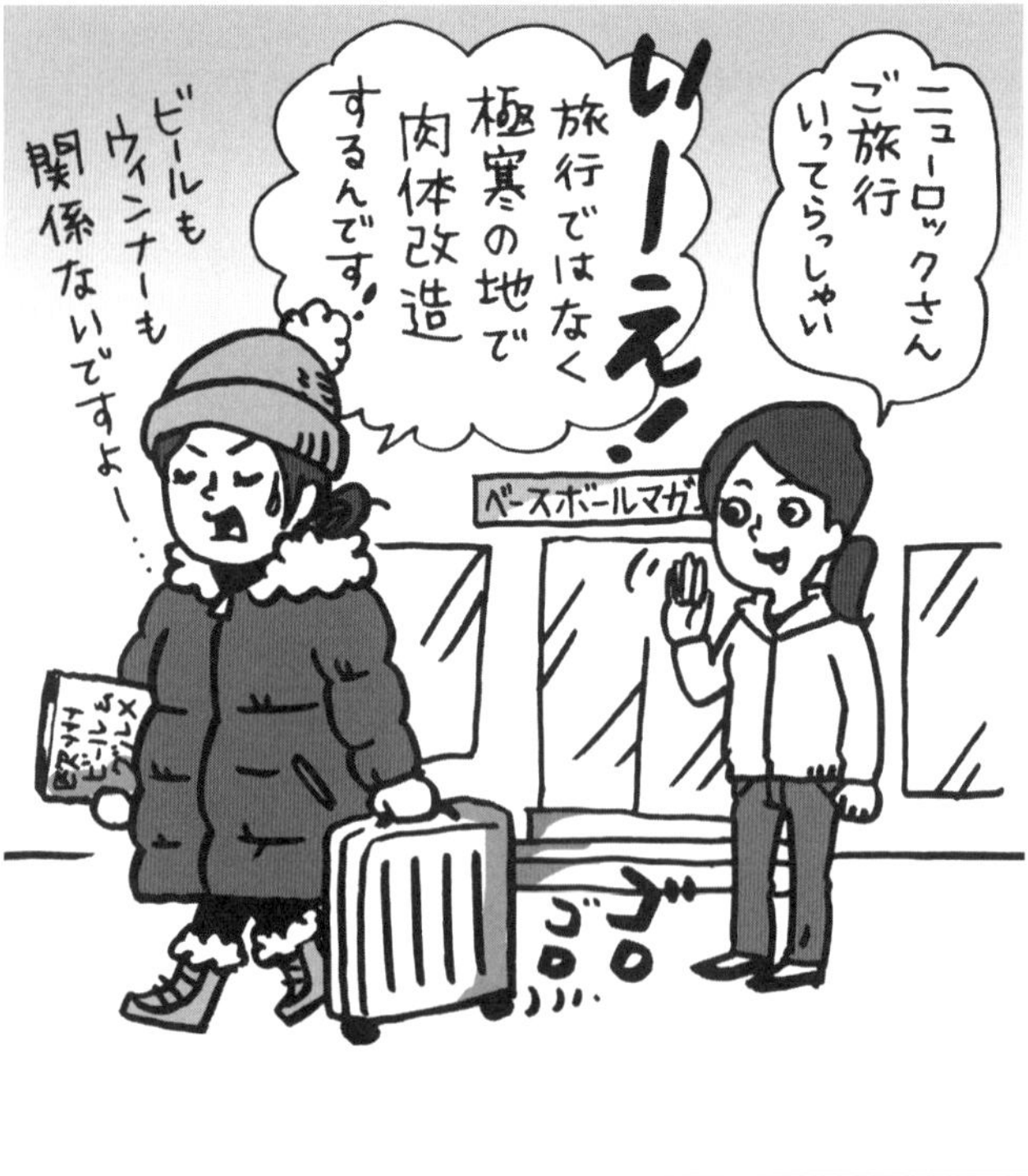

ニューロックさん
ご旅行
いってらっしゃい
いーえ！
旅行ではなく
極寒の地で
肉体改造
するんです！
ビールも
ウィンナーも
関係ないですよー…
ベースボールマガ
ゴロゴロ

感じながら頑張っているはずです。

つまり、ライフスタイルを変えるということは、急激な環境の変化でもあるため、当初は抵抗感があり、なかなか馴染みにくいのです。では、どうしたらそういったライフスタイルの変化に対応していけるのでしょうか。

一つはいきなり激変させないということです。すべてを一気に変えてしまうのではなく、一つ変化させ、しばらくしたら新たな変化を加えるというように、徐々に変化させていくのがコツです。

そしてもう一つのコツは、その際に自分の努力に対するリターンを大きくしてやることです。リターン、すなわち成果が大きければ、モチベーションも高まり、環境（＝ライフスタイル）の変化への抵抗感以上に頑張ろうという気持ちが勝ってきます。

どう摂る? サプリメント シーン別活用術

闘いはリングの外で始まっている!
格闘家に
効果的なサプリメントの摂り方

ひと言で格闘技といっても、その競技によってかなり多岐にわたるので、あくまでも一般論となりますが、なるべく不要な脂肪はつけずに、筋力アップとスタミナアップを目指す場合を紹介しましょう。

食事はできるだけ朝食を重視して、夜遅くのドカ食いは避けましょう。そして食後には、純度の高いホエイプロテインを摂取。トレーニング後には糖質入りのプロテインを摂るようにします。

空腹時には、必須アミノ酸を適宜補充して、血中のアミノ酸濃度を高めておきます。

試合がある場合は、その3日前あたりから、炭水化物中心の食事を摂り始め、カロリーオーバーが気になる場合は、おかずの量を減らすなどして調整をしましょう。

試合が近づくにつれて、緊張やストレスでコンディションを崩しがちになるので、起床時および就寝前にグルタミンを飲むようにします。

特別講座①

「ファンタジー」から「リアル」へ
実践的サプリメント活用セミナー

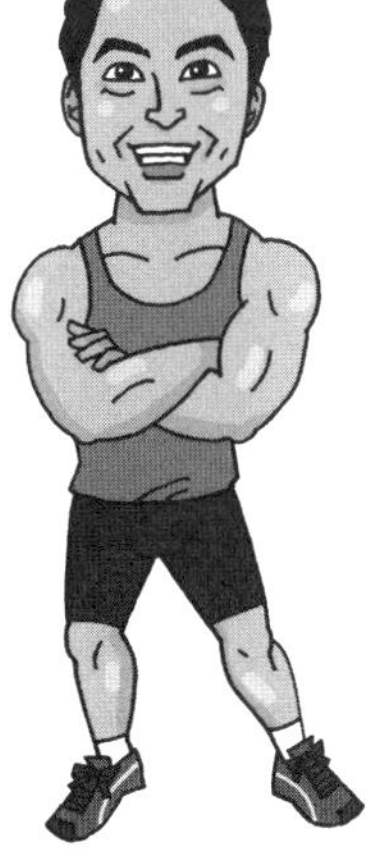

Question 82

サプリメントさえ飲めば、スゴいカラダがつくれるの？

肉体は、運動・栄養・休息の3要素の調和で進化するもの。しかしサプリメントに過剰な「幻想」を抱く人も少なくありません。ここからはサプリメントの「リアル」を伝授します！

以前、私の知人が「サプリメントはファンタジーだ」などと言っていました。

確かに子供の頃、毎週読んでいた少年雑誌の広告には、少し怪しげな（この怪しげという点が心をくすぐるのですが…）サプリメントが載っていて、飲むだけであんなスゴいカラダになれるのかといった妄想が膨らんだものです。

しかし現実は甘くはありません。やはり相当なトレーニングとそれに見合った栄養補給と休息とがバランスよく調和してはじめて肉体は進化していきます。ましてや規格外の肉体を求める場合は、その三つの要素（運動・栄養・休息）も規格外の大きさと絶妙なバランスが求められます。

そういった点において、サプリメントは決してファンタジーなどではありません。ファンタジーとは「空想」「幻想」といった意味合いであり、サプリメント自体はちゃんと結果を出してくれるという点において、「現実」だからです。

つまりファンタジーを抱かせる要素があるものの、実際に効果を発揮する「リアル」と考えていいかと思います。

ここからの『特別講義①』では、これまでのQ＆Aの内容を振り返りながら、この「リアル」の出し方のコツをお伝えしていきたいと思います。

■ まずは食事の充実から

ボディビルダーのようにパーツごとにバルクアップしたカラダ、キックボクサーのように引き締まったシャープなカラダ、パワー系競技の選手のようにとにかく大きくて迫力のあるカラダ、目指す肉体は人それぞれかと思います。

　しかしどんな肉体を目指すにしても、運動（トレーニング）、栄養（食事）、休息（睡眠）の三つの要素がすべての源泉といえます。

　サプリメントはこの中の「栄養」に属するものですが（一部、休息の要素を意識したものもあります）、このサプリメントの効果を引き出すためにはまずは土台となる「食事」の要素を充実させる必要があります。

　ところがこの食事の要素については、厳格にやろうとするとこれまた奥が深く、例えば野菜は朝・昼・晩に分けてそれぞれの分量があり、種類によってこの野菜は生で食べて、この野菜は炒めてといった具合に、かなりの手間ひまがかかります。したがってここでは、とりあえず最低限、誰にでもできて、かつ守らなくてはならない基本について触れておきます。

　これは私がスポーツ選手を指導する場合、どんな競技でも最低限実践してもらう内容でもあります。

■ポイント① まず「朝食」を充実させよう！

　第一は「朝食」の充実です。

　普通、大概の人は、朝→昼→夜といった順に食べる量が増えていきます。

　これ自体は悪いことではありませんが、このバランスに問題が多いのです。寝起きは誰も食欲もわかず、適当に済ませる人がほとんどでしょう。中には朝食抜きといった人もいます。そしてその反動かのように、晩ご飯の摂取量はかなりのものです。ましてやアルコールを飲む人は、かなりのカロリーを摂取しているはずです。

　就寝時は基礎代謝といって、人が生きる上での最低限のカロリーを消費する状態になっています。その直前に一日で最大のカロリーを入れられても体内では使いきれません。余ってしまったカロリーの一部はグリコーゲンのように良質な形で貯蔵されますが、大半は脂肪という形での貯蔵となります。

　特にアルコールはその分子構造上、グリコーゲンの材料となりにくいため、飲んでもエネルギー補充としての効果は期待できません。したがって、晩ご飯でのドカ食いは避けて、できる範囲で量的に絞る感じにしていきます（身体を大きくしたい場合はその分、朝食と昼食で増やします）。

　逆に朝食はなるべく充実させていきます。慣れるまではなかなか難しいので、とりあえず食べやすいものを朝食用に揃えておいて、量的ボリュームアップから計画するのもいいでしょう。

　例えば、バナナ、ヨーグルト、プリン、野菜ジュース、シリアルなどなど。理想的ではありませんが、菓子パンなどもボリュームアップの習慣づけにはいいかもしれません。

　まずは一日三度の食事それぞれの量的バランスの是正が重要です。

■ポイント②　食事内容をチェック！

次に各食事における内容のチェックです。これも無理のない範囲で行い、あとはサプリメントを活用すればいいと思います。その中で少し脂質を減らす努力をします。もともと、日本食はPFC（タンパク質・脂質・炭水化物）バランスといった三大栄養素のバランスの優れた食事でした。そこに欧米型のライフスタイルと共に食生活が入ってくることによって、脂質＝Fの要素が大きくなっていきました。

このバランスの崩れが、最近話題のメタボリックシンドロームの要因の一つにもなっています。そこで、可能な範囲での脂質セーブを目指します。例えば外食の際には、カツ丼よりはマグロ丼を選んでみたり、てんぷらなどで不要に大きな衣は少し削ったりなどの努力です。

■ポイント③「主食がジャンクフード」は×！

最後にジャンクフードを主食にしないということです。

私もカップラーメンやファストフードが大好きでよく食べますが、これを主食にするのは避けたいところです。どうしても仕方のないときは別として、癖にはしないことです。

忙しい人はいつも忙しくしています。時間をつくる努力よりも、忙しさをどうやって乗り切るかという努力ばかりをしてしまいます。そんなときに役立つのは、3分間でつくれて3分間で済ませられる食事かもしれません。でもそれは忙しさの非常事態時か、おやつ的な位置づけにとどめておくよう意識してください。

以上、三つの食事の約束（＝土台づくり）をした上で、いよいよサプリメントの登場となります。

■プロテインはサプリメントの代表格！

この項では少しだけプロテインについて触れましょう。プロテインはサプリメントの代表格であり、誰もが知っている反面、誤解や間違った情報も多いかと思います。

簡単に説明をしてしまえば、プロテイン（＝タンパク質）は、筋肉をはじめとする人間のカラダの材料です。そして通常、サプリメントとしてのプロテインには、ビタミンやミネラルが配合されています。つまり、限りなく低脂質で、限りなく高タンパクで、かつビタミンやミネラルが摂取できるという点においては、まさに栄養補助食品としてのサプリメントの代表といっても過言ではないでしょう。

大概の食材の場合、タンパク質を摂ると、それ以上の脂質も摂取してしまうことになります。そこで食事の補助としてプロテインを飲むというわけです。

プロテインの素材には、「ホエイ」「カゼイン」「大豆」が代表的で、それぞれが特徴を持ちます。

まず、「ホエイ」タンパクの場合は、BCAAなどのアミノ酸組成にすぐれ、かつ吸収スピードが速いため、スポーツ選手の間では最も人気がある素材です。その反面、乳からわずかしか取れないこともあって値段が高く、吸収が速いというメリットと裏腹に長時間体内に維持できないというデメリットもあります。

「カゼイン」は比較的値段は安く、ホエイよりは長時間にわたって体内に維持できますが、アミノ酸組成の点ではホエイより劣ります。

また「大豆」はさらに吸収スピードが遅いため、その分、腹持ちがよく、食後の体熱産生誘導が高いということもあってダイエット効果としては一番人気があります。ただ、筋肉への栄養という観点からするとさらに劣ってきます。

素材を使い分けるとなるとかなりマニアックになりますが、中には、吸収スピードと栄養価の高さからトレーニング後にはホエイ、食間には滞留時間の長いカゼイン、減量期に入ると大豆を利用するなどの使い分けをする人もいます。

プロテインを摂取するタイミング等についてはQ83で詳しく触れますが、一つの提案は、朝食時にプロテインを飲むという習慣です。牛乳（飲めない人は水でも可）にプロテインを加えることによって、朝食の栄養価が格段に充実してきます。

特別なファンタジーを飲むのではなく、朝食の充実といったリアルを求めて、より身近なアイテムとしてプロテインをライフスタイルに取り入れるのは、肉体改造に向けての第一歩になるかもしれません。

COLUMN　プロテイン飲み方講座

ライフスタイルの「ワンモア」に！

Q81でも述べたように、私は肉体はその人のライフスタイルの鏡だと思っています。つまり、良いか悪いかは別にして、太っている人は太るライフスタイルを、痩せている人は痩せるライフスタイルを送っているというわけです。ですから、肉体を変えたければライフスタイルを変えればいいのです。しかし、ライフスタイルは長い年月をかけて築かれたものなので、あまり急激に大きく変えようとするとストレスになってしまいます。ですから、より効率よくカラダに反映されるように上手に変えていきたいものです。

例えば、朝に食欲のない人が朝食をしっかり摂るようにすることも、ライフスタイルの変化です。かといって、急に食欲がわくわけではありませんし、今までより充実したご飯を朝からつくるのもなかなか大変です。

しかしこんなときに、これまで通りの朝食にプロテインを〝ワンモア〟で加えることによって、より簡単に、効率よく、朝食の充実というライフスタイルの変化を手に入れることができます。ライフスタイルを改善させる「ワンモア」に、ぜひプロテインを活用してみてください！

Question 83

プロテインの効果的な飲み方を教えて！

効率的なカラダづくりをサポートするサプリメント、プロテイン。その効果を存分に享受するためのタイミングと、とっておきの裏ワザを公開します！

ここではサプリメントの実践編として、プロテインの飲み方を具体的にレクチャーしたいと思います。

まずは摂取のタイミングです。

栄養補助食品なので、あくまでも食事の補助ということであり、唯一絶対のタイミングはありませんが、より効果的なタイミングはいくつか挙げられます。

■プロテインは「二つの〝後〟と二つの〝前〟」に

一つ目は食後です。

食事をすることによって、インスリンというホルモンが分泌されます。カラダに栄養素を取り込む上で、このインスリンが効果を発揮するのが食後なのです。

そして、脂質は極力とらずにタンパク質だけをしっかりと補充するという観点からすると、ある程度の食事をした後に適量のプロテインを補助的に飲むのは効果的です。特に朝食にはぜひ加えたいところです。

二つ目はトレーニング直後です。

トレーニング直後は睡眠直後以外に唯一、成長ホルモンが大量に分泌されるタイミングです。つまりトレーニングによってダメージを負ったカラダ（筋肉）を修復しようとするタイミングです。当然、このタイミングには筋肉の材料となる「タンパク質」が必要となります。トレーニング中は栄養素を入れるよりも消費する方が圧倒的に多くなりますから、直後にはタンパク質を補充すると効果的です。

理想は30分以内、できれば1時間以内に摂取しましょう。3時間を超えてしまうとトレーニング直後のタイミングと言えなくなります。このタイミングのことを「サプリメントの〝ゴールデンタイム〟」と呼ぶ人もいます。

三つ目は就寝前です。

しかし、就寝時は内臓も含めてしっかりと休めたいので、直前ではなく、1～2時間くらい前に飲んでおくといいでしょう。

トレーニング直後と同様、就寝直後に訪れる深い眠り（ノンレム睡眠）には、カラダを回復させるために成長ホルモンが大量に分泌される絶好のタイミングなので、このタイミングに筋肉の材料を入れておくという理屈です。

量については、体重1kgにつきタンパク質を2g（トレーニングをしっかりとする人の場合）が1日の摂取タンパク質の目安です。そのうち、よほどの偏食をしない限り約半分は食事から摂れるはずなので、体重1kgにつき1g程度のプロテインを飲むことになります。ですから体重70kgであれば1日70gのタンパク質をプロテインから摂るといった感じです。

プロテインにも純度がありますから、80%くらいのタンパク質含有率のプロテインであればその1・25倍の88g程度ということになります。これを前述のタイミングなどに合わせて分割するので、結果として1回の摂取量は20～30gくらいになります。

もちろんこの摂取量は、運動強度や筋肉量、体重、食事の内容によって左右されるので、一概に絶対的な量は決められませんが、

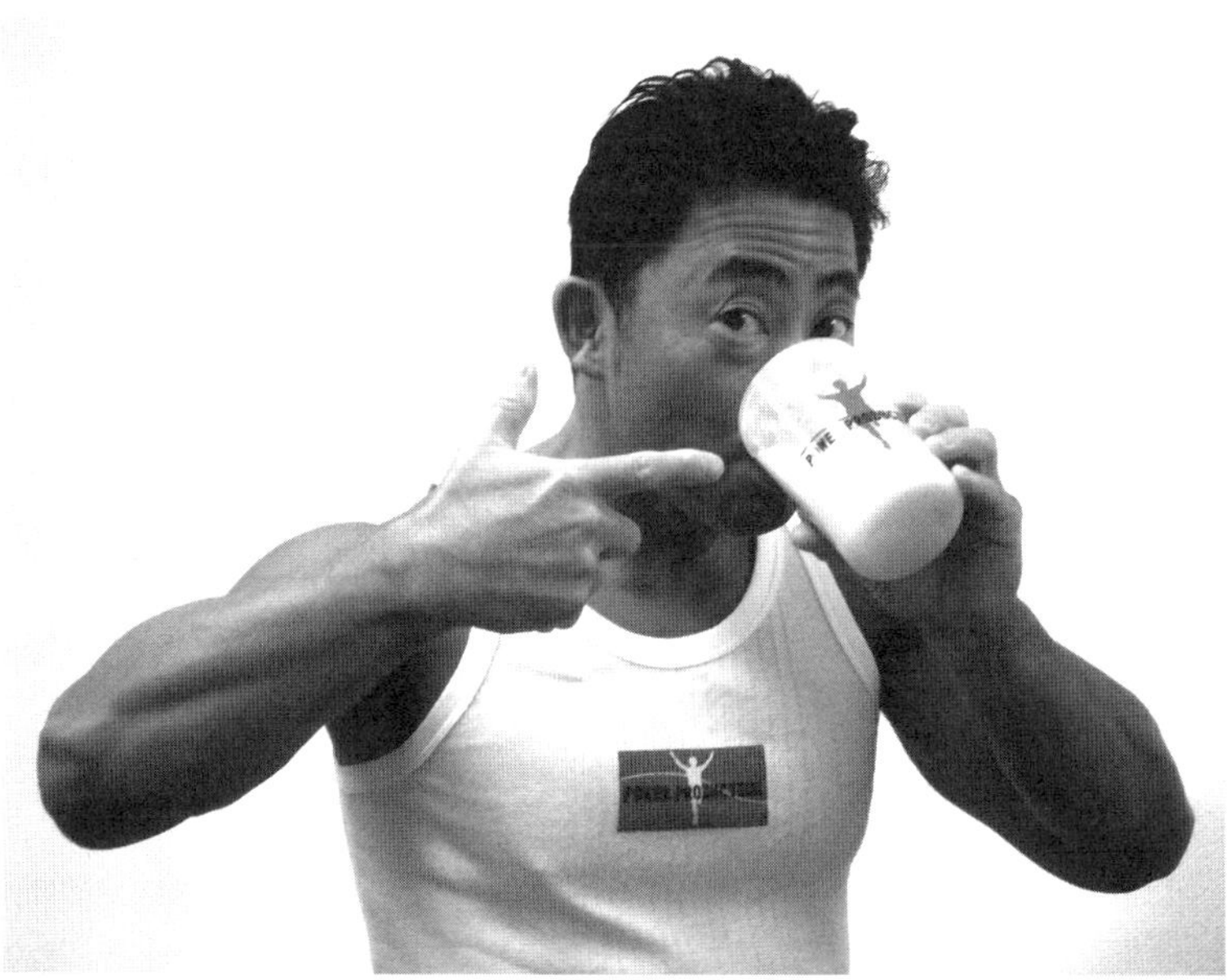

1回量（20～30gくらい）を、その日の運動強度や食事の内容に鑑《かんが》みて回数で調整するのが現実的です。

■ 裏ワザ① 筋肉分解を止めるために、エネルギー摂取は必須

次に少しばかりの裏ワザをご紹介します。

まずトレーニング直後のサプリメントのゴールデンタイムには、単にプロテインを飲むのではなく、デキストリン（一般的にはマルトデキストリン）が配合されたものを、量を多めに飲むとバルクアップしやすくなります。

マルトデキストリンは、簡単にいえばエネルギー源になるもの（糖質）で、「カラダづくり用（ウエイトアップ）」とか「子供用」などには必ずといっていいほど配合されています。トレーニング直後は、筋肉の材料となるタンパク質は確かに必要となりますが、筋肉の分解（カタボリック）を止めるという観点からは、エネルギー源がより大切になります。ですから、普通にプロテインを飲むときも、オレンジジュースで溶かしたり、ゼリードリンクを摂ったり、バナナを食べたりするといいのです。

デキストリンが配合されたプロテインを飲むことは、より確実かつ効率的に摂取するために、あらかじめエネルギー源（デキストリン）を一緒に摂ってしまえばいいという考え方です。ちなみにエネルギー源となる糖質と筋肉の材料となるタンパク質は4対1が理想の比率といわれています。

■ 裏ワザ② アミノ酸量をしっかりコントロール

もう一つの裏ワザは、いかに血中のアミノ酸濃度を高い状態で維持するかということです。

ボディビルダーの中には、プロテインを摂る合間にもこまめに必須アミノ酸を摂取したり、極端な場合は夜中にも一度起きて飲んだりする人もいると聞きますが、そこまで厳密にやらないまでもプロテインの素材の組み合わせを考えることによって効果はかなり違ってきます。トレーニング直後には筋線維が壊れていますから、なるべくすぐに吸収させたいのと、アミノ酸組成のいいタンパク質を摂取したいので「ホエイプロテイン」が理想と思われます。

一方、朝食からお昼までにプロテインを摂取する機会の無い人などは、朝食後に「大豆プロテイン」もしくは大豆がブレンドされたプロテインを摂るといいかもしれません。

中には、ホエイと大豆やホエイとカゼインをブレンドして、上手に血中のアミノ酸濃度が維持できるよう設計してあるプロテインもあります。特に減量中の人などはアミノ酸濃度が下がりがちなので、このあたりを意識しておくといいでしょう。

文章で説明すると分かりにくいと思いますので、具体例を挙げてみましょう。

体重70kg、体脂肪15%、ウエイトトレーニングを週4回（4分割法）行う32歳男性がトレーニングをする日を想定した場合。バルクアップを目的として、かなり追い込んでトレーニングをしている。ただし、サプリメントはプロテインのみ。

この場合、朝食時に大豆ブレンドのプロテインを20～30g、昼食後にホエイプロテイン20g、夜はトレーニング後にデキストリン配合のプロテインを40～60g、さらに夕食後にホエイプロテイン20gといった感じです。

より効果を期待するならば、プロテインの使用量を減らし、代わりに必須アミノ酸やBCAA、クレアチン、脂肪燃焼系の素材、エネルギー飲料、クエン酸等々、さまざまなサプリメントを活用していくとよいでしょう。

COLUMN プロテイン飲み方講座

「うまい！」と叫べば効果アップ!?

プロテインを飲むときの、とっておきの裏ワザをお教えしましょう。それは…飲んだ後に「うまい！」と叫ぶことです。大きな声で叫ぶのが恥ずかしいときは、こっそり叫んでみてください。カラダがますますプロテインを受け入れるように傾いていきますから。

「そんなバカな…」と思うかもしれませんが、そもそも私たちのDNAには味の情報が組み込まれていて、例えば、甘み＝エネルギー源、酸味＝腐ったもの、苦み＝毒物といったような認識をしています。しかし、大人になるにつれて学習をして、徐々に頭でおいしさを感じるようになり、子供の頃とは味覚が変わっていきます。苦いものでもおいしいと感じるようになるのはそのためです。

何かをおいしいと思うことは、カラダが受け入れやすい状態をつくることにつながります。そして実際には思っていなかったとしても「うまい！」と言葉にすることによって、知らず知らずのうちに自分自身が洗脳され、黙って飲むよりも効果が上がるというわけです。そんな「うまい話」ってあるんですよ。試すのはタダですから、ぜひ試してみてください。

Question 84

アミノ酸について詳しく教えて！

数ある栄養素の中でも、認知度の高い「アミノ酸」。でも、その働きや使用方法をしっかり理解していますか？アミノ酸をもっと知って、カラダづくりの強い味方にしましょう！

アミノ酸という言葉は、原料メーカーの地道な努力やマスコミの影響もあって、ここ数年でかなり浸透してきました。

近所に住むおばあちゃんに「アミノ酸って知ってますか？」と聞いたら、きっと「あたしゃよく分からないけど名前は聞いたことがあるね。なんでもカラダにいい薬だろ？」くらいの回答はしてくれるのではないでしょうか（笑）。

しかし一方で、本当にアミノ酸について理解している人は、残念ながらスポーツ選手の間でもまだまだ少ないのが現状です。これまでのQ＆Aでも触れてきた内容を、この機会にしっかりと整理しておきましょう。

■ 筋肉用!? お肌用!? プロテインの効果

これは実話ですが、以前、フィットネスクラブ内の自販機で『ウィダーーN』のドリンクを飲もうとしている2人のトレーニーがいました。1人がトレーニング後に『プロテインーN』と書かれたドリンクを買おうとしたところ、もう1人が「『プロテインーN』はやめて『コラーゲンーN』にするといいよ」とアドバイスをしました。何故かというと栄養成分表示欄を見たときに、「タンパク質」の箇所が『プロテインーN』は2g、『コラーゲンーN』は4gだったからです。

さて正解はどちらでしょうか？

この場合、私なら『プロテインーN』を勧めます。その理由は「アミノ酸」にあります。

アミノ酸はタンパク質を構成している最小単位の物質です。逆に言えば、タンパク質を分解するとアミノ酸になるというわけです。そしてその場合のアミノ酸は20種類あります。つまり20種類のアミノ酸の組み合わせで、様々なタンパク質が構成されているのです。

ここで先程の問題ですが、『プロテイン－N』が分解されたときに出てくるアミノ酸と、『コラーゲン－N』が分解されたときに出てくるアミノ酸を比較した場合、アミノ酸の総量は『コラーゲン－N』の方が多くても、筋肉に必要とされるアミノ酸は『プロテイン－N』の方が多いからです（専門的にはアミノ酸組成が優れていると言います）。コラーゲンはお肌や関節には大切なタンパク質でありますが、筋肉の材料としては栄養価として劣るのです。つまりコラーゲンをたくさん飲んでも、筋力アップにはつながりにくいというわけです。

■アミノ酸の構造

ここで再度、アミノ酸について定義してみたいと思います。アミノ酸はカラダの材料であるタンパク質の構成物質です。20種類のアミノ酸の組み合わせでおよそ10万種類ものタンパク質がつくられています。

しかし広義の意味でのアミノ酸は500種類以上あるといわれています。つまりタンパク質を構成していないアミノ酸もあるというわけです。

アミノ酸はアミノ基（-NH2）とカルボキシル基（-COOH）をあわせもった炭素化合物の総称で、そのうちタンパク質を構成し

αアミノ酸の構造

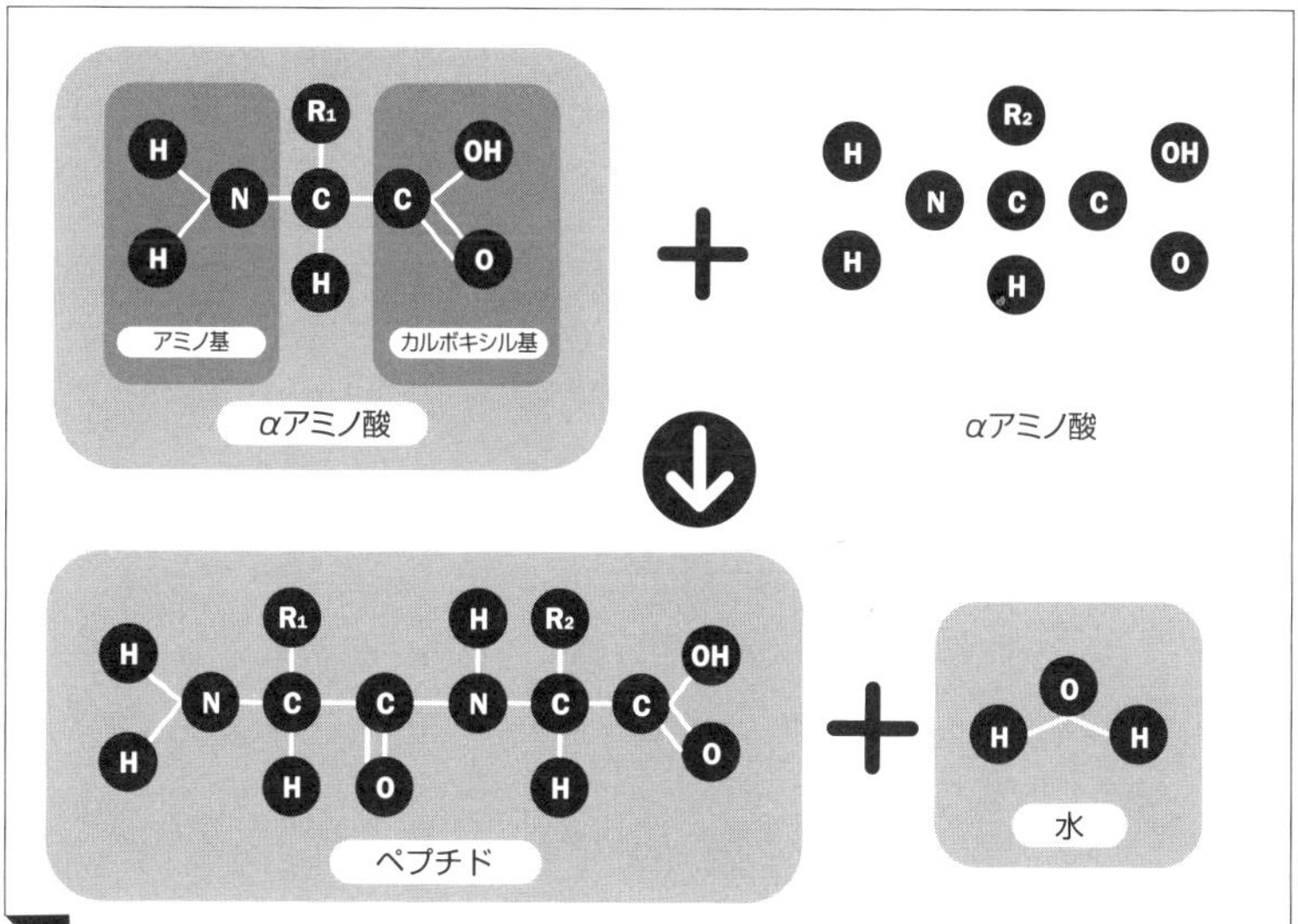

αアミノ酸が2つくっつくとペプチドと水が発生する。αアミノ酸が50個以上くっついてはじめてタンパク質となる

ているアミノ酸が20種類あって、この20種類をαアミノ酸と呼んでいます。

もう少し詳しくみてみましょう。炭素（C）は4本の手をもっていて、常に4人の相手と手をつなぎあっています（P193図参照）。αアミノ酸の場合は、中心に位置する炭素分子の手をつなぐ相手のうち、3人はすべてのアミノ酸に共通しています（-エ、-COOH、-NH2）。そして残りの1人がラジカルグループと呼ばれるもので、ここの違いによって20種類のアミノ酸が区別され、それぞれのアミノ酸の機能的な特徴となっているのです。

アミノ酸は一列に手をつなぐ性質があり、隣り合ったカルボキシル基とアミノ基が新しい化学結合をつくっていき、次々にアミノ酸がつながりあって、それが50個以上になったものを一般的にタンパク質と呼んでいます。ちなみにタンパク質とアミノ酸の中間の状態、例えばアミノ酸が二つ以上つながったものをペプチドと呼びます。

サプリメントに詳しい人なら、「クレアチン」とか「カルニチン」という素材の名前を聞いたことがあるかと思います。クレアチンは瞬発的なパワー（ハイパワー）を発揮する際に使われるもので、カルニチンは脂肪を燃焼させる際の運び屋的な役割をするものです。この二つはどちらもαアミノ酸ではなく、つまりタンパク質を構成しているアミノ酸ではないのですが、分類上（定義上）はアミノ酸に属します（アミノ基とカルボキシル基をもった炭素化合物です）。

■必要なアミノ酸の種類とバランス

では次に、どういったアミノ酸が重要なのでしょうか。

それは目的にもよりますが、まずはずせないのが『必須アミノ酸』です。

必須という名前だけ聞いても大切な雰囲気が伝わってきます。必須アミノ酸とは体内でつくることができないアミノ酸のことで、全部で9種類あります。体内でつくれないということですから、食事もしくはサプリメントなどから摂取するしかありません。

そして必須アミノ酸を摂取する際にポイントとなるのは、9種類すべてがある一定の比率で揃わないと効率よくタンパク質が合成されないということです。その比率についてはさておき、いずれにしてもすべてが揃っていないとタンパク質の材料にならないのです。

例えるならば、9種類の木材を使って家を建てるといったイメージです。一つでも足りないと家は完成しませんし、すべてが長かったり大きかったりすればいいというわけでもありません。適材適所、場所に応じて太さや長さがあり、それぞれの役割があるのです。

総合アミノ酸（必須アミノ酸）のサプリメントを購入する場合には、せめて必須アミノ酸9種類がすべて含まれているかどうかをチェックしてみるといいでしょう。リジン、ロイシン、フェニルアラニン、バリン、トレオニン（スレオニンと表記する場合も）、イソロイシン、メチオニン、ヒスチジン、トリプトファンの9種類です。

■アミノ酸とプロテインの違い

必須アミノ酸はタンパク質の合成に必要なアミノ酸なので、プロテインの代替としても利用する人が多いかと思います。アミノ酸とプロテインの大きな違いの一つは吸収スピードの違いです。プロテインが2時間ほどかけて吸収されていくのに対して、アミノ酸は数十分で吸収されます。吸収スピードは速ければいいというわけではなく、速いとその分すぐに減ってしまいますから、必要に応じてプロテインとアミノ酸を使い分けるといいでしょう。

また、プロテインの代わりに（必須）アミノ酸を利用する場合、単純にg換算するような公式はありませんが、ホエイプロテイン20gで期待される筋タンパク質蓄積量と必須アミノ酸6gの蓄積量が近いことから、とりあえずの目安として5～6gと考えておいてもいいかもしれません。

ただし、プロテインには通常、ビタミンやミネラルも配合されていますし、摂取後数時間後の筋タンパク質蓄積量となるとプロテインの方が優れています。したがって必須アミノ酸は即吸収されることを期待してスポット的に利用し、プロテインはより総合的な栄養補給（補助）といった意味合いで使うといった使い分けが、専門的かつ高度な利用法かもしれません。

■アミノ酸のLとD？

よくアミノ酸でL体、D体といった言葉を使います。パッケージにも、L－バリンとかL－ロイシンなどと記載しているメーカーもあります。実はグリシンというアミノ酸以外のアミノ酸は、ちょうど右手と左手の関係のように、互いに鏡に映すと同一になる構造のものが存在していて、一つをL体、もう一つをD体と呼んでいます。

ところが、カラダを構成しているアミノ酸は不思議なことにすべてL体なのです。ですから通常、Lを省略して記載するメーカーも多いですし、反対にD体のアミノ酸を使ったサプリメントは存在しないと考えていいでしょう。

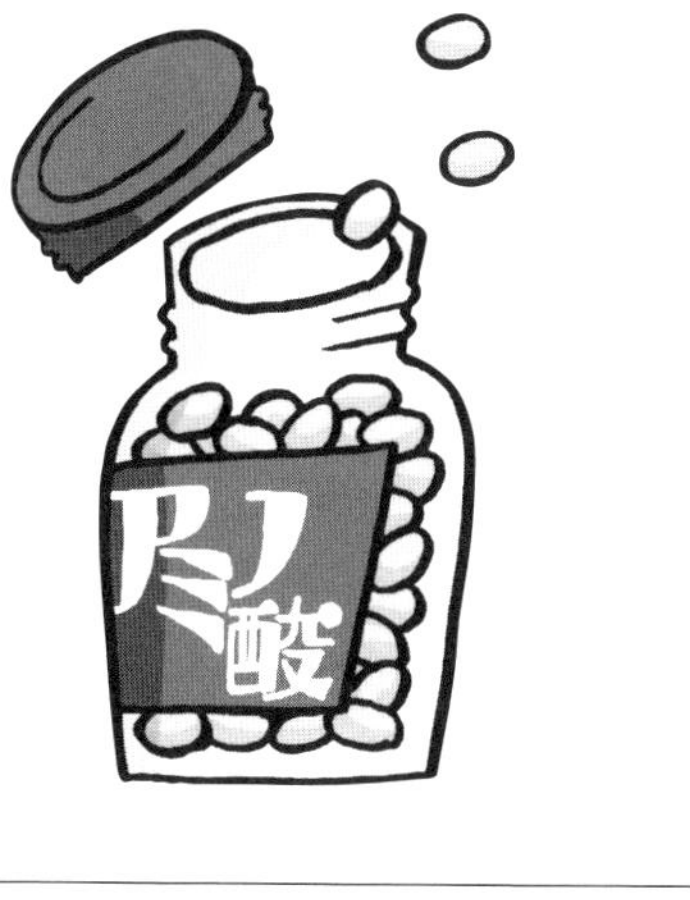

Question 85

サプリメントでパフォーマンスを向上させる『エルゴジェニックエイド』とは？

〝栄養補助食品〟であるサプリメントには、実はもう一つの顔があった！ アミノ酸のチカラをパフォーマンスの向上につなげる方法を紹介します！

サプリメントを日本語で表すと、「栄養補助食品」。ですからサプリメントとは、タンパク質やビタミンなど、食事のみではまかないきれない栄養素を単独で効率よく摂取する、まさに「栄養」を「補助」する「食品」ということになります。

もともと、日本で売られているサプリメントはすべて「食品」に分類されており、イメージは薬っぽくても基本的には用法や用量を特定できません。あくまでも栄養補助というスタンスです。野菜が少し足りないからビタミンを飲もうとか、トレーニングを行ってタンパク質を効率よく摂りたいからプロテインを飲む、といった具合です。

しかし一方で、もう一つの概念のサプリメントが存在します。つまり、サプリメントを活用することによって、補助の域を越えてさらにパフォーマンスの向上に寄与させるというものです。この概念を「エルゴジェニックエイド」と呼び、直訳すると「運動量をつくり出す助けをするもの」というような意味になります。

これに相当する一番分かりやすい素材として、『クレアチン』が挙げられます。

■ベンチプレスの回数が増えた!? クレアチンの驚くべき効果

クレアチンは肉や魚の赤身の部分に含まれる、いわゆるアミノ酸の一種です。あえて「一種」と付けるのは、カラダを構成しているアミノ酸ではないからです。しかし体内においては骨格筋を中心にさまざまな箇所に存在し、主として瞬発的なパワーの産出に関係してきます。

このクレアチンをサプリメントとして摂取することにより、体内のクレアチン量は約10％増えるといわれています。そして10％クレアチン量が増えることによって、明らかに瞬発的なパワーも増大していきます。例えば、ベンチプレス100kgを6回挙げるのが限界だった人（6RM　MAX）がクレアチンを摂取することにより、7〜8回まで挙上回数が伸びるといったことがあります。

以前、大学のアメリカンフットボールの選手21人に対してクレアチンのテストをしたことがあります。ベンチプレスとスクワットが3回だけ挙がる重量を設定し、その後、クレアチンを摂取しながら測定をしていきます。そして1ヵ月後にはベンチプレスは21人の平均が6・6回に、スクワットも6・5回にまで記録が伸びていきました。その間のトレーニング効果も影響しているかもしれませんが、通常も十分にトレーニングをしている大学生運動部の学生だけに、クレアチンの効果に驚かざるを得ませんでした。

これは栄養補助という範囲を越えて、明らかにクレアチンによって瞬発力が増すというパフォーマンスの向上につながっていますから、エルゴジェニックエイドに該当すると思います。

ただ一方で、クレアチンはその効果が高いためか、しばしばドーピングの問題や健康上の問題が取り上げられたりもします。

■効果がありすぎる？　無実の罪

フランスではAFFSA（フランス政府衛生局）がクレアチンの販売を禁止すると発表し、大きな話題となりました。そのときはクレアチンに関してのいくつかのマイナス情報となる文献が提示されたのですが、そのほとんどが英語以外のもので（通常、メジャーな文献の多くは英語で書かれています）、翻訳するだけで、とてつもない費用がかかった記憶があります。

しかし実際はドーピングの対象ではありませんし、健康上もなんら問題のない素材です。フランスではクレアチンは入手しにくいようですが、フランスの選手も当たり前のように使用しています。

では、そんな効果を発揮してくれるクレアチンは、どうやって摂取するのがいいのでしょうか。

■うまく取り入れて、クレアチンの効果を最大享受！

まず「ローディング」といって体にクレアチンを溜め込む作業を行います。これは1日約20gのクレアチン摂取を6〜7日ほど続けるというものです。

ただし、クレアチンはもともと体内にそれほど多く含まれるものではないため、一度にあまり多くのクレアチンを摂取しても排泄されてしまいます。そこで1回の摂取量は5g程度とし、それを1日4回ほど摂取することで1日合計20gという量にしていきます。

ちなみにクレアチンは水には溶けにくく拡散しているだけですので、しっかりと溶かす場合はお湯を使うことになります。しかし水に拡散した状態であっても、結局は胃の中では水溶液化しますから極端に神経質になる必要はありません。

ローディングが終わった段階で、個人差はありますが、だいたい10%ほど体内のクレアチン量が増えるといわれています。この増えた分がパワーアップした分というイメージです。

次に体内で増えたクレアチンを維持していく「メンテナンス」という作業（期間）に入ります。これは1日1回5gを摂取するだけです。つまりローディングによって増えたクレアチンをメンテナンスで維持していくというわけです。

摂取のタイミングですが、お勧めなのが食後とトレーニング後です。しかし最も大切なのは、ローディング時にはなるべく等間隔に摂取するということ、そして忘れないようにするということです。

ローディングでは、少し乱暴な言い方をするならば、多少過剰気味なほど摂取するのがポイントです。私の場合は、仮に1日飲み忘れたとか、あるいは1日合計20g飲めなかったという場合は、ローディング期間を1日ずつ後に延ばしていくというやり方をしています。ローディングは忘れずにしっかりと！　です。

この際、毎回つくるのが面倒だからといって、お湯で溶かしたクレアチンをつくり溜めするのはNGです。短時間であれば問題ありませんが、長時間にわたってクレアチンを溶かしたままにしておくことで、クレアチンがクレアチニンという別の物質に変わっていくからです。1日分をまとめてつくって冷蔵庫などで保存するのは止めたほうが無難です。

ローディングの作業と比較して、逆にメンテナンスは多少〝いい加減〟でも大丈夫のようです。これも個人差がありますが、2週間〜1ヵ月ほどクレアチンの摂取を中止しないと元のクレアチン体内量には戻らないのです。

またメンテナンスだけを長期間続けると、ローディングをしたのと同じ効果が現れるという文献もありますが、これも個人差があるので、確実にクレアチンの効果を出したければ、やはりローディングはしっかりとやった方がいいでしょう。

■万能なクレアチンにも、甘えは厳禁！

よく「クレアチンを飲むと足が攣《つ》る」とか、「肉離れを起こす」という声を耳にします。これにはまだ科学的な根拠は見つかっていませんが、そういう人がいるというのも事実のようです。

以前、クレアチンを飲んでいる集団の栄養診断をしたところ、飲んでいない集団よりも栄養バランスが悪かったという調査結果がありました。もしかすると、もともと栄養の摂取状況が良くない人が、体力的にしんどい部分をクレアチンの効果で補おうと無理をしていたのかもしれません。

また肉離れなども、以前に肉離れを起こしたことがある人がクレアチンを飲むことによって、想定している以上の負荷をかけてしまっていることによるためという仮説もあります。いずれにしても、クレアチンを飲んだ場合には、クレアチンを飲んでパワーアップしているのだという意識を持つことが必要かと思います。

どんなときにクレアチンの効果を期待するかということについては、実戦の場での瞬発力の向上に活かすという考え方もありますし、オフの練習期にクレアチンを摂取して運動強度を上げておき、しっかりとしたカラダづくりをするという考え方も正しいように思います。

また、どの程度クレアチンを続けるかについては、具体的な根拠はありませんが、だいたい3ヵ月続けたら1～2ヵ月オフをとるのが一般的です。そして次に始めるときは、またローディングから始めることになります。

クレアチンを飲むと体重が増えるということもしばしば起きます。これは残念ながら筋肉量が増えたわけではなく、また脂肪が増えたわけでもなく、クレアチンが水分をもって筋肉内に取り込まれることによって起きます。浮腫《むく》みともまた違う症状です。

ですからボディビルダーなどは最後の調整ではクレアチンを止めるようにしたり、逆に完全に仕上がった体の場合は、さらに張りを出させるために、あえてクレアチンローディングをすることもあります。このように、本来のクレアチンの効果とは別の理由で中止したり、使用したりするケースも見受けられます。

■カフェインとクレアチン以外は無駄!?

8年ほど前にアメリカに出張した際、たまたま乗ったタクシードライバーが当たり前のようにクレアチンの存在を知っていて、アメリカでのクレアチンの浸透度合いに驚いたことがあります。

彼曰く、疲労回復目的で飲んでいるということでした。他にも、脳挫傷に効果があるとか、筋ジストロフィーにいいとか、喘息に効くとか、さまざまな記事や文献を目にしたことがありますが、どこまでしっかりとした実験結果なのかは不明です。しかし少なくとも、瞬発的なパワーの向上という観点においてはかなりの効果を生み出すことは間違いなさそうです。

サプリメントに否定的な学者によれば、「カフェインとクレアチン以外は無駄である」とか…。言い換えれば、クレアチンは効果があるというわけです。しかし、クレアチンほどの明確な効果（短期間での効果）は期待できないまでも、使い方などによってさらに効果を発揮できるサプリメントは他にも存在します。

Question
86

クレアチンの他に、エルゴジェニックエイドの効果をもつサプリメントはあるの？

サプリメントの活用法、エルゴジェニックエイド。BCAAやHCAといったサプリメントにも〝栄養補助〟の域を越えた効果が期待されています。

サプリメントを活用することによって、栄養補助の域を越えてさらにパフォーマンスの向上に寄与させる『エルゴジェニックエイド』。

ここではこの概念を少し拡大解釈して、「効果を体感しやすいサプリメント」といった位置づけで考えてみたいと思います。

日本国内では、サプリメントは100％食品扱いであるため、薬事法での制限もあり、効果・効能を表現することができません。そんな事情もあってか、サプリメントの摂取は、時には気休めであったり、時には惰性であったりしてしまいます。確かにプロテインのようなサプリメントは、体感するというよりは、食事では効率よく補給しにくいタンパク質を確実に補給するものであって、トレーニングとセットで徐々にカラダづくりの効果を求めるものです。

しかし、長年サプリメントを開発し、また素材の段階から「これでもか!!」と試している中には、「おっ！」と体感するものにも出くわします。

もちろんトレーニングの内容にも左右されますので、常に感じられるわけでもありませんが、明らかに違いを感じられるものがあるのです。

クレアチン以外で広義のエルゴジェニックエイドと呼べる素材として「BCAA」が挙げられます。

■ＢＣＡＡは超回復&ピンチのときの頼れる助っ人

ＢＣＡＡは私が9年ほど前に開発した頃は、世の中のほとんどの人が知らない素材名でした。裏話をしますと、某メーカーが、ＢＣＡＡという素材名そのものを商標登録しようと手続きを進めており、私が商品の開発にあたってたまたま商標をチェックしたところそれが発覚し、別の某メーカーの開発責任者の方と一緒に慌てて取り消しの手続きをしたことがありました。

つまり今ではドリンクやサプリメントに当たり前のように書かれているアミノ酸名ですが、当時は単なる記号的な認知度しかなかったということです。

ＢＣＡＡは必須アミノ酸にも属する「バリン」「ロイシン」「イソロイシン」という3種類のアミノ酸の総称です。日本語では「分《ぶん》岐《き》鎖《さ》アミノ酸」と呼ばれていて、その英語名〝ＢＲＡＮＣＨＥＤ ＣＨＡＩＮ ＡＭＩＮＯ ＡＣＩＤＳ〟の頭文字をとって、一般的にはＢＣＡＡと呼ばれています。このＢＣＡＡは必須アミノ酸ですから、カラダを構成する一材料となっています。特にＢＣＡＡは筋肉の主原料となるアミノ酸ということもあり、この三つだけでもいくつかの効果を生み出します。

まず一つ目は、筋肉の超回復の促進です。

筋肉の主原料であるわけですから、当然、トレーニングなどで壊れた筋線維の修復を早めてくれます。筋肉の分解の抑制効果と合成の促進効果、両方の効果があるようです。

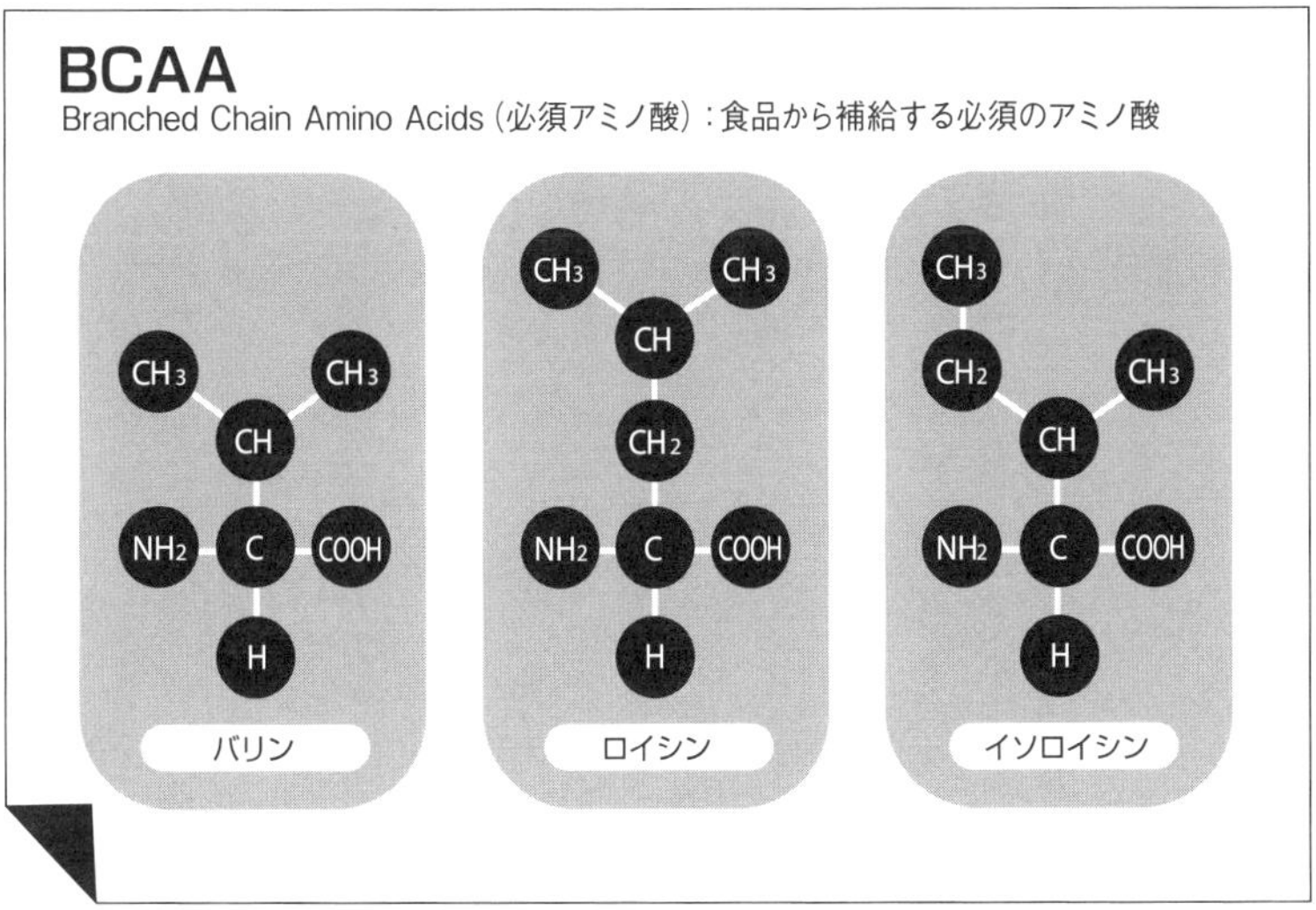

二つ目に、エネルギーとして使われることです。

通常、炭水化物と脂質がエネルギーの材料となるわけですが、ある特殊なケースにおいてはＢＣＡＡもエネルギー源として使われます。その特殊なケースとは体がヘトヘトに疲れているときです。グリコーゲンが枯渇しかけて、脂肪の燃焼も追いつかない、そんな特殊な状況では血中のＢＣＡＡが大活躍してくれるのです。

■集中力増強!?　意外な効果

そして三つ目は集中力の維持です。

集中力というと精神的なイメージが強く、意外に感じるかもしれませんが、集中力と血液中のアミノ酸濃度、とりわけＢＣＡＡの濃度とは密接な関係にあります。

簡単に説明しますと、血液中のＢＣＡＡの濃度が下がってくると相対的にトリプトファンというアミノ酸が増えた形になり、それが脳内でメラトニン→セロトニンというようにリラックス物質へと変換されていくのです。リラックス物質はとても大切なものですが、練習中や試合中にはありがたくありません。集中しなくてはいけない場面に生あくびが出るといった症状は、まさにこのケースに該当すると思われます。

こんなときも血液中のＢＣＡＡの濃度を常に高めておくことでリラックス物質を抑え、集中力を維持することが期待できるのです。

ではこの効果を期待したときの摂取方法はどういったものなのでしょうか。

通常、アミノ酸はmg単位で表示されていますし、それほど大量に摂取する類の物質ではありません。しかし、ＢＣＡＡに関していえば、比較的多めに摂取して、血液中のＢＣＡＡ濃度を維持しておきたいのです。

どのくらい摂ればいいのかは個人差が大きく、体重・骨格筋量・運動強度・運動時間などによって大きく変わるので断定しにくいのですが、目安となる摂取量などを挙げてみましょう。

■ＢＣＡＡの摂り方モデル

具体的には3～4g程度を少しずつ補充すること。トレーニングや競技時間にもよりますが、2時間の間に3～4回ほどでしょうか。長時間になればなるほど効果は体感しやすくなります。ちなみにこの方法を競技で活用しているのは、ゴルフ、テニス、自転車、トライアスロン、マラソン、そしてボディビルの練習などでしょう。共通点は長時間運動を続けるということです。

どんなに運動強度が高くても、短時間では血中のＢＣＡＡ濃度はそれほど下がりません。逆にゴルフのような低強度の運動であっても、5時間以上となるとＢＣＡＡ濃度は下がってきます。つまり、長時間の運動（練習）にはＢＣＡＡの活用が効果的であり、体感しやすいということです。

競技によって途中の補充がしやすい場合と、そうでない場合があります。例えばマラソンの場合、途中の給水は可能であっても粉やタブレット状のものを摂取するのはなかなか難しいでしょう。テニスの場合もインターバル以外では摂取しづらいかと思います。このような場合は、開始の1時間ほど前から徐々に補充を始めておき、スタート前に4～10gほど（個人差はありますが）飲んでおくのも一つの方法でしょう。

いずれにしても運動の前・中・後にかけて摂取するといいでしょう。

アミノ酸とはいえ、過剰摂取したものは肝臓で解毒され腎臓でろ過されます。しかしBCAAは通常のアミノ酸と違って、肝臓をほとんど素通りし、大半が筋肉で代謝されるという特徴があるので、大量摂取による内臓への負担は心配ありません。つまり大量摂取しても通常のアミノ酸ほど過剰摂取の心配はしなくてもいい。そういった点からもエルゴジェニックエイド向きといえるBCAAは、まさにアスリートのためのアミノ酸と言っても過言ではないかもしれません。

■ダイエットだけじゃない。HCAのもう一つのチカラ

もう一つ、体感しやすい素材として「ハイドロキシクエン酸」をご紹介します。

ハイドロキシクエン酸とはガルシニアの実の皮の部分の主成分で、通常「HCA」と呼ばれています。分子構造がよく似ているために、名称にクエン酸という文字が入っていますが、疲労回復のドリンクとして幅広く飲まれている「クエン酸」とは別モノです。

HCAはこれまでもよく女性向けのダイエット素材としてはしばしば取り上げられていました。実際、HCAによって脂肪の合成が抑制され脂肪の蓄積が抑えられるため、極端な食事制限を伴わずとも体脂肪が減少したり、肝臓へのグリコーゲンの蓄積効果によって血中のグルコース濃度が適度に上昇することで食欲を抑制したりと、ダイエットとしての効果も間違いではありません。

しかし、私はむしろトレーニングと組み合わせたときの、持久力向上の方が体感しやすいのではないかと思います。

10年ほど前までは、HCAを摂取すると肝臓や筋肉中のグリコーゲンが増加して、その結果持久力が向上すると考えられてきました。これ自体はもちろん間違いではないのですが、最近ではむしろ運動中の脂質の酸化能力を高める作用があることの方が注目されています。

つまり、余剰のエネルギーが脂肪になることを防いで、運動エネルギーとして利用しやすいグリコーゲンへ導くという効果と、体内の脂肪を燃焼させるという効果の両面から持久力が向上するというわけです。実際、HCAを摂取しながら持久系のトレーニングを続けることで、限界までの走行時間と最大酸素摂取量が上昇して持久系の運動パフォーマンスが向上したというデータも

あります。

そこで気になる摂取量ですが、素材メーカーの資料によると500mg以上で効果があるということですが、私の場合は750mg〜1000mgをトレーニング前に摂取し、10日ほどで効果を体感してきました。クレアチンやBCAAに比べると、即日効果を体感！　という感じではありませんが、いつもよりも汗の量が多くなり、バテにくくなります。

グリコーゲンの蓄積効果は、瞬発系のトレーニングや競技でも体感しやすいと思いますが、エルゴジェニックエイドと呼ぶにふさわしいほど体感できるのは、ある程度運動が進んできて、脂肪の燃焼が促進され始めたときでしょう。

競技の内容にもよりますが、クレアチン、BCAA、HCAの組み合わせは、トレーニングをする人にはどれもお勧めの素材であり、それぞれの組み合わせを考えた際にも相互補完しつつパフォーマンスの向上に貢献できそうです。

■エルゴジェニック的サプリメント使用例

最後に、私の場合の「トレーニングとエルゴジェニック的サプリメントの使用法」をご紹介しておきます。

クレアチンのローディングが終わっているという想定で、トレーニング30分前にHCAを750mg、トレーニング直前にBCAAを4g、トレーニング中にBCAAを4〜8g、トレーニング直後（もしくは終了直前）にBCAAを4g摂取します。クレアチンは食後に5g摂取します。

クレアチンは3ヵ月続けたらしばらくお休みとします。BCAAはトレーニングをする日のみに使用し、オフの日には使用しません。就寝前に摂取する人もいますが、私はあまりお勧めしません。HCAはダイエットや減量を意識しているときはオフの日の食事の30分前にも750mgを摂取しますが、減量を意識していないときはトレーニングの日のみの摂取とします。

トレーニングとしては、ストレッチ後にまずはウエイトトレーニングに専念し、時間的に余裕があるときは、その後に30分ほど、早歩き程度の有酸素運動を加えるようにします。

また、トレーニング中には水をしっかりとマメに補充し、可能であれば糖質入りのスポーツドリンク（運動中は、カロリーオフ飲料は飲みません）をハイポトニック（体液よりも浸透圧の低い）状態にして補充するとさらに運動強度を高く長く維持できると思います。ぜひお試しください。

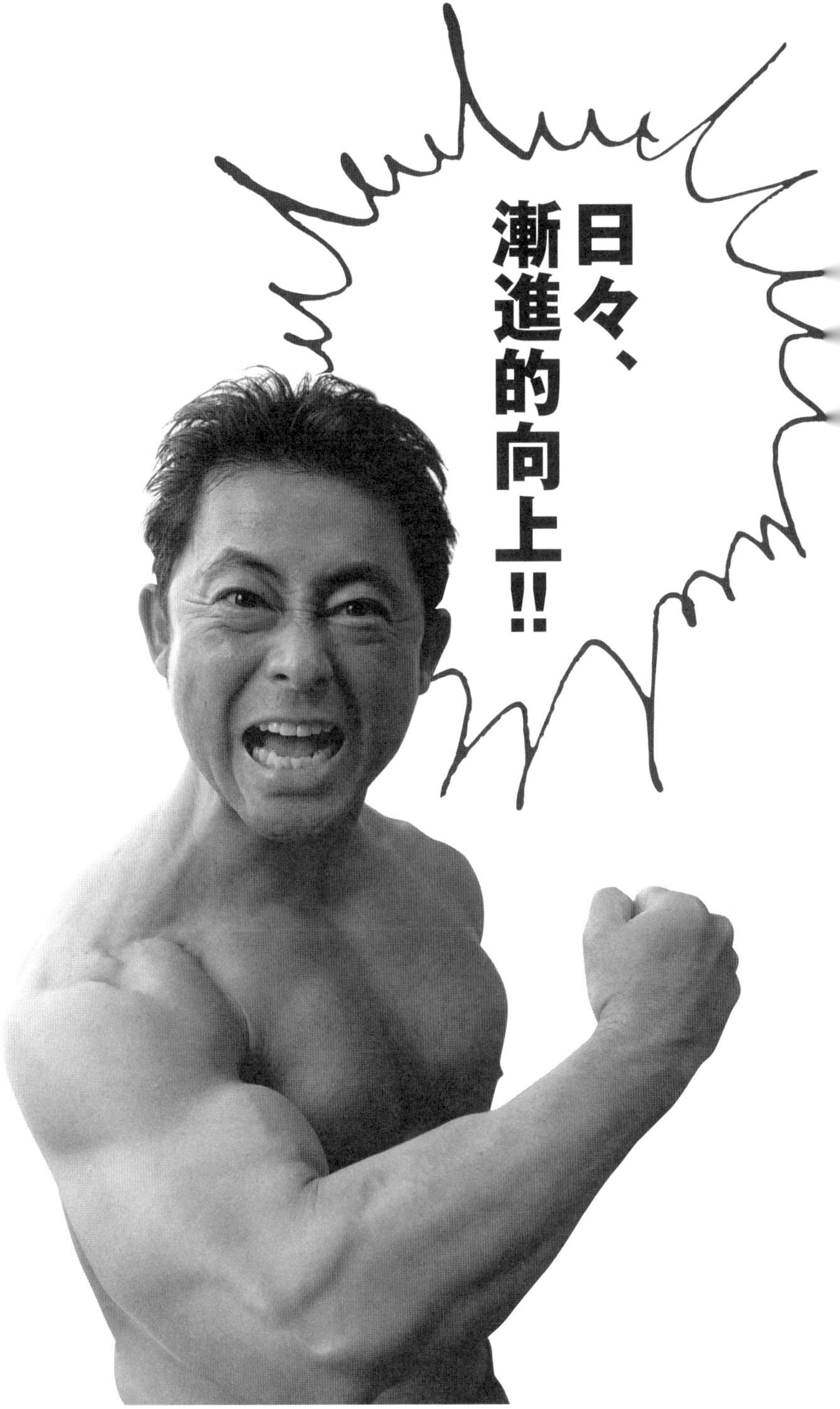
日々、
漸進的向上!!

パフォーマンス向上に役立つサプリメントをもっと教えて！

Question 87

エルゴジェニックエイドの効果が期待されるクレアチン、さらにはBCAA、HCA。そしてグルタミンも使い方次第で、より効果が！

前項まで狭義・広義を含めたエルゴジェニックエイドについて説明してきました。今回はさらに、アスリートのパフォーマンス向上に効果が期待されるアミノ酸として、Q15、Q40でも取り上げたグルタミンについて詳しく紹介しましょう。

クレアチンほど明確なエルゴジェニックエイドではありませんが、グルタミンも、単なる栄養補助の殻を破って、もう少し効果を求める使い方をすることができます。

■体調改善にも役立つ『グルタミン』とは…？

BCAAやHCAと並んで、アスリート向けのアミノ酸としてお勧めしたいのが「グルタミン」です。

よく「グルタミン酸」と間違えられる「グルタミン」。分子構造が似ていることから名前も似ているのですが、役割は異なります。調味料などに使われているのは、グルタミン酸の方です。

グルタミンは体内の遊離アミノ酸の約60％を占め、その分子構造の中に窒素（N）を二つもっています。これは窒素をもらって、他の部位に運搬するといったトランスポーターの役割を担っているのです。

そしてグルタミンにはさまざまな効果が確認されています。例えば、減量期などのようにグリコーゲンが枯渇しやすい環境では、グルタミンはグリコーゲンの合成を促進する働きがあります。つまり疲労回復が速やかに行われるということです。

このほかにも成長ホルモンの分泌を促進させたり、免疫力を高めたり、筋肉の分解を抑制したりといった働きが期待されます。そして小腸のエネルギー源となるので、お腹の調子が良くなるなどの効果もあります。風邪薬の抗生物質と一緒に出される胃腸薬の主成分として使われることもあります。

そんな中、グルタミンに関してちょっと誤解されている部分も見られるようです。例えば最近いただいた質問の代表的なものとして、『グルタミンは溶解度が2％と低く、いったん溶解しても室温レベルでは非常に不安定なため、グルタミン酸と毒性の強いアンモニアに分解される』と聞いたのですがL−グルタミンを摂取しても大丈夫でしょうか？」というものがありました。結構マニアックな質問なだけに、これだけを聞くと不安になるかもしれませんね。

しかしながらこれには多くの誤解が含まれています。

■医療現場でも活躍中！　安定し吸収しやすい

まず、グルタミンに関しての溶解度ですが、2％ではなく、18℃で3・6％、25℃で4・25％、30℃で4・8％あります。ですから体内では体温が36℃以上ありますので、5％程度の溶解性であるといえます。そうすると、仮に5gのL−グルタミンを100ccの水と一緒に摂取するとすべて水溶化していることになります。

また、水溶液中ではグルタミンは確かに結晶体のものより不安定になりますが、25℃でのグルタミン水溶液の安定性について、72時間後でも98・6％がL−グルタミンとして残存しているというデータがあります。つまり結晶体より不安定というものの、そ

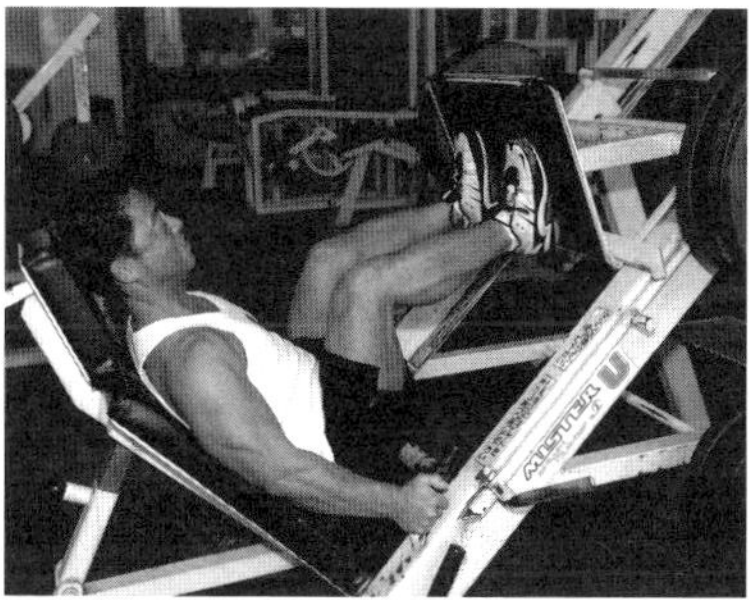

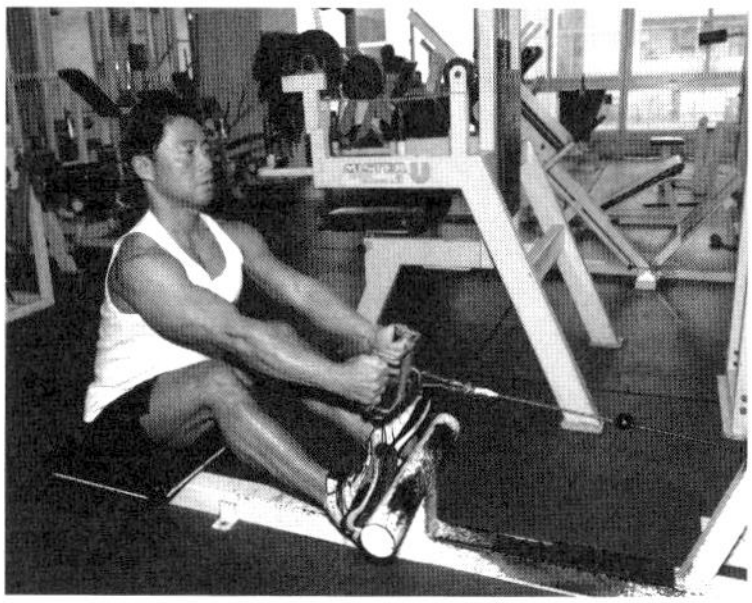

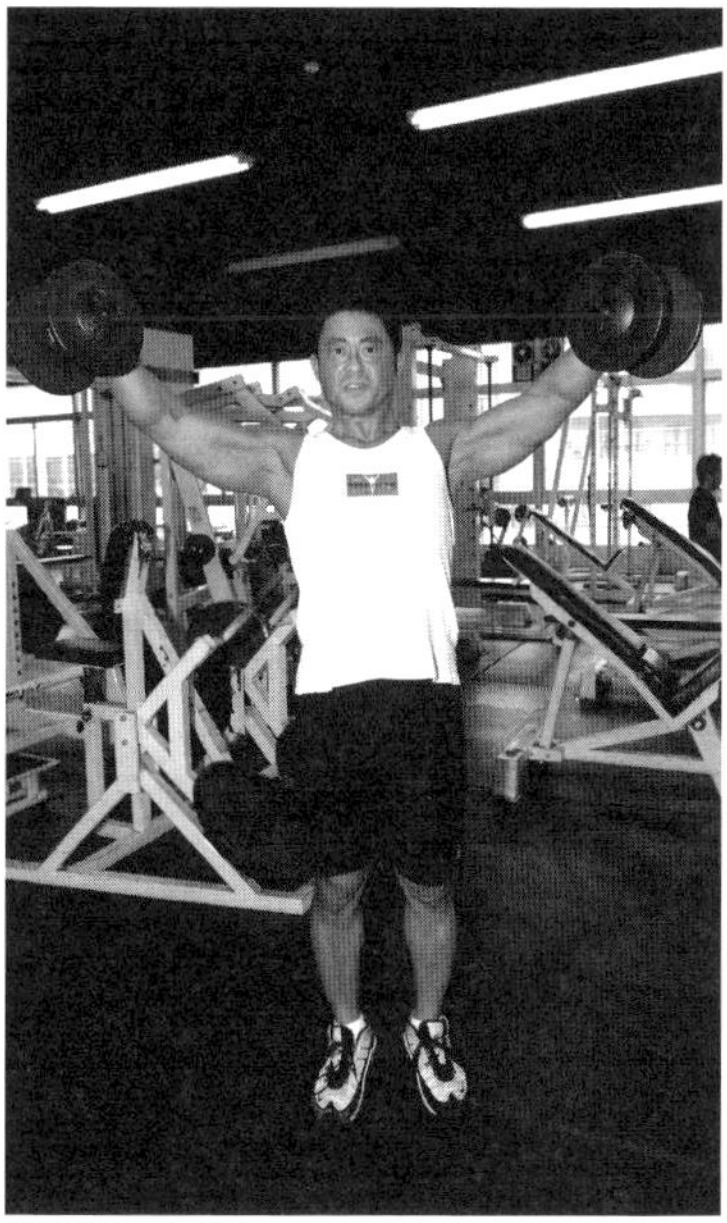

の大部分がグルタミンのままで残存していることがわかります。また50℃水溶液では72時間で86％のL−グルタミンが残存しているデータもあります。

したがって水溶液にした場合も、数時間で消費するのであれば、グルタミンの安定性をそれほど気にする必要はないと考えられます。L−グルタミンは摂取して吸収されるまでに2時間もあれば十分ですので、ほとんど気にする必要は無いでしょう。

これは、医療現場においてアミノ酸輸液にL−グルタミンが使用されていることからも、通常使用する範囲において問題にならないことを示唆しています（ただし、ペットボトル飲料などのように賞味期限が6ヶ月ほどあるものに関しては、グルタミンは使用しにくいというのは事実です）。

では、水溶液になったグルタミンの減った部分は何になるかといいますと、ピログルタミン酸と呼ばれる物質に変化します。つまりアンモニアにはなっていません。このピログルタミン酸というのは野菜や醤油にも多く含まれている成分で、人体にまったく害がない成分であることがわかっています。

このことは動物を用いた反復投与毒性試験においても確認されています。ラットに体重の１・25％にあたるL−グルタミンを13週間投与した後に、何ら問題は見られませんでした。これは人で考えると体重60kgなら毎日７５０gを摂取する量に当たります。

また吸収・排泄試験も行われており、ラットに特殊なマークをつけたグルタミンを飲ませたところ（^{14}Cでラベルしたグルタミンを投与）、ほぼ完全に吸収され、96時間後で呼気中に81％、尿中に4％、糞中に1・5％排泄されたことが確認されています（その他はまだ、体内で利用されているということです）。糞中に排泄された１・５％のみが吸収されなかったことになります。

つまりグルタミンの大部分は小腸で利用されるのではなく、吸収され、血管を通って各細胞で代謝されているということになります。もちろん、グルタミンには胃粘膜や小腸壁の保護の効果がありますので、小腸でも代謝はされています。

実際に医療現場でもL−グルタミンは使用されており、ハーバード大のウイルモア教授は1日20～40gのグルタミンを溶液にして患者さんに投与しましたが、何ら問題が起きていないことが確認されています。

続いて、グルタミンがアンモニアを発生させるということですが、たしかに体内でグルタミンが他のアミノ酸に変換されたり、分解されたりする過程においてアンモニアが発生します。ただし、アンモニアの発生はグルタミンのみで起こるのではなく、その他のアミノ酸が代謝される際においても発生します。もちろんグルタミンペプチドでも起こります。アンモニアは、生体内に残存するとアンモニア中毒症を引き起こすことが知られており、脳症などの原因となる危険性がありますが、実際は体内で速やかに無毒の尿素に変換され排出されています。

このような理由により、アンモニアに関しての心配は無用かと思います。

■「グルタミン」と「グルタミンペプチド」とは？

もう一つの質問として「『グルタミンペプチドはグルタミンよりも良い』と耳にするのですが本当？」というものがありました。

グルタミンペプチドは、アミノ酸が数個つながったペプ形態をとっています。しかし、L-グルタミンばかりでペプチドが構成されているのではなく、ここに含まれるグルタミンの量は30％程度に過ぎません。したがって、グルタミンの効果を期待するなら、L-グルタミンの3倍以上のグルタミンペプチドを摂る必要があります。

また、グルタミンについての薬理作用である免疫力の強化、成長ホルモンの分泌促進、腸粘膜の保護やさまざまな効果は、アミノ酸の形態であるL-グルタミンで確認されたものであり、残念ながらグルタミンペプチドで行われた試験結果はまだまだ乏しい状態です。以上の内容より、L-グルタミンはグルタミンペプチドに比べて危険なものでもなく、劣るものでもないと考えています。

もし、L-グルタミンとグルタミンペプチドを使い分けるとすれば、飲料にして長期の保管を要する場合にはグルタミンペプチドを、通常はL-グルタミンを使用するといった方法でしょうか。

グルタミンの摂取タイミングは、トレーニング前、トレーニング後、起床時、就寝前、あたりがお勧めです。ただ、トレーニングに関わるタイミングではお勧めサプリメントがとても多いので、グルタミンは、あえて起床時と就寝前を私はお勧めしています。

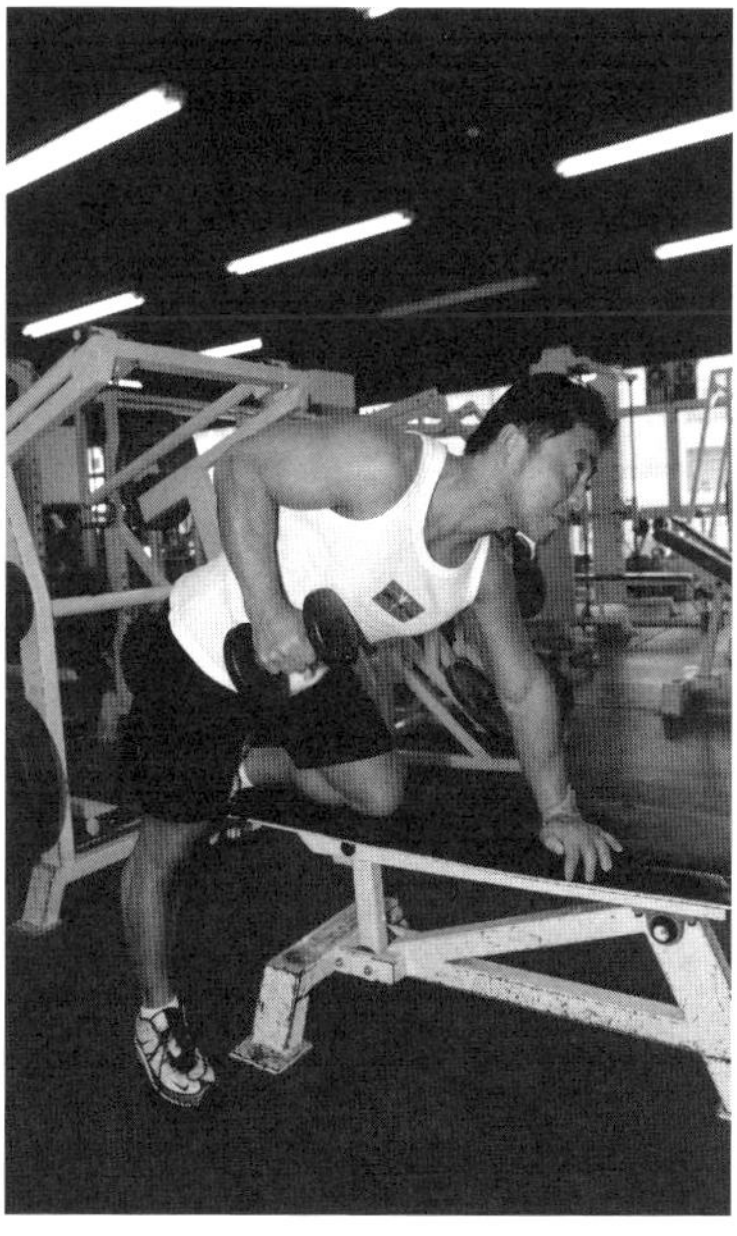

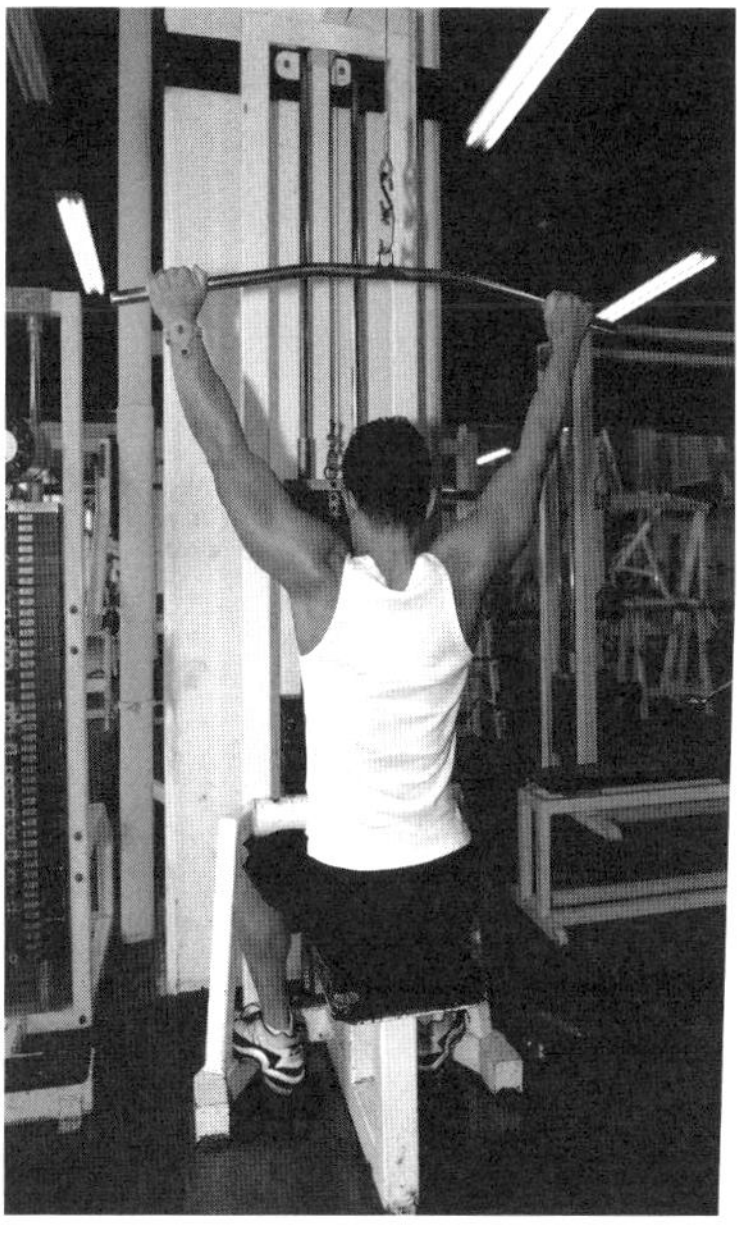

どう摂る?
サプリメント
シーン別
活用術

目指せ、フルマラソン完走!?
持久系競技に
効果的なサプリメントの摂り方

練習の前に、ＨＣＡ（ハイドロキシクエン酸）を摂取します。

　水分補給の際には、ハイポトニック系のスポーツドリンクを摂取しますが、後半になって乳酸が溜まり始めた頃からは、クエン酸系のドリンクに切り替えていきましょう。

　練習直後には糖質を中心に、グリコーゲンリカバリー（デキストリン入りのプロテインなどで、糖質を素早く補充してやること）をしっかりと行い、就寝時には睡眠を深くするような工夫をしましょう。

特別講座②

NO PROTEIN, NO LIFE!?

〝サプリメント博士〟の私的プロテイン史

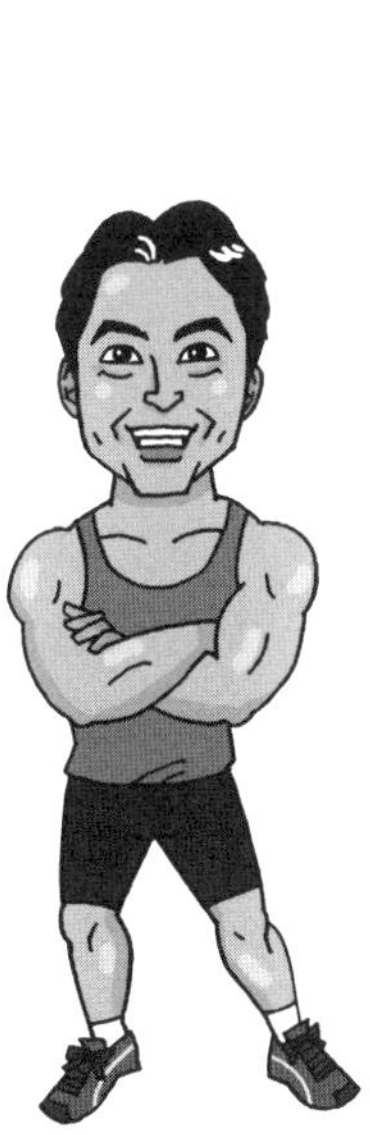

プロテインの歴史を教えて！

Question
88

サプリメントの代表ともいえるプロテイン。飲みやすさの進化一つをとっても、日々改良が重ねられていることは想像に難くありません。その歴史をひもといてみました。

「プロテイン＝まずい」という構図は今でも脈々と受け継がれていて、いまだに試飲会などをすると「意外においしいのね」「これなら飲めるな」などといった感想を耳にします。

良きにつけ悪しきにつけ、これだけイメージが定着しているというのは、それだけ長きにわたってプロテインが飲まれ続けてきたからでしょう。

サプリメントといえば、ビタミン、ミネラル、アミノ酸、ハーブなどさまざまな素材がありますし、「21世紀はアミノ酸の時代」と言われるように、最近は市場的にもアミノ酸が急成長していますす。しかし、スポーツサプリメントといえば、やはり王道中の王道はプロテインとなるでしょう。

プロテインはまずいと言われながらも、何故にこれほどまで長きにわたって（恐らく何十年もの間）飲まれ続けているのでしょうか？

それは、そもそも私たちの身の周りの食材に高タンパク・低脂質の食材が少ないからではないかと思われます。つまり、筋肉の材料となるタンパク質は、食材から単独で摂取するということが非常に難しいのです。

最終項では、私の知る限りのプロテインの足跡をまとめてみたいと思います。

■ プロテイン黎明期

日本で最初にプロテインを飲んだのは誰か？　残念ながら、私もこの答えは知りません。

しかし40年も前にすでにクラークハッチフィットネスセンター

で、『リアルプロ』と呼ばれる錠剤タイプのプロテインが売られていたそうですし、1955年の雑誌広告には、輸入もののプロテインが紹介されていますから、約半世紀前からサプリメントとしてのプロテインは確実に存在していたと言えます。

1976年にミスターユニバース・オーバーオール優勝の偉業を成し遂げた杉田茂氏（現・ミスターUジム会長）は、ジムでのトレーニング後、毎日プロテインを飲まされていたそうです。

当時のアメリカのプロテインはカゼインを原料としたもので、杉田会長の感想も「マズイ!!!」でした。ある日、ジムから当時住んでいたアパートに帰る途中、ウィダーショップが目にとまり、そこでも試しにプロテインを飲んでみたところ、意外においしいので、店員にその中身を聞くと、カゼインをオレンジジュースでシェイクしていたそうです。

今ではすっかり味も改善されたプロテインですが、それでもインスタントコーヒーの粉末を入れてシェイクするなど、飲み方への工夫を試行錯誤するボディビルダーは少なくありません。当時も、やはりおいしく飲む工夫がなされていたようです。

ちなみに当時の日本のボディビルダーの主要なタンパク質源は卵だったそうです。確かに物価の優等生と言われ、比較的安価にアミノ酸スコア100のタンパク質が簡単に摂れるという点においては、もしかしたら最初のプロテイン・サプリメントは卵だったのかもしれません。

今ではもう有名なエピソードで、30年以上昔の話になりますが、杉田会長は日本では金魚の餌をいつもポケットに入れて、特に減量中などはおやつ代わりに口に入れていたそうです。

さすがに私は食べたことはありませんが、これも低脂質のタンパク質源で、会長曰く「香ばしくて、なかなかの美味」だそうです。

■日本におけるプロテインの進化

日本製のプロテインというと、1974年に明治製菓が発売した『セシリアプロテイン85』が初めての国産サプリメントかと思います。原料は大豆で、ターゲットもスポーツ選手というよりも幅広くトータル的な高栄養価の補助食品といった感じだったようです。その後、1977年に明治製菓から独立した形で健康体力研究所ができ、一方で明治製菓からは1980年にザバスが登場しました。

私個人のプロテイン史を振り返ってみると、確か1983年だったと記憶していますが、東京・町田市にある東急ハンズで、森永製菓のウィダー『マッスルフィット』を購入したのがスタートです。

当時の私は、体重が50kgに満たないかなりひ弱なカラダでした。なんとかこのガリガリ君の肉体を変身させたい一心で、まるで魔法の粉を買うようなイメージでした（余談ですが、一緒にブルワーカーも購入しました。マッチョになることを信じて…）。

飲み方も分からず、まるで何かカラダに悪いものでも飲むような多少の後ろめたさを感じながら、牛乳やヨーグルトを混ぜてミキサーで飲んでいました。原料はやはり大豆ということもあり、今から思えばかなりの大豆臭と溶けの悪さが印象に残っています（毎回、ミキサーの刃にこびりついた大豆タンパクを洗うのに苦労したものです）。

ある意味、この時代の大豆の残した功罪は大きいかもしれません。「溶けが悪い」「味がまずい」といったプロテインの代名詞（？）の印象は、この時代の大豆プロテインからきているともいえます。

その後、プロテインはほんの少しだけ進化のスピードを落としたように感じます。

私がグリコに入社後、7年ほど経って、年齢も30歳くらいになった頃、兵庫県の芦屋に阪急イングスの支店がありました。よくそこに立ち寄って、やはりウィダーのマッスルフィットを購入しましたが、その当時でも店頭には常時プロテインを置いておらず、いちいち大阪・梅田の本店から取り寄せてもらっていました。それだけ、まだ市場に浸透していなかったということでしょう。

ちなみに当時はザバスの『XX（ダブルエックス）』がプロテインの代表だったように記憶しています。ダブルエックスという響きもなんだかスポーツカーっぽい響きがあって、かなりの人が愛用していたのではないでしょうか。そのXXも数年前に終売となってしまったのですが、そのときはまるで名車が廃盤になるような、一種の喪失感のような名残惜しさを感じました。

そしてその後、95年頃から、プロテインは急激に進化を始めます。きっかけは「ホエイ（乳清）」が原料に使われ始めたことではないかと思います。

日本で初めてホエイプロテインが発売されたのは、おそらく明治製菓のザバスからだったと記憶していますが、ホエイプロテイン自体がボディビルダーを中心に圧倒的な支持を得始めたのは、健康体力研究所が1997年にCFM（クロス・フロー・マイクロフィルトレーション）製法のホエイプロテインを発売してからでしょう。

当時、私は経営企画という部署にいながら、パワープロダクションの構想に勝手に着手していた頃で、いろいろなメーカーのプロテインを自腹で試していました。

正直、ザバス、ウィダーというブランドと比較すると、若干マイナーなイメージを感じていた健康体力研究所のプロテインに対して、予想や期待以上の驚きをもったのを今でも忘れられません。具体的には癖のない味と、溶解性の良さ、タンパク質含有率の高さ、そして少々高いお値段に…。

■CFM製法とIE製法

その約2年後、99年に、私は自らのブランドとして『パワープロダクション』を立ち上げ、プロテイン・サプリメントの業界に入っていくことになりました。

当時はまさにホエイ全盛だったため、他の素材への議論はあま

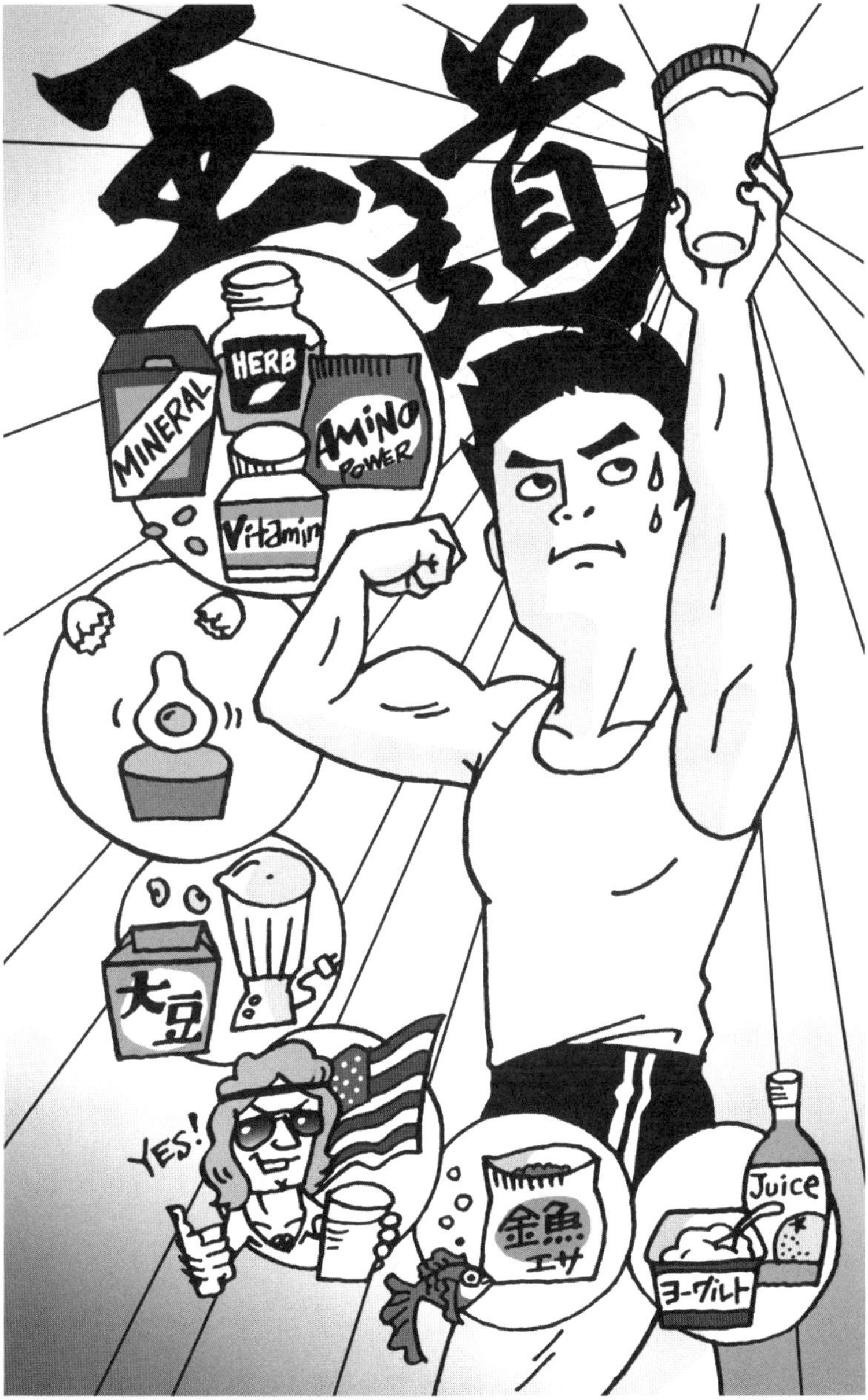
至道
MINERAL
HERB
AMINO POWER
Vitamin
大豆
YES!
金魚 エサ
Juice
ヨーグルト

りなされませんでしたが、逆に製法競争といいますか、CFM製法とIE（イオン・エクスチェンジ）製法のどちらが優れているのかという話題で盛り上がっていました。

IE製法は、物質固有の帯電を利用する分離技術のため、タンパク質以外のものを電荷的に除去する方法で、タンパク質含有率は相当高くなります。しかし逆にその分カルシウムやマグネシウムといったミネラル成分（ここでは灰分に当たります）も低くなってしまうというデメリットが挙げられていました。

一方、CFM製法では分子の大きさによって分離されますので、若干、乳糖などの比率が高くなってしまいます。ただ、膜処理技術で90％前後の含有率を実現した点においては素晴らしいと思います。

当時、私がやっきになって両製法の比較について書いた文章があります。

『（前略）よく話題になります熱や、酸・アルカリのダメージによる変性タンパク質は、IE製法のほうが多く含まれます。そういった意味ではCFM製法のほうが未変性タンパク質を選択的に分離する意味合いにおいては優れているといえると思います。

しかしながら、この変性したタンパク質は吸収されないわけではなく、小腸で吸収されますので、変性か未変性かは特に重要ではないと思われます。この議論は、卵のタンパク質を食べる際に生卵で食べると良いけれど、ゆで卵などのようにタンパク質を熱変成させたものは良くないといっているのと似ています（多少、吸収時間に差が出るかとは思いますが、大きな問題ではないはずです）。

それよりも実は、「非タンパク態窒素」の違いに注目すべきではないかと思います。そもそも、タンパク質を測定する際にはケルダール法という方法を用い、得られた窒素量にタンパク質係数の6・38をかけて算出します。しかし、この方法ではタンパク質と結合していない窒素（非タンパク態窒素）《一部のGMPや尿素、タウリン、グルタミン酸など》も含まれるため、純粋に消化吸収できる蛋白の値としては正確ではありません。そのような非タンパク態窒素を差し引いて、タンパク質からの割合を見たものが「純タンパク質比率」です。この値では、IE製法のほうが、純粋にタンパク質を選択分離する能力が高いといえます。

また、CFM製法にはグリコマクロペプチド（GMP）と呼ばれるタンパク質が含まれています。このGMPにはシアル酸と呼ばれる有用な物質も含まれています。最近の研究では、このGMPがインフルエンザウイルスを包み込んで体外に排出する効果などが報告されています。

しかしこれは、プロテインとしての効果としては微妙で、GMPの一部は吸収されずに排出されるため、あまり多く入っていると筋肉の主原料となりにくいことになってしまいます。このように、製法によって同じホエイでも少し差が生じていますので、自分がどういった目的に使用したいかで、使い分けることが大切ではないかと思います。（後略）』

といった具合で、今になって読み返しても、我ながらかなりマニアックで熱い文章です。

■ホエイプロテイン全盛期に、大豆プロテインも復権！

厳密には、CFM製法自体は膜処理による製法なので、純度が高くてもWPC（ホエイ・プロテイン・コンセントレイト）であるという専門家の方もいらっしゃいましたが、今では、タンパク質の純度に応じて、90％前後のものをWPI（ホエイ・プロテイン・アイソレイト）、80％程度（場合によってはそれ以下）のものをWPCと呼んで区別する程度となっていて、製法自体への関心度は低くなってきました。

ついでに、WPIをさらに進化させたイメージとして、WPH（ホエイ・プロテイン・ハイドロライゼート）というものも登場しました。これはホエイプロテインを加水分解してペプチド化したもので、ホエイの吸収スピードをさらに高めるというものです。当時は究極のホエイプロテインといった印象もありましたが、いかんせん値段が高いため一世を風靡するまでには至りませんでした（もちろん、今も売っています）。

ちなみにホエイプロテイン全盛の少しだけ前に、エッグプロテインも存在しました。代表的なのは、オプティマム社の『エッグプロテイン』でしょう。大豆に比べたときの味の良さ、卵○個分という分かりやすいキャッチコピーがよかったのでしょう。ただ結果的にはホエイの波に飲まれた感じで、やがて日本の市場から

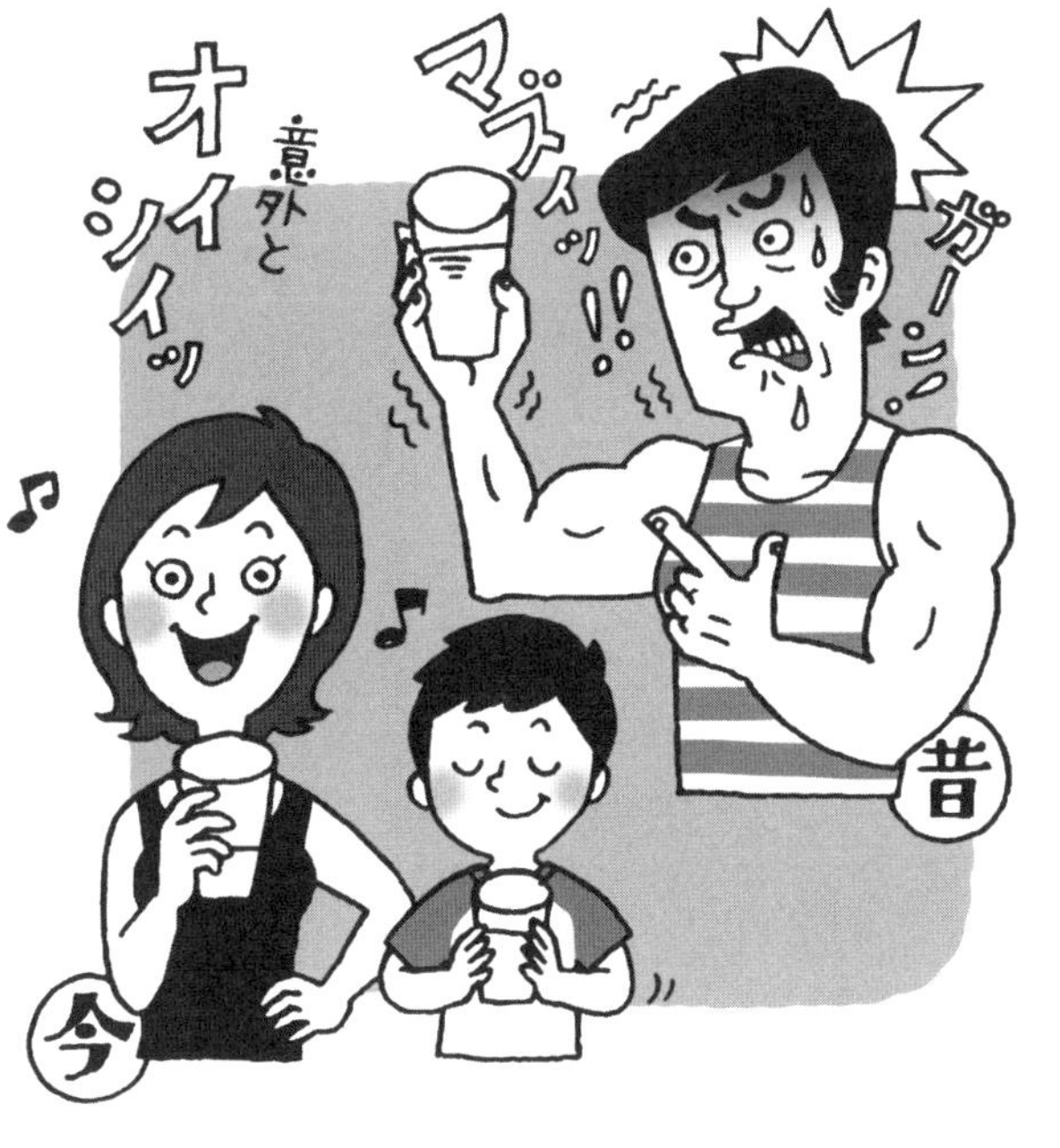

消えていった印象があります（製品は存在します）。

もともとホエイプロテインが圧倒的な支持を得たのは、アミノ酸組成がよく吸収スピードが速いからという理由でしたが、このあたりから吸収スピードについてのユーザー側の考えにも変化が生じてきたと思います。

つまり吸収が速い分、すぐに血中のアミノ酸濃度も落ちてしまうという点です。そこで「ホエイ&カゼイン」などのように、吸収スピードの違う2種類のプロテインをブレンドした商品も発売されはじめました。

私も『オールインワン・プロテイン』には大豆・カゼイン・ホエイの3種類のプロテインを配合して、血中のアミノ酸濃度を長時間にわたって高く維持するという特長をもたせましたし、女性や子供にも飲んでもらえるように開発した『マイファーストプロテイン』にも、ホエイと大豆がブレンドしてあります。

以上のように、ホエイが一世を風靡したわけですが、大豆も進化しています。日本市場において「マズイ」という特徴をもってプロテインを印象づけた大豆ではありますが、その後、マスキング技術の向上によって臭いも少なくなりましたし（そういえば臭わない納豆も大人気だとか）、造粒技術の進化によって溶けも格段によくなりました。

さらに、大豆そのものの研究が進み、例えばコングリニシンなどの成分が中性脂肪を下げるなどの効果が確認され、まさに〝メタボ〟時代にぴったりの素材として、大豆プロテインの市場もどんどん大きくなってきています。

■プロテインのさらなる可能性

今後、プロテインはどう進化していくのか？　私にも答えは分かりませんが、大きく二つの可能性があると思います。

一つは素材（タンパク質）自体の製法も含めた進化によって、さらに飲みやすく栄養価の高いプロテインが作られるという可能性です。アクアプロテインなどは、その先駆けかもしれません。

また、サントリーのドリンクに代表されるように、飲みやすさ＝一般層への普及として広がっていくでしょう。以前にも、不二製油のザ・ペプチドや健康体力研究所のホエイプロテインドリンクなど、ドリンク系のものはありましたが、さらなる一般層へのプロテインの波及は十分に考えられます。

そしてもう一つの可能性は、ユーザーへの情報がネット社会を反映するように増えてきて、プロテインを飲むタイミングや量、さらにはトレーニング後には単なるプロテインではなく、マルトデキストリンなどの糖質（エネルギー源）を一緒に摂取した方が効果的であるといった工夫が進化していくと思われます。

この場合は、ヘビーユーザーがさらに増えていくことも想定され、本来のプロテインユーザーが増えていく形になるかと思います。

以上、私なりの「激動のプロテイン史」を振り返ってみました。

NO PROTEIN, NO LIFE!

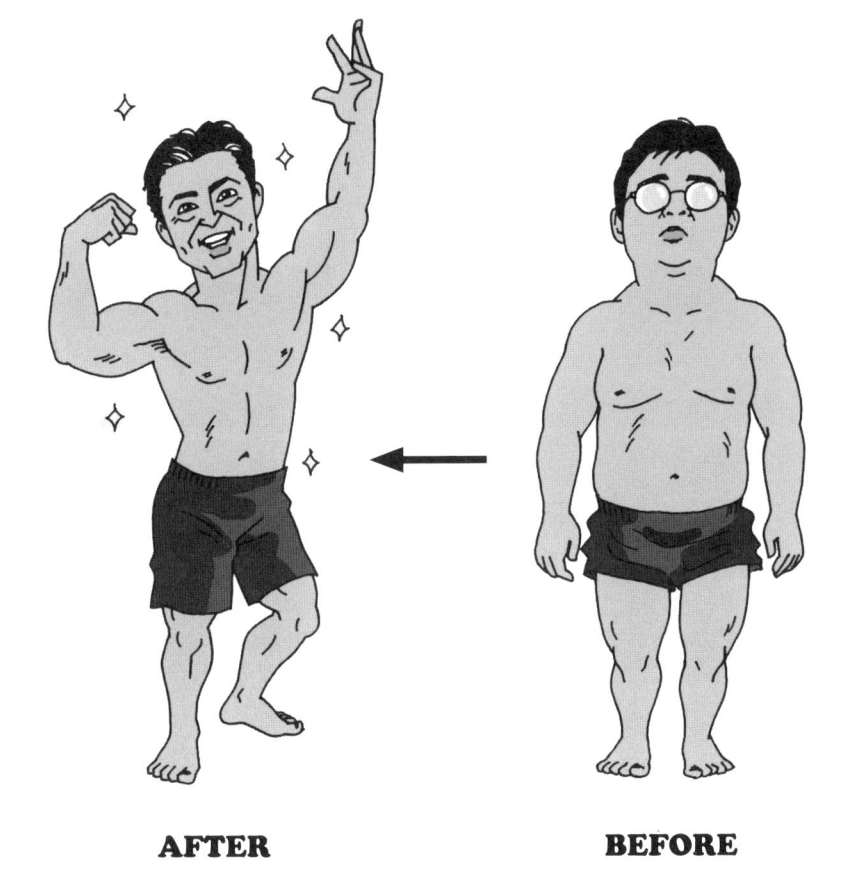

AFTER **BEFORE**

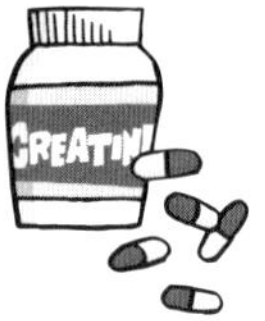

成分	食事摂取基準による摂取量の目安			
ビタミンC	●推奨量（mg／日）			
		（男女）		
	6～7歳：	55		
	8～9歳：	65		
	10～11歳：	80		
	12～69歳：	100		
	70歳以上：	100		
	●上限量：設定なし			
マグネシウム	●推奨量（mg／日）			
		（男性）	（女性）	
	6～7歳：	130	130	
	8～9歳：	170	160	
	10～11歳：	210	210	
	12～14歳：	290	280	
	15～17歳：	350	300	
	18～29歳：	340	270	
	30～49歳：	370	290	
	50～69歳：	350	290	
	70歳以上：	320	260	
	●上限値：通常の食品からの摂取の場合、設定なし			
	ただし、食品以外からの場合、成人は350mg／日、小児は5mg／kg体重／日			
鉄	●推奨量（mg／日）			
		（男性）	（女性）	（女性）
			月経なし	月経あり
	6～7歳：	6.5	6.5	—
	8～9歳：	8.5	8.0	—
	10～11歳：	10.0	9.5	13.5
	12～14歳：	11.0	10.0	14.0
	15～17歳：	9.5	7.0	10.5
	18～29歳：	7.0	6.0	10.5
	30～69歳：	7.5	6.5	11.0
	70歳以上：	7.0	6.0	—
	※過多月経（月経出血量が80ml／回以上）の者を除外して策定			
	●上限量（mg／日）			
		（男性）	（女性）	
	6～7歳：	30	30	
	8～11歳：	35	35	
	12～14歳：	50	45	
	15～17歳：	45	40	
	18～29歳：	50	40	
	30～49歳：	55	40	
	50～69歳：	50	45	
	70歳以上：	50	40	

主な栄養素の食事摂取基準

●厚生労働省「日本人の食事摂取基準（2010年版）」より

※表中の「推奨量」は健康の維持・増進などのための設定値。設定できないときは「目安量」となる。
　また「目標量」とは生活習慣病の予防を目的とした設定値。

※表中の栄養素は3大栄養素に加え、ビタミン、ミネラルのうち特に本文中でよく取り上げたものを抜粋して掲載している。

成分	食事摂取基準による摂取量の目安		
炭水化物	●目標量（%エネルギー：炭水化物の総エネルギーに占める割合）		
		（男女）	
	6～17歳：	50以上70未満	
	18歳以上：	50以上70未満	
	●上限量：設定なし		
タンパク質	●推奨量（g／日）		
		（男性）	（女性）
	6～7歳：	30	30
	8～9歳：	40	40
	10～11歳：	45	45
	12～17歳：	60	55
	18～69歳：	60	50
	70歳以上：	60	50
	●上限量：設定なし		
脂質	●目標量（%エネルギー：脂質の総エネルギーに占める割合）		
		（男女）	
	6～29歳：	20以上30未満	
	30～69歳：	20以上25未満	
	70歳以上：	20以上25未満	
	●上限量：設定なし		
ビタミンE	●目安量（mg／日）		
		（男性）	（女性）
	6～7歳：	5.0	5.0
	8～9歳：	6.0	5.5
	10～11歳：	6.5	6.0
	12～14歳：	7.0	7.0
	15～17歳：	8.0	7.0
	18～69歳：	7.0	6.5
	70歳以上：	7.0	6.5
	●上限量（mg／日）		
		（男性）	（女性）
	6～7歳：	300	300
	8～9歳：	350	350
	10～11歳：	450	450
	12～14歳：	600	600
	15～17歳：	750	650
	18～29歳：	800	650
	30～49歳：	900	700
	50～69歳：	850	700
	70歳以上：	750	650

あとがき

肉体は努力で進化する。

私は29歳のとき、突然血液の病気にかかり、約半年間、ビニールで覆われた無菌室で過ごしました。免疫抑制剤を打ち、放射線治療をし、髪の毛はすべて抜けてしまい、ムーンフェイスと呼ばれる、顔が浮腫《むく》む副作用の症状も出てきました。そして途中にはひどい肺炎にもかかり、一時は生命の危機に陥りました。後で聞いた話によると、70～80％は覚悟してほしいといわれていたそうです。

今思い出しても、二度とごめんだと思うほどの経験です。退院後も一度衰えた体力はなかなか戻らず、出社しても1時間とカラダがもたずに帰宅する日々が続きました。そして30歳の誕生日には、絶対には戻るまいと誓った無菌室に舞い戻ってしまいました。

そんなとき、何気なく見ていたテレビに、日本人で唯一ボディビルの世界チャンピオンになった杉田茂さんの姿がありました。

私より15歳ほども年輩の杉田さんの肉体は、現役を退いたとはいうものの、私にはまぶしすぎるほどに輝いて見えました。そんな杉田さんのひと言が私の意識を変えてくれたのです。

「30歳代、40歳代はヒヨッコや!」

ヒヨッコ。

本来はけなされているはずのこの言葉には、これからまだまだ成長できるという可能性に満ちた響きがありました。

それから数年後、私は、杉田会長が運営するワールドジム(現・ミスターUジム)の会員となり、ついには40歳にしてボディビルダーの第一歩を踏み出しました。

今では誕生日を迎えるたびに、自分がまた1年進化したのだと、自然とそう思えるようになりました。歳をとるのではなく、歳を重ねるのだと。進化を重ねているのだと。

肉体改造をスタートさせるのに、年齢は関係ありません。決意した日がスタートの日です。

今回、サプリメントを中心に肉体を改造するためのヒントをQ&A形式で紹介してきました。これらは努力に対するリターンをより大きくするための、効果的なヒント集だと思ってください。

本書をきっかけに、多くの人が肉体を進化させる喜びに気がついてくれることを願っています。

桑原弘樹

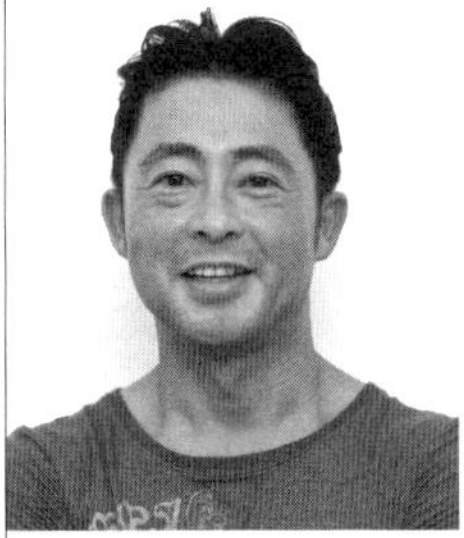

桑原弘樹（くわばら・ひろき）
江崎グリコ株式会社にて健康食品部プロダクトマネージャーとして
スポーツサプリメントの開発に携わる（文字通り『パワープロダクションの生みの親』である）。
その一方、NESTA JAPAN（全米エクササイズ&トレーナー協会・日本支部）の
PDA（プログラム・ディベロップメント・アドバイザー）や
全日本プロ・レスリングコンディショニングコーチとしても活動している。
また国内外で活躍する多くのプロスポーツ選手に対して、
サプリメントの知識や活用の仕方を含む
独自のコンディショニング法に基づいた指導を行い、
各種スポーツ誌への執筆や幅広いテーマで講演会を実施するなど
多方面にわたって活躍中。

サプリメント
まるわかり大事典

2010年 3月10日　第1版第1刷発行
2017年10月10日　第1版第6刷発行

著　　者／桑原弘樹
発 行 人／池田哲雄
発 行 所／株式会社ベースボール・マガジン社
〒103-8482
東京都中央区日本橋浜町 2-61-9 TIE浜町ビル
［販売部］03-5643-3930
［出版部］03-5643-3885
振替 00180-6-46620
http://www.sportsclick.jp/

印刷・製本／凸版印刷株式会社

ISBN978-4-583-10251-1 C2075